名作マンガで精神医学

林 公一

村松太郎［監修］
慶應義塾大学医学部
精神・神経科准教授

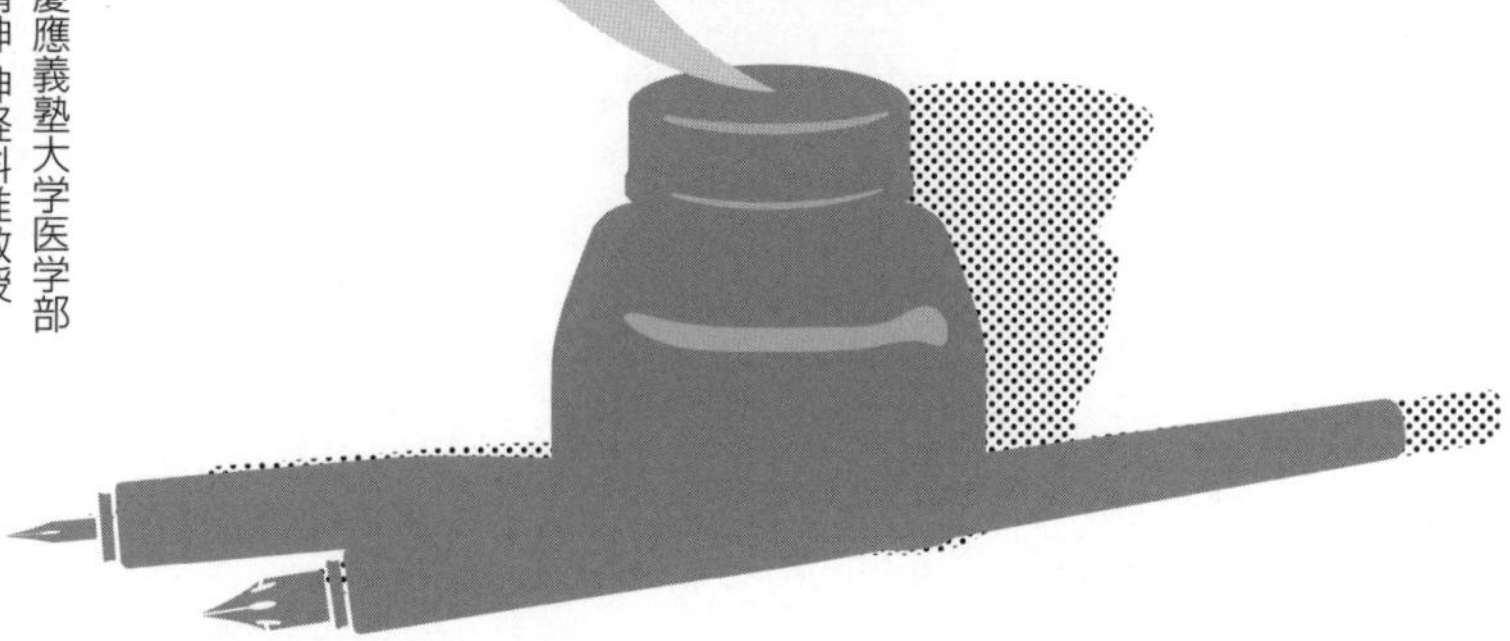

中外医学社

監修の序

ひとりでも多くの人に精神医学を。

本書は、そんな著者の思いの結晶である。

素材は現代の名作マンガだ。マンガというといかにも軽い。誰もがそう思うであろう。私もそう思った。そう思ったが、読んでみたら大間違いだった。

これは、精神医学の専門書である。

それもそのはず、本書の元々の企画は医学生向けだったと聞く。「若い読者にとって親しみ深いマンガを題材として扱う」とともに「臨床の現場にも応用できるような内容を目指す」というのが企画趣旨だという。

いかにも軽い外観と、すらすら読める文章で構成されているが、正体は専門書なのだ。

本書の内容の正確さは、取り上げられた原作の質によるところも非常に大きい。特に各章の中心となる次の四作品は秀逸だ。

一章　統合失調症―『わが家の母はビョーキです』（中村ユキ）
二章　うつ病―『ツレがうつになりまして。』（細川貂々）

三章　高次脳機能障害―『日々コウジ中』（柴本 礼）

四章　パーソナリティ障害―『ブラックジャックによろしく』（佐藤秀峰）

これらのうち、一章から三章までの三作は、当事者家族の体験談に基づく作品である。臨床医学を学ぶ時、最も有用な資料は実例のケースレポートであるが、現代では個人情報の問題等のため、実例の発表は学会でもかなりの制約がかかるようになっている。そんな状況下にあって、『わが家の母はビョーキです』『ツレがうつになりまして。』『日々コウジ中』は、医学文献としてもきわめて貴重なものである。私もこの機会にこれら作品を読んでみて、その医学的に正確な描写に驚嘆した。どの作品の作者ももちろん精神医学の専門家ではないが、家族として病者本人に親密に接し、喜怒哀楽をともにし、しかもその一方で冷静に観察する眼も持っていたからこそ、これだけ正確な描写ができたのであろうと推定できることは、本書で著者も繰り返し指摘している通りである。そして四章『ブラックジャックによろしく』（「精神科編」単行本九巻から十三巻）は、フィクションではあるものの、綿密なリサーチに基づいて描かれていることは多くのコマから読み取ることができ、医学論文に匹敵する正確さを有する作品となっている。監修者としての立場をいささか逸脱した提言になるが、読者にはぜひ本書とあわせてこれらの作品をお読みになることをお勧めしたい。

本書はこれら四作品を軸に、数々の名作マンガを取り上げ、フィクションと医療現場を奔放に行き来することで、学問という空間に収まりきれない精神医学の魅力が語られている。たとえば『ヒミズ』（古谷 実）、『夜が掴む』（つげ義春）、『ＯＮＥ ＰＩＥＣＥ』（尾田栄一郎）、『ドラえもん』（藤子・F・不二雄)、『美味しんぼ』(雁屋 哲・花咲アキラ)、『機動戦士ガンダム THE ORIGIN』(安彦良和)、『ホムンクルス』(山本英夫)、『狂人関係』(上村一夫)、『MONSTER』(浦沢直樹)など。これらと精神医学がどこでどう関係するのか? それは本書をお読みになってのお楽しみである。本書を手に取ってぱらぱらめくってみていただければ、原作コマが豊富に掲載されていることがすぐおわかりになるであろう。精神医学的なポイントがこれらの絵とともに解説されることで、読みやすさと訴求力が何倍にも高まっている。だから読者を選ばない。皆が読める。精神医学をちょっとだけのぞいてみたい人も。正確な知識を望む人も。さらには興味本位の人も。

ひとりでも多くの人に精神医学を。

慶應義塾大学医学部精神・神経科 准教授　村松　太郎

目次

一章●統合失調症　1

二章●うつ病　71

三章●高次脳機能障害　151

四章●パーソナリティ障害　219

一章●統合失調症

本章でとりあげるマンガ作品

『わが家の母はビョーキです』　中村ユキ

『ハーピー』　山岸涼子

『夜が掴む』『外のふくらみ』　つげ義春

『ヒミズ』　古谷 実

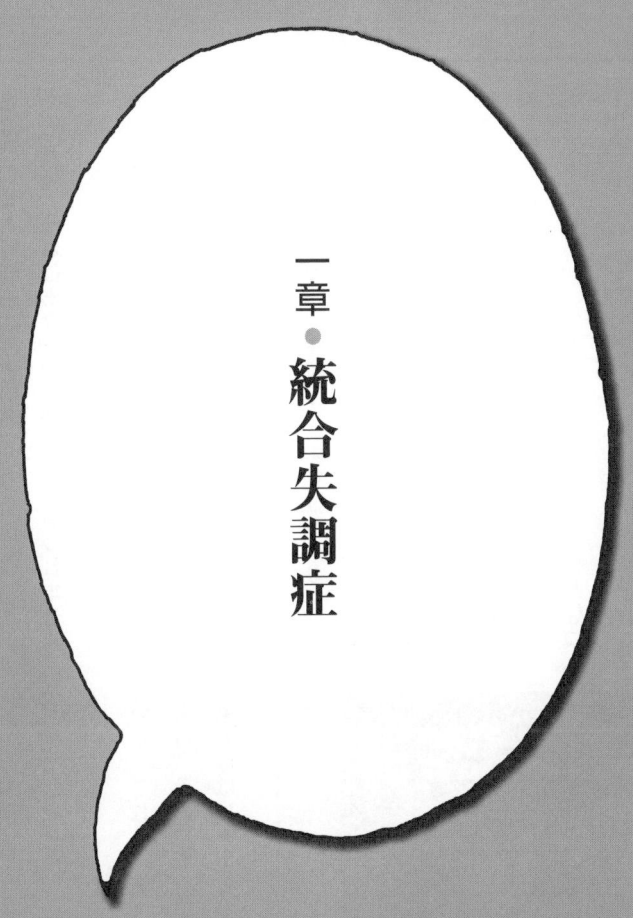

あなたのまわりにもきっといる。

たとえば、それはあなたの大切な人かもしれません。

カバーをめくると、そこにはそっとこの文章が置かれている。これは、統合失調症という病気についての、最も重要で、そして、最も知られていない現実である。その現実を、最も説得力ある形で、そして、最も生き生きと描写している作品、それが『わが家の母はビョーキです』である。

『わが家の母はビョーキです』　中村ユキ（サンマーク出版）

「ビョーキ」とは統合失調症を指している。作者（＝ユキ）が、統合失調症の母（＝お母ちゃん）との三〇年以上の生活を綴った作品である。語られているエピソードにはかなり重いものもたくさん含まれているが、それらをコミカルタッチで描くことで、明るく、そして統合失調症の真実に迫る名作となっている。

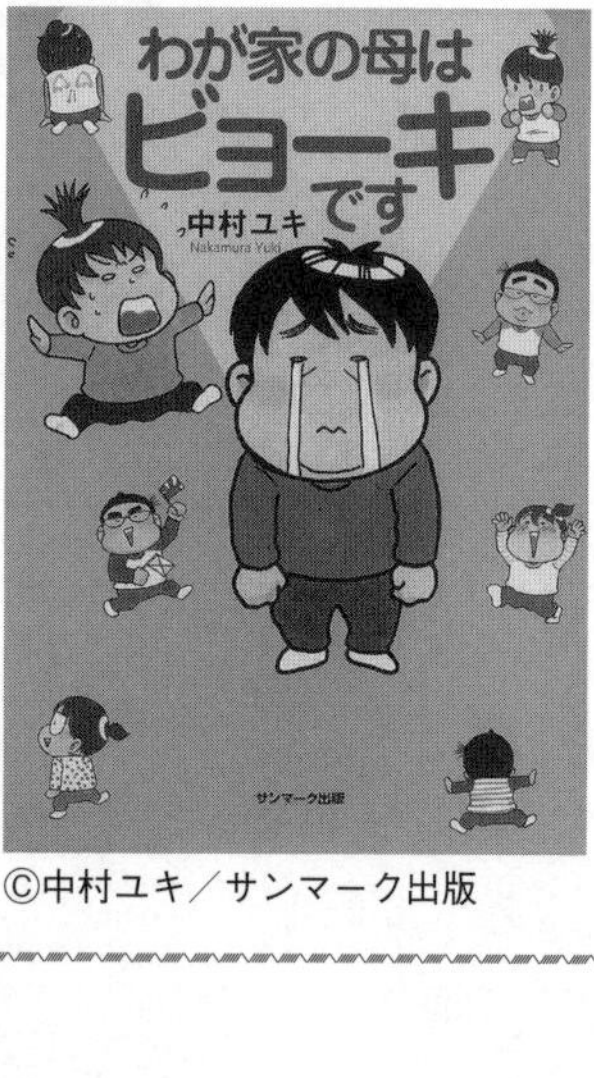

©中村ユキ／サンマーク出版

統合失調症は、とても多い病気である。だから、「あなたのまわりにもきっといる。」誰がかかってもおかしくない。だから、「たとえば、それはあなたの大切な人かもしれません。」にもかかわらず、この病気の社会での認知度は高くない。というより低い。知らない人が多い。

『わが家の母はビョーキです』の「はじめに」の一行目は

みなさんは「統合失調症《トーシツ》」って病気を聞いたコトがありますか？

である。

さらには、

統合失調症は一〇〇人に一人がかかり、患者数はガンとほぼ同じで七五万人を超える

というデータが示され、

ごくありふれた病気なんだって

…なのに私のまわり「トーシツ」のヒトいないんだよネ…

JCOPY 498-12938

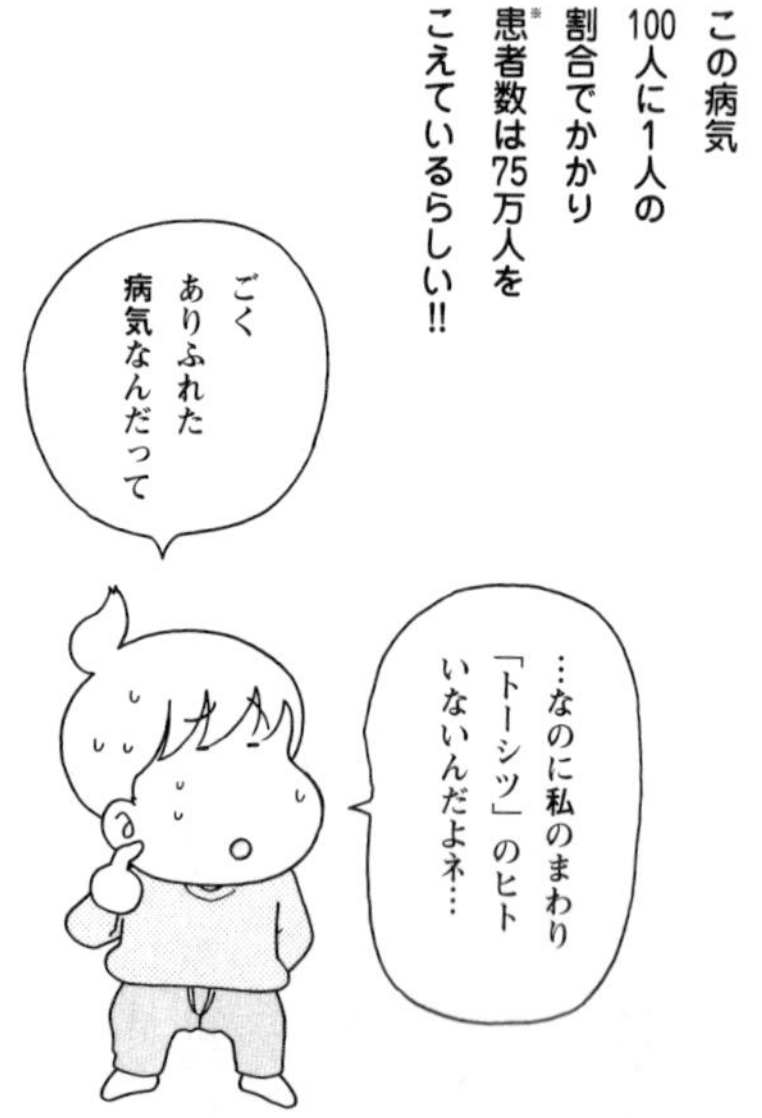
この病気
100人に1人の
割合でかかり
※患者数は75万人を
こえているらしい!!
ごく
ありふれた
病気なんだって
…なのに私のまわり
「トーシツ」のヒト
いないんだよネ…

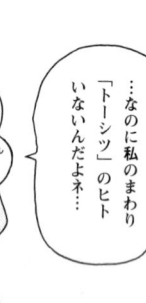

©中村ユキ／サンマーク出版

と怪訝そうに語る作者・ユキが登場する。

一〇〇人に一人も存在する統合失調症が、なぜあまりいないように見えるのか？　それは、この病気がまだまだ社会から隠蔽されているからである。そのことが統合失調症という病気をめぐる、おそらくは現代最大の問題である。患者数が多い。治療法がある。早期発見、早期治療が効果的。それが統合失調症という病気である。だから、この病気の正しい姿が広く知られれば、とてもたくさんの人が早く診断され、治療の恩恵を受けられる人は莫大な数になるはずである。多くの患者、有効な治療あり、早期発見・早期治療が効果的。統合失調症の特徴であるこれら三つを満たす病気はいくつもある。たとえば高血圧。たとえば糖尿病。胃がんや乳がんもそうだ。これらの病気は、とてもたくさんの人々が早い時期に治療を受け良くなっている。なのに統合失調症はなぜそうなっていないのか。健康をテーマにした雑誌や本に、高血圧や糖尿病やがんはレギュラー出演している。が、統合失調症が舞台に上ることはめったにない。これでは知られざる病気であっても仕方がない状況である。

『わが家の母はビョーキです』のトーンは決して暗くない。絵もセリフも明るい雰囲気である。けれどもそこに織り込まれている作者のメッセージは、統合失調症を家族に持ち苦労してきた当事者からの、真実の報告である。明るいタッチの向こう側には、統合失調症のお母ちゃんと暮らす作者ユキの深刻な苦労がある。が、ユキは、引かず、立ち止まらず、前に踏み出した。当事者としての経験から、統合失調症という病気の真実を広めようとした。一人でも多くの人にこの病気を知ってもらおうとした。一人でも多くの人が、それによって救われることを願って。そんな望みが形になったのが、『わが家の母はビョーキです』である。

統合失調症の基本知識

本作品の前半にあたるのが「パート1　発病から20年　まちがいだらけの不安な日々」である。タイトルの通り、二〇年間に渡る不安な日々が綴られている。そしてその不安の大きな理由は「まちがいだらけ」だったことだ。何がまちがいだらけだったのか。統合失調症という病気への対応である。統合失調症という病気の理解である。そもそも、統合失調症が病気であるという認識さえも、家族は十分に持っていなかった。ユキもその家族の一人である。と言っても、お母ちゃんが統合失調症を発症した時、ユキは四歳である。統合失調症について正しい理解を、と言われても無理な話である。発症時、お母ちゃんは二七歳。不眠が続いた後、急に幻聴と被害妄想が出てきた。そして奇異な行動が現れ、精神科病院に入院。一カ月で症状が落ち着き退院する。わずか八ページの導入部分だが、ここに統合失調症という病気の基本、世の中の誰もが知っておくべき基本が見事に描かれている。箇条書きにしてみよう。

・若い年齢で発症する。
・幻聴と被害妄想が目立つ。
・治療すれば症状はおさまる。

さらに、本文が始まる前に書かれている、

・一〇〇人に一人が発症する、とても多い病気。

を加えたものが、統合失調症という病気の基本である。

これだけで、いい。

これだけ知っていればとりあえず何とかなる。若い人に幻聴と被害妄想が出てくれば、これは統合失調症という病気だろうと思い当たることができる。統合失調症がとても多い病気だということを知っていれば、動揺も少ない。治療を受ければおさまるのだから、過度に恐れる必要はない。家族から奇病が出てしまったとか、家族に病気だか何だかわからない不思議で奇妙なことが起きてしまったなどと無限大の不安に陥ることはない。とにかく治療を受けようというモチベーションを持てる。

もちろんこれらを理解しているということはベースラインにすぎず、統合失調症について重要な知識はまだまだたくさんある。けれどもそれらを知るのは後からでもそう遅くはない。とにかくまず治療を受ける。その後に、主治医から必要な知識をもらえば事足りる。だから『わが家の母はビョーキです』は、表紙をめくり、本文をわずか八ページ読んだだけで統合失調症の基本が身につくという、偉大な本なのである。

統合失調症の症状

お母ちゃんの幻聴は、隣の人が自分の悪口を言っている、というものだった。このパターンの幻聴は、統合失調症にはとても多い。実例をいくつかご紹介しよう。

【ケース1】

マンションに母親と二人で住む、二八歳男性です。隣の壁越しに自分に対する噂話や陰口が聞こえてきます。私の方は、できるだけ関心を引かないために、物音をたてるのを控えています。テレビの音も漏れているのか、見ているテレビ番組を言い当てられたことがありました。それ以

JCOPY 498-12938

来、テレビの音は極力しぼっています。母との会話も極力小声にしているのですが、それでもすべて隣に聞こえているらしいのです。さらには電話の内容も聞かれているようなので、盗聴器が仕掛けられているのだと思いますがまだ見つかりません。このようにして私たちのプライバシーがすべて知られ、それについてあれこれ隣人は話し、嘲笑し、悪口を言っているのです。

このように、悪口が聞こえるだけでなく、盗聴や盗撮をされて自分のことや生活がみんな知られているという被害妄想も統合失調症ではとても多い。本人はそれが妄想であるという認識が全くないため、隣人を嫌って引越すという対応が取られる、次のようなケースもある。

【ケース2】

三二歳主婦です。四～五年前に近所の人達から明らかに私のことだとわかる悪口を言われているのを聞いてから、毎日の生活の一部始終を覗かれ、何もかも聞かれていると意識し始め、周りの目が気になりだしました。そこで引越ししたのですが、その後も「見られてる！」と思う気持ちはどんどん悪化し外出もできなくなりました。引越した所は二階で上下にも住人がおり、その両方から「あの女何にもできないんだって」とか、私がその家や近くにある実家で話した内容についての噂や、いま私がした行動に対してのことなどの話が聞こえてきます。外でも私が普段よく使う言葉や口調をまねたような話し声、あとは「あの女……」などと聞こえると私のことか？

と思ってしまうので、一人での外出はほとんどしません。でも、天気の良い日などは子供を外で遊ばせたいと思うので、近所の公園に行ってみたりするのですがそこでも聞こえます。「あの女、何にも気にしてないよ」などと……。

そしてまた引越しました。今度は一軒家に。でも、やっぱり聞こえます。最近は夜寝室に行くとさらに大きく聞こえ、なかなか寝付けず寝不足が続いています。かなりこたえています。内容は昼間私が子供を怒っていることを話し、「聞こえないと思ってるのかー」とか、私が朝「眠いなー」と言うと「眠いだって、昨日あんな遅くまでTV見てるんだもん」などです。一軒家で今は窓を開けることもないのに隣に聞こえるのでしょうか？　盗聴でもされているのでしょうか？

このケース、二回も引越したが状況は変わっていない。当然である。「悪口を言われる」のは、統合失調症という病気による幻聴という症状なのだから、引越したところで何の解決にもならない。ところが統合失調症という病気のことがあまりに知られていないために、引越せば何とかなると考えてしまうケースはあとを絶たない。本人だけでなく、家族も、引越しに期待してしまうのである。

幻聴や妄想は、隣人に対するものだけとは限らない。たとえば職場の同僚だったり、不特定多数の人だったりする。続けて紹介しよう。

【ケース3】

二四歳女性です。私は、職場でいじめを受けています。職場の同僚のほぼ全員が私の悪口を言っているのです。と言っても面と向かっては言わないのですが、陰でひそひそ話している内容の端々に、私への中傷が聞こえます。態度もよそよそしくなっています。あるとき私は意を決して隣の女性に苦情を言ったのですが、彼女はきょとんとした顔で、誰もそんなことは言っていないというのです。それで私は確信しました。間違いなく皆はグルだと。私は派遣社員なのですが、外から来ている派遣社員がいじめを苦に辞められると困るので、隣の女性はそういうふうに言っているのです。また私が辞める際、派遣会社や、この職場の上司に、「いじめを苦に辞めます。そのことは隣の女性も知っています」と自分を証拠に出されたくないのでそう言っているのです。

「いじめ」「ストーカー」は、現代の世相を反映する問題である。現実にはその一部は、そう小さくない一部は、統合失調症の人の被害妄想である。統合失調症は一〇〇人に一人という高率に発症する病気なのだから、当然である。精神科を受診した人が、このように他から受けている被害を口にしたときは、それが事実かどうか慎重な判断が必要である。本人の言葉をそのまま鵜呑みにすると、重大な誤りにつながってしまう。

統合失調症の幻聴は主に悪口や中傷、噂話。お母ちゃんの訴えも、「悪口を言われている」が中心だった。これらに共通するのは、自分に対する敵意である。「被害妄想」と言い換えることもできる。お母ちゃんも、それから、ここまで紹介してきたケースでも、その被害妄想の対象は不特定である。他方、ただ一人の人物が被害妄想の対象になることもある。その様子が描写されている作品がある。

『ハーピー』　山岸涼子（文藝春秋『天人唐草　自選作品集』所収）

受験校に編入されてきた美人を気にする男子学生。その訳は恋愛感情ではなく、彼女の臭い。奇妙な臭い。そして意味あり気な姿態と目つき。放課後、「来て」と呼ばれたと直感した彼は、彼女のあとをついていく。誘い込まれるかのように寂しい道に入ってゆく。怪鳥のような声におびえ、ふと気づくと彼女はいない。次の日、たまたま授業でギリシア神話の女面鳥獣＝ハーピーのことを習った彼は、彼女がハーピーであると確信する。ハーピーは死臭を撒き散らしながら飛ぶ。あの臭いは死臭だったと唐突に思い当たる。正体を確かめようとしてシャワー室の彼女をのぞき、裸の背中から大きな蝙蝠のような翼が生えているのを見た彼は、退治しようとして襲いかかる。

臭い。実際は香水であろう。女面鳥獣ハーピー。もちろんそれは神話であって、彼女には何の関係もない。彼女の苗字は川堀。川堀と蝙蝠の音の類似性にも彼は注目する。彼女の名前は苑子。苑と死の文字の類似性にも注目する。このように、本来は無関係なものを結びつけ、そこに隠された意味を

JCOPY 498-12938

読み取る。他の人から見れば無関係だが、本人は、関係ありと電撃的に直感し、確信する。妄想知覚と呼ばれる、統合失調症に特徴的な症状である。

苑子を怪しんだ彼はある日、下校する彼女を尾行する。彼女のほうからすれば、彼は無言で自分のあとをつけてくる気味の悪い男である。そんな彼に対し、勇気を出して、「あとをつけるのはやめてください」と言ったのだが、その言葉さえもが、彼には化け物の恐ろしい言葉として知覚される。顔も、動作も、言葉も、そして臭いも、すべて不気味なものとして知覚される。自分への恐ろしい敵意。しかもそれを誰もわかってくれない。そんな不気味さがよく出ている作品である。彼女はハーピーなのか？　女面鳥獣なのか？　彼の疑いは、だんだんと確信に変わっていく。自分のまわりの出来事のすべてがその結論に符合するように思えてくる。そして彼女の翼を見た時、確信は揺るがぬものに結晶し、ついに彼は正しいと信じて疑わない行動に出る。魔物である彼女への襲撃である。彼の激しい暴力に倒れた彼女。もちろんその背中に翼はない。しかし彼は、さっきまでは確かにあったのだと主張し続ける。

被害妄想の対象である相手を攻撃する。このような行動は統合失調症では決して多いとは言えないが、ゼロではない。攻撃された相手は全く身に覚えがなく、困惑し、怒りも当然生まれるだろう。しかし加害者は病気。悲劇である。早く統合失調症の診断を受け、治療を受ければそういうことは起こらなかったのである。

統合失調症の診断

その人に、被害的な内容の幻聴、そして被害妄想があれば、実地上は統合失調症と診断してほぼ差し支えない。

が、診断とは厳密かつ客観的でなければならない。というわけで、診断基準というものがある。精神科では、アメリカ精神医学会が作成したＤＳＭ（Diagnostic and Statistical Manual）と呼ばれる基準が使われるのが一般的である。ＤＳＭは改訂が繰り返されており、二〇一二年現在は第Ⅳ版のＤＳＭ－Ⅳ－ＴＲ（ディーエスエム・フォー・ティーアール）になっている。[1][2] そこでの統合失調症の診断基準は表１（次ページ）の通りである。

この基準を満たせば統合失調症と診断できる。わかりやすい。客観的である。医学教育から臨床の現場まで、幅広く使われている。国際的にも通用する。

とは言え、心の病を診断するのに、ただ症状のリストをチェックするというのはいかにも安易な感じがするであろう。

本当はＤＳＭはそこまで単純なものではなく、この基準を使えば誰でも診断できるというものではないことは、ＤＳＭの原書には重要な注意として明記されている。ＤＳＭはあくまでも精神医学の専門家が使うものである。診断基準のＡの冒頭にある「妄想」ひとつを取ってみても、たとえば「悪口

JCOPY 498-12938

表1　DSM-IV-TR による統合失調症の診断基準

A. 特徴的症状：以下のうち2つ（またはそれ以上）、各々は1カ月の期間（治療が成功した場合はより短い）ほとんどいつも存在
   1. 妄想
   2. 幻覚
   3. まとまりのない会話（例：頻繁な脱線または滅裂）
   4. ひどくまとまりのないまたは緊張病性の行動
   5. 陰性症状、すなわち感情の平板化、思考の貧困、または意欲の欠如
   注：妄想が奇異なものであったり、幻聴がその者の行動や思考を逐一説明するか、または2つ以上の声が互いに会話しているものである時には、基準Aの症状1つを満たすだけでよい
B. 社会的または職業的機能の低下：障害の始まり以降の期間の大部分で、仕事、対人関係、自己管理などの面で1つ以上の機能が病前に獲得していた水準より著しく低下している（または小児期や青年期の発症の場合、期待される対人的、学業的、職業的水準にまで達しない）
C. 病状の持続が6カ月以上
D. 分裂感情障害と気分障害の除外
E. 物質や一般身体疾患の除外
F. 自閉性障害や他の広汎性発達障害の既往があった場合には、幻覚や妄想が1カ月以上（治療した場合には短くてもよい）続いた場合のみ、診断する

を言われている」といった場合、それが妄想なのか、ただの勘ぐりなのか、はたまた事実なのか、その判断には専門的な技術を要することは理解できよう。ところが使いやすいチェックリストという外観にとらわれた安易な誤用がまかり通っているという現状がある。

しかしDSMを正しく使用したとしても、結局のところ、診断基準とはひとつひとつの症状の有無を正確に判断するという道具にすぎない。そこには病気の本質論が抜け落ちている。統合失調症の本質は何か。古来から、そして現在も、精神医学の大きなテーマの一つである。それまで普通に生活していた人に、なぜ幻聴や被害妄想が現れるのか。統合失調症には、その他にも多彩な症状がある。思

考の道筋も障害される。認知も歪んでくる。支離滅裂な言動が目立つこともある。さらには、意欲や感情の障害もある。これらの源泉となる本質的な障害、基本的な障害が、統合失調症にはあるのか。あるとすればそれは何か。それが明らかになれば、真の意味でこの病気が解明され、より優れた治療や、もしかすると予防法が開発できるかもしれない。

統合失調症は、おそらく人類の歴史とともにあった病気である。しかし病気と認められたのは十九世紀になってからである。それまでは単に「狂気」とされたり、霊が憑いたとされたり、道徳や知能の問題と考えられていたことさえある。もちろんどれも誤りである。統合失調症は病気である。クレペリン（Kraepelin 1856–1926 ドイツの精神科医）が「早発性痴呆 dementia praecox」と名づけたものが、統合失調症のいわば原型になった[(3)(4)]。

以来、この病気の本質論が花開き、精神医学は活況を迎えていた。

「早発性痴呆」とは、若い年齢で発症し、痴呆（認知症）に至るという経過をこの病気はとるというクレペリンの研究に基づいた命名だが、必ずしもそういう経過ではないことは間もなく明らかになり、「早発性痴呆」に替えて「精神分裂病 Schizophrenie」という病名が提唱された。提唱者はブロイラー（Bleuler 1857–1939 スイスの精神科医）で、彼はこの病気の基本症状として４Ａを唱えた[(5)]。それは、連合弛緩 loosening of Association、自閉 Autism、両価性 Ambivalence、感情の平板化 flat Affect である。統合失調症の症状が、いかに多彩に見えても、根本にはこれら４Ａがあって、他の症状はこれらから派生したものだというのがブロイラーの主張である。

その後も多くの精神科医たちが、統合失調症の本質を追い求めてきたが、現代ではその営みは下火になった。解明されたからではない。解明があきらめられたからでもない。理由はさだかでない。が、チェックリスト方式の診断基準が広まったことが大きく影響したことは間違いない。表面的に見える症状ばかりが注目されるようになってしまった、というような、ＤＳＭへの批判は、おそらく現代のどの精神科医の口からも聞くことができるはずである。

けれども、病の本質論が下火になったのは、診断基準だけがその犯人ではない。客観性の追究という医学の流れがその根底にある。精神医学も、科学でなければならない。それには客観性が必要、それには誰の目にも見える症状が最も重要、というわけだ。

科学を目指す。それはそれで有意義な営みではあるが、精神疾患の深い考察がなされることが少なくなり、精神医学が何だか薄っぺらな学問になりつつあるという感もある。人の精神を扱う医学、人の心を扱う医学が、表面に見える症状だけの確認だけですますようになっているとすれば、そんな医学には誰も納得しまい。

しかしマンガには、まだまだ統合失調症について深く考察できる材料が溢れている。そんな作品を紹介しよう。

統合失調症の本質に迫る

『**夜が掴む**』**つげ義春**（筑摩書房『つげ義春コレクション　ねじ式／夜が掴む』所収）

裸電球が吊るされた安アパートの一室で並んで寝る若い男女。「窓をあけたまま寝ていたら夜が入ってくる」と怒る男。「でも暑いんだからちょっとくらいいいじゃないの」と言い返す女。それは激しくそしてエロチックな喧嘩に発展し、女は出て行く。幻想的な昼間の描写の後、また夜が来る。畳の上でひとり眠りかける男。夜がゆっくりと侵入して来る。そしてついに男の足を、夜が掴む。

「うわーっ」

と男が叫ぶのがこの作品の最後のコマである。

外界が自分に対して不気味な悪意を持っている。そういう恐怖感を、統合失調症の人は、特に発症初期に、感じることがある。それは妄想気分と呼ばれることもある。その「外界」とは、「自分以外の何か」であり、とらえどころがない。そのとらえどころのなさが、恐怖感をさらに高める。「なんだか世界が変だから怖い」というような感覚。多くの場合、この妄想気分は一過性で、「とらえどころのない何か」は、「具体的な何か」に発展する。その「何か」は「人」のことが多く、そうなれば「人」

JCOPY 498-12938

が自分に悪意を持っている、さらには自分を悪く言っている、自分を攻撃してくる、といった被害妄想が生まれる。しかし「何か」は、「人以外の何か」のこともある。この作品では、それは夜。「夜が摑む」。悪意を持った夜が、自分を摑むのである。つげ義春には、もうひとつよく似た作品がある。

『外のふくらみ』 つげ義春（筑摩書房『つげ義春コレクション ねじ式/夜が摑む』所収）

顔のない人形のような男が一人、部屋で寝ている。朝目をさますと、「今日は外がいやにふくらんでいる」と感じる。そんな不安な気持ちが持続する。そしてついにはっきりと外が部屋の中に侵入してくる。家がきしむ嫌な音。このままでは危ないと考え、思い切ってふくらみの中を抜けて外に出る。そこでは人々が、何事もなかったように行き来している。行きつけの喫茶店から地下道に入る。地上に出ようとして入り込んだ狭い通路の途中で動きが取れなくなり、絶望感の中で終わる。

自分に対する悪意を持った外界。そして統合失調症のもう一つの顕著な特徴は、その悪意を持ったものが自分の世界に、「侵入」してくるという体験である。

自分の世界。この二つの作品では自分の部屋がそれだ。自分の部屋とは、自分そのもの、すなわち「自我」を象徴している。

自分の部屋は、本来は他者には侵害されない、侵入されない空間である。そこは完全にプライバシーが保たれ、そこでの自分は自由である。人に見られたくない何事かをするのも自由である。すべては自分のコントロール下にある。

そんな自分の部屋に、自分の意志と関係なく、勝手に、暴力的に、夜が、外の空間が、内と外の境界を越え、侵入してくる。それが『夜が摑む』『外のふくらみ』という、つげ義春の二作品に共通するモチーフである。つげの絵のトーン、独特の朽ち果てかけたようなトーンによって、逆にこのうえなく生き生きとこのモチーフが表現されている。統合失調症という病気に興味のある方には、ぜひ原書を手に取って見ていただきたいと思う。

統合失調症では、「自我」に、これと同じことが起こっている。

「自我」とは、すなわち「自分」そのものである。自我は、本来は他者には決して侵入されない領域である。自分の思考は自分の意志によるものであり、そこに他人の意志が直接的に影響してくることはあり得ない。ましてや他人の思考と自分の思考を混同することはあり得ない。自分の行動もまた自分の意志によるものであり、そこに他人の意志が直接的に影響してくることはあり得ない。すべては自分のコントロール下にある。すなわち自我には、決して崩れない、内と外を隔てる確固たる境界がある。これはあまりに自明のため、私たちはそんな境界があると意識することさえない。ところが統合失調症では、その自我の境界が崩れるのである。侵入してくるのは他者。他者の声。それが幻聴である。被害妄想も、本来は自分の不安だったものが外に投影された体験である。さらには、させられ体験と呼ばれる、自分の体が他人にあやつられるという症状もある。そのほかにも、思考や身体に他者や外的な力が影響してくるという体験が、統合失調症では様々な形を取ってしばしば見られる。

そして、自我の境界の崩れは、外から他者が侵入してくるだけでなく、内から自我が漏洩するという結果ももたらす。本来なら自分の中にしまっているもの、自分のプライバシー、自分の秘密、さらには自分の思考内容までが、外に漏れ出て、みんなが知っているという体験。盗聴されている・盗撮されている、という訴えも統合失調症では非常に多いが、これらは、そのような体験についての本人なりの解釈であるとも取れる。

十四ページの診断基準（表1）をいくら見つめても、この「自我の境界の崩れ」という、統合失調症の本質に迫る症状は見えてこない。しかし、外見上はDSMと同じように一つ一つの症状の有無をチェックしていく形のものでありながら、この本質を浮き彫りにしているリストがある。それが表2に示した、「シュナイダーの一級症状」である。

表2　シュナイダーの一級症状

考想化声
言い合う形の幻声
自身の行動と共に発言する幻声
身体的被影響体験
考想奪取およびその他の考想被影響体験
考想伝播
妄想知覚
感情・志向（欲動）・意志の領域における他者によるすべてのさせられ体験・被影響体験

（訳語は針間による）

シュナイダー（Schneider 1887–1967 ドイツの精神科医）は、二十世紀前半に活躍した精神医学者で、一級症状は現代も読み継がれている彼の主著『臨床精神病理学』に記載されている。[6] 厳格・禁欲的な学者であるシュナイダーは、彼の提唱した一級症状について、これらは診断上は特別に重視されるものだが、決して統合失調症の基本障害ではなく、理論的な意味を持つものではないと記している。

しかしその一方で、「一級症状の一部は自我境界の透過性であるとか、自我の輪郭喪失と見ることも可能」と短く述べている。おそらく厳格なシュナイダーは、自我境界を持ち出すのは一つの解釈にすぎないのであって厳密さを欠く物言いであると考えていたのであろう。

確かに自我の境界が崩れるというのはある意味哲学的な表現であり、科学との接点は見出せないようにも思える。しかしながら、これをSense of Agency（「意志作用感」あるいは「自己主体感」という訳語があてられることが多い）の障害と見ることで、自己意識の脳科学の研究対象とすることが現代では可能となっている。

意志作用感（Sense of Agency）とは、「自己が行為や思考の作用主体（agent）であるという感覚」と定義される[7]。何だかわかりにくい定義だが、要するに「自分の行為とは自分の意志によって身体を動かしたこと。自分の思考とは自分の意志で考えたこと」という感覚、健康な人にとっては全く自明の感覚で、この感覚が障害されれば、上に述べた自我境界の崩れの症状とほぼ同じことになる。意志作用感に関連する脳の部位や機能は、最近さかんに研究されており、統合失調症の本質的な症状の、脳科学の面からの解明が期待できる状況が生まれている。臨床的に意志作用感の微妙な障害を検知することによって、統合失調症を早期に発見しようとする試みもある[8]。ＤＳＭのような診断基準からは、意志作用感は全く見えてこない。しかし古典的なシュナイダーの本からは見えてくる。そしてさらには、つげ義春などのマンガ作品からも見えてくる。精神医学を科学にするために作成された診断基準よりも、マンガのほうが統合失調症の科学との接点があるというのも皮肉な話だが。

こういうケースもある。

【ケース4】

現在十七歳の高校二年生、女です。二カ月くらい前からでしょうか、私が考えることが、反響するように頭の中で響くのです。このごろは、反響なのか、頭の中で誰かが言っているのかよくわからなくなります。近頃はTVの音がうるさくて堪りません。なぜか無性に苛立つのです。自分の部屋に居て物音がする度に誰かが部屋に入って来たのかと直ぐに後ろを振り返ってしまいます。学校に居ても歩いていても後ろが気になるんです。誰かが居る気がして怖いんです。世界が私を潰そうとしてくるんです。堪らなく怖くて、潰されそうで、泣きました。でも怖いんです。誰も助けてはくれないってわかっているんです。鏡で自分の顔を見る度になんだか違和感を感じます。自分ではないような……でも、自分なのです。ドアが開いたような気がして横目で見ても開いてないんです。視界に入るものが全て自分を見ているような。お母さんが一日に何回も部屋に入ってきてクーラーの温度を下げに来ます。私はそれが嫌で嫌で堪らないのに、何度言っても開けるのです。誰にも入ってきてほしくないのに。そして無気力です。何もかもがしんどくて堪らないんです。昼は眠り、ずっと眠り、夜に起きてご飯を食べてまた少し眠り、そして夜通し起きて朝に寝ます。一カ月はそうしています。壁にかけてある時計が顔に見えたりします。ドアが膨らんでいるような気がします。クローゼットの折り返しが蜘蛛に見えます。私はどうしちゃったんでしょうか？　不安で堪りません。死にたいより叫びたいです。私は変な子なのでしょうか？　誰かが私を見ているような気がします。怖い。誰なんだろう。

これは統合失調症の本人の体験記だが、つげ義春の世界と強い共通点があることが読み取れるかと思う。「世界がわたしを潰そうとしてくるんです」「ドアが膨らんでいるような気がします」は、『夜が摑む』や『外のふくらみ』の世界そのものとも言える。つげ義春の作品には人としての他者の存在は見えないが、上のケースには「誰かいる」という漠然とした感じが描写されている。「私が考えることが、反響するように頭の中で響くのです。このごろは、反響なのか、頭の中で誰かが言っているのかよくわからなくなります」は、シュナイダーの一級症状にも記されている考想化声と呼ばれる症状であり、加えてかなり典型的な幻聴も併存することから、統合失調症であることは間違いないと言っていい。

一方、このような統合失調症のはっきりした症状までは見られず、いわば未分化な漠然とした不気味な不安感が続き、そこに自我障害が垣間見える、そんなケースもある。この段階で統合失調症と診断するのは、精神科医としてのかなり高度なプロ技術だが、驚くべきことにと言うべきなのか、それとも一流のマンガ家の人間を見る目が精神科医を超えているのは当然と言うべきなのか、統合失調症の前駆期から発症初期のとらえどころのない状態が見事に描かれている作品がある。

『ヒミズ』 古谷 実（講談社）

主人公の住田は中学生。貸ボート屋の息子で、河川敷の小屋に母親と二人で住んでいる。決して恵まれた境遇にない住田の望みはただひとつ、「人に迷惑をかけない」であった。しかし、彼の日常はじわじわと崩れていく。それは母の家出から始まる。一人になってしまった住田は、学校に行かず、アルバイトで生活費を稼ぐ毎日を送るようになる。そんなある日、何年かぶりに訪ねてきて金を無心した父親を、住田はブロックで殴り殺し、埋める。もはや普通の人間ではなくなった住田は、この世でいちばん悪い奴を殺すと決意する。期限は一年。その目標を達してから、自分もこの世を去るつもりである。殺す相手を探す日々。そんな凝縮した時間の中に、時おり異形の怪物が垣間見られる。住田の目標は達せられないまま、期限が刻一刻と迫る。最後はその怪物に命を奪われる。それは、前から決まっていたことだった。

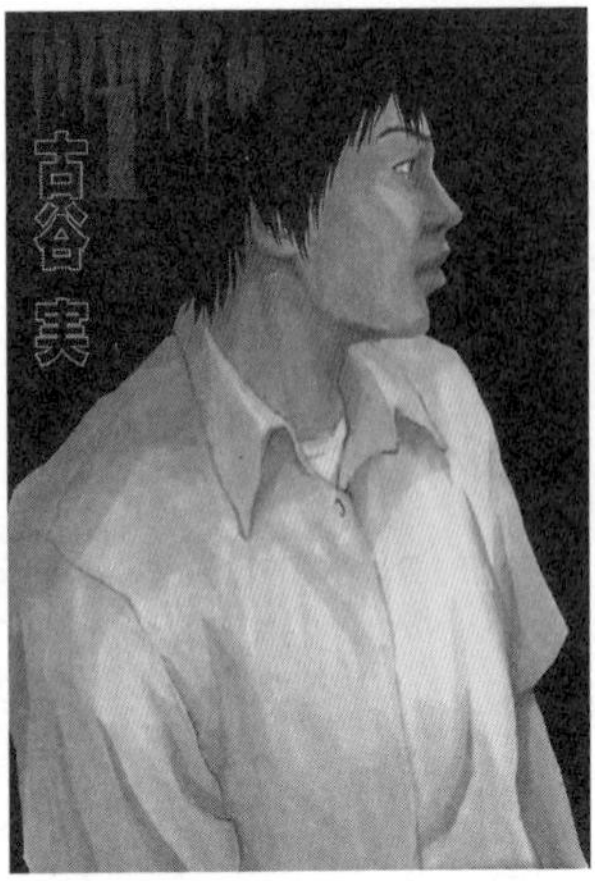

©古谷実／講談社

『ヒミズ』は、暗い作品である。作品全体を絶望感・虚無感が支配している。主人公・住田の異常性を強く示唆することの一つは、異形の怪物の存在である。人とも動物ともつかない不気味な対象。幻覚として見えているのか、彼の脳裏に表象として浮かんでいるのか、はっきりしない。はっきりと登場するコマはほとんどないのだ。

と言っても、とにかくコマの風景の中に姿が描かれている以上、幻覚として見えていると解釈するのが普通だと言われるかもしれない。しかし、そこは是非この作品を実際に手に取って通読していただきたい。そうすれば、この怪物が通奏低音のように住田の心の中に、あるいは心の外の、しかし自己に近い場所に、常につきまとっているという印象を体感できるであろう。ひとり部屋で過ごす夜。きっと、窓の外にい

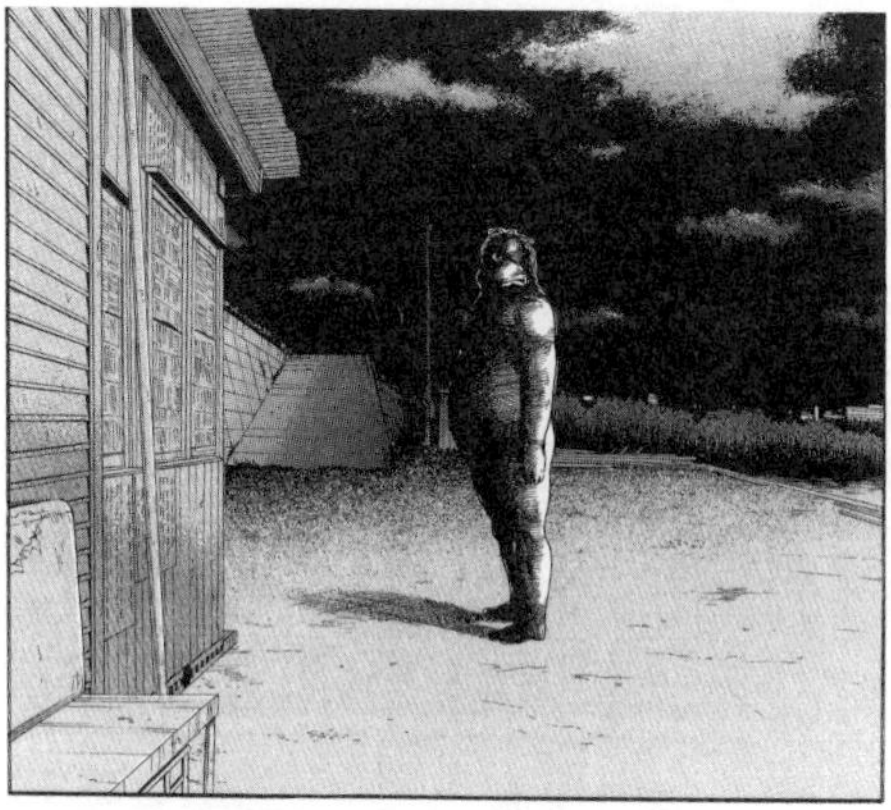

©古谷実／講談社

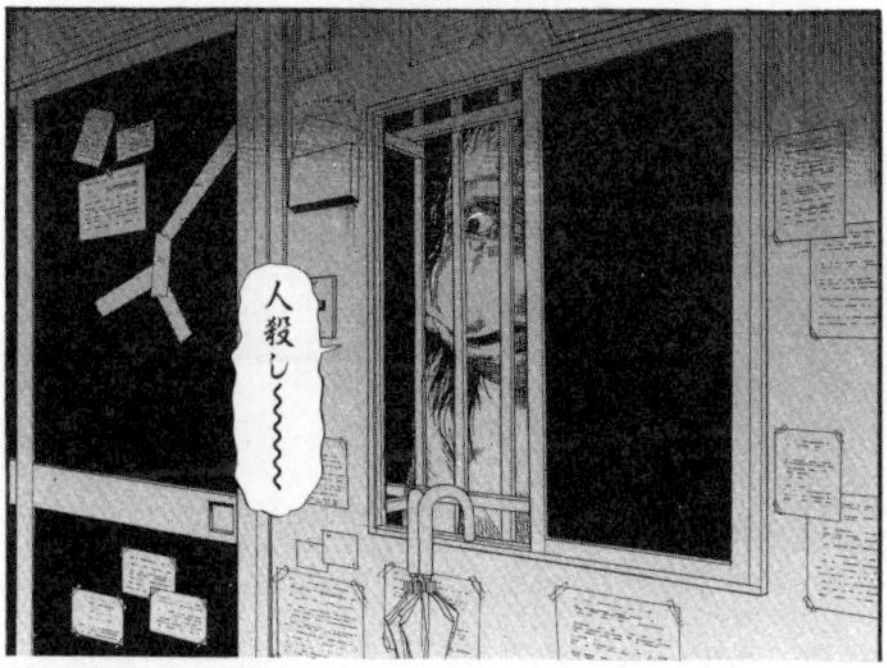

©古谷実／講談社

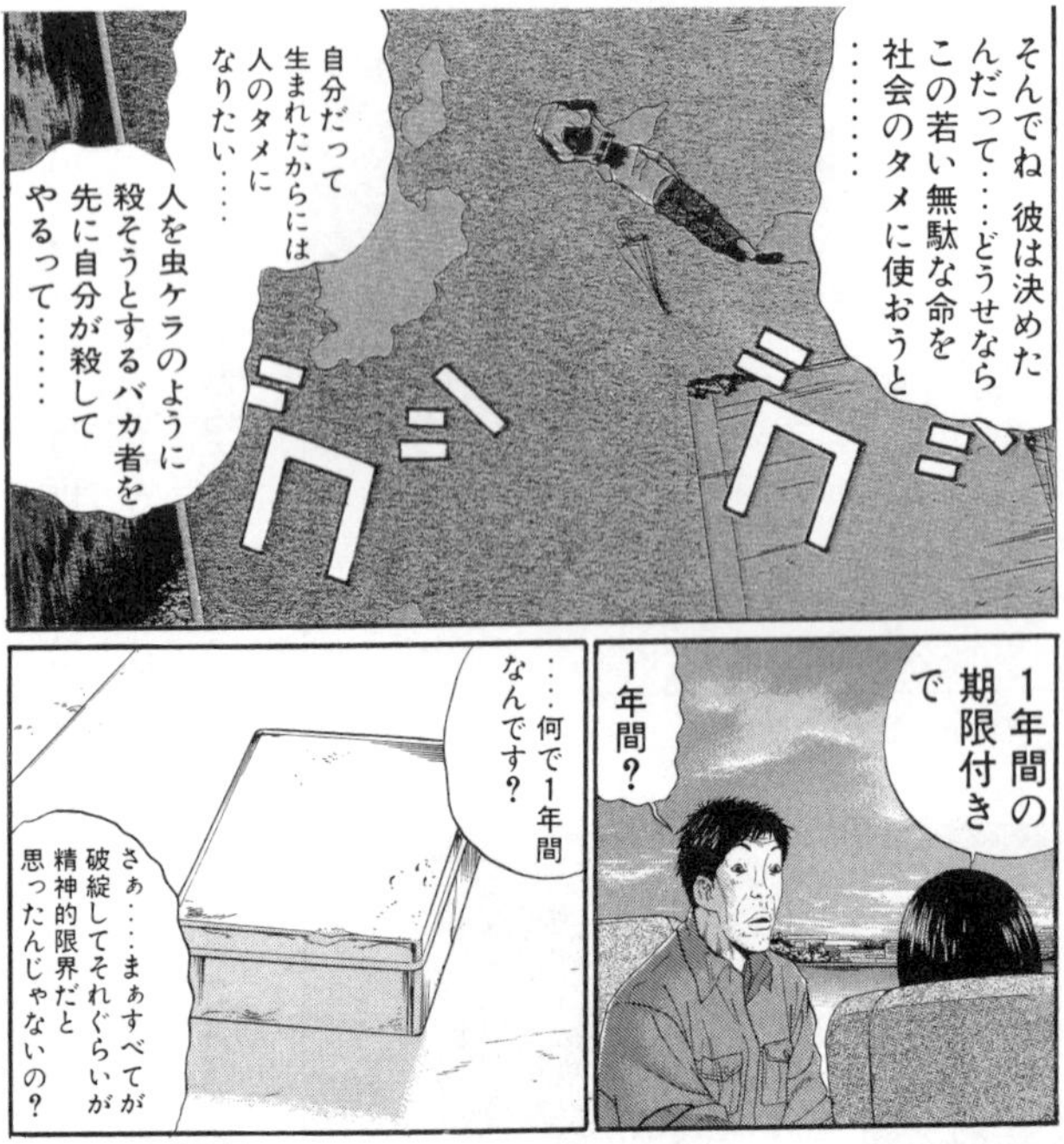

そんでね 彼は決めたんだって‥‥どうせならこの若い無駄な命を社会のタメに使おうと‥‥‥‥

自分だって生まれたからには人のタメになりたい‥‥

人を虫ケラのように殺そうとするバカ者を先に自分が殺してやるって‥‥‥

1年間の期限付きで
1年間?

‥‥何で1年間なんです?

さぁ‥‥まぁすべてが破綻してそれぐらいが精神的限界だと思ったんじゃないの?

©古谷実／講談社

る。常にいる。どこかから、自分の一部始終をじっと見ている。もしカーテンをあければそこにいるに違いないという予感。そんな不気味な感覚が、作品全体に漂っている。そしてこの感覚こそが、統合失調症らしさなのである。統合失調症の症状としての幻覚は、幻聴が圧倒的に多いが、幻視もありうる（「幻覚」とは、幻聴も幻視も含む概念である）。ただし、姿がはっきり見えて、実在の人物と区別がつかないという幻視は、統合失調症では稀である。住田にとっての怪物のように、「見える」というより、漠然とその存在が感じられるといった方が近い体験が多いのである。

『ヒミズ』に登場する怪物。その顕著な特徴の一つは、住田がその存在を恐れる一方で、決して排除しようとはしていないことである。

それは、この怪物が彼の自我の一部だからである。それがいかに醜悪な姿をとっていようと、自分自身の一部である限り、そこに存在するのは本人にとっては当然のことだ。自我の境界がくずれ、自分から自分の一部が分離して他者の性質を獲得している。それが統合失調症の幻視であり、『ヒミズ』に現れる怪物なのである。怪物は、稀ではあるが言葉を発する。その内容は、その時その時の住田の内面そのものである。本来は自分の内面に生まれた声が外部に定位されて体験されるものであるという統合失調症の幻聴の本質を反映していると言える。

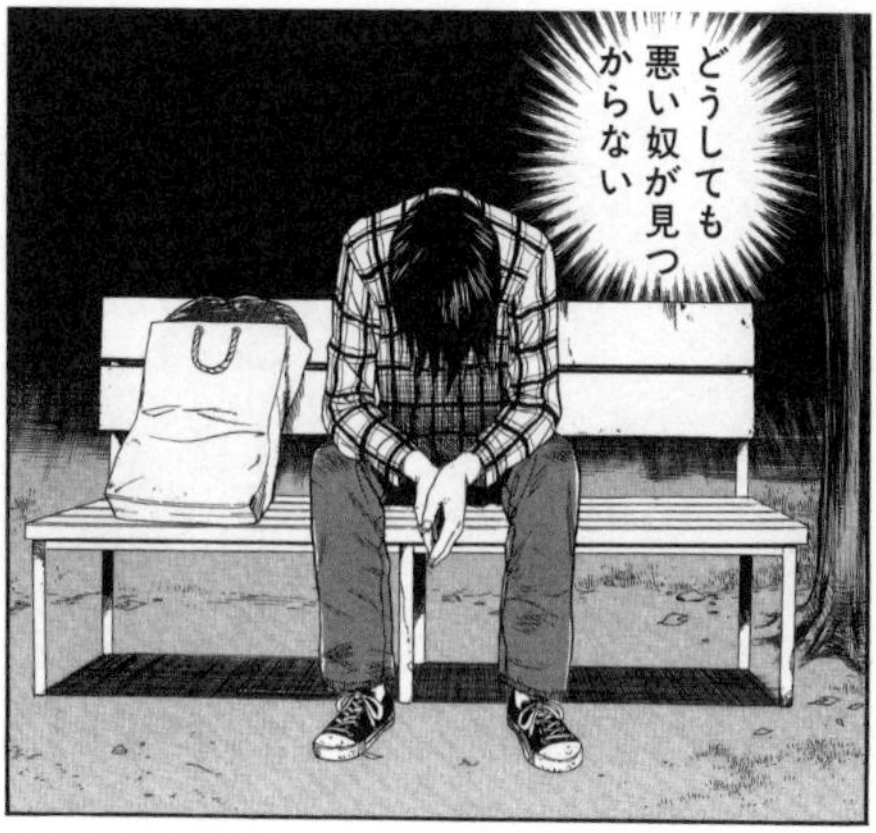

©古谷実／講談社

もう一つ、『ヒミズ』で注目すべき点は、「この世でいちばん悪い奴を見つけて殺す」という、住田の生きる目標である。

この世でいちばん悪い奴を見つけて殺す? そんなことが一中学生にできるわけはないではないか。第一、自分の家の近所を探し回るだけで、この世でいちばん悪い奴が見つかるわけがないではないか。しかし住田は、探し続ける。それだけが、彼が生きる目標だから。彼が今この世に存在する唯一の意義だから。

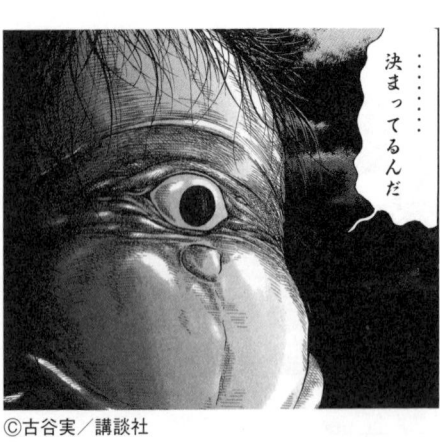

©古谷実／講談社

これを単純に「おかしい」考えと呼ぶことも可能だが、その人の「おかしい」思考や言動の基底にあるものを見つめることが、精神医学では重要である。「この世でいちばん悪い奴を見つけて殺す」という思考のおかしさ、それは、ある種の万能感であると言える。世界が自分を中心に回っているという体験。自分こそが選ばれた何者かであるという確信。そのように明確に意識されずとも、住田の言動の中にそれが表れている。それも病的な形で。これもまた、統合失調症の思考の一つの大きな特徴である。

『ヒミズ』の最終回。それまで、幻視とも観念ともつかぬ漠然としたものであった怪物が、突如として圧倒的な存在感を持って現れる。もう住田は逃れられない。「どうしても……無理か?」と、醒めきったような絶望感で問う住田。「……決まってるんだ」と、平凡な日常の決まりごとであるかのように事務的に答える怪物。決まっていること、それは住田の死であった。

住田の死。彼の主観の中では、怪物に殺されたのかもしれない。しかし客観的に見れば、自殺であることがわかるように描かれている。そもそもこの怪物とは、自分自身なのである。統合失調症を発症し、治療を受けないまま経過すれば、このように自殺に終わることも稀ではない。そしてそれは、周囲の人から見れば、理由のわからない不可解な自殺である。

統合失調症は治療すれば良くなる

統合失調症という病気の経過は様々だが、次ページの図のような経過が一般的であると言える。精神症状が最も不安定なのは、急性期である。前駆期も不安定であるが、むしろとらえどころのない症状の時期であるといった方が正鵠を射ている。『ヒミズ』に描かれている住田の精神状態は、前駆期から急性期にさしかかる時期に特徴的なものである。この時期は、予期せぬ自殺という最悪の結末になることも少なくない。

この辺で『わが家の母はビョーキです』に戻ろう。お母ちゃんは、急性期に精神科で治療を受けた。そうすれば症状はおさまる。発症した時は幻聴と被害妄想が激しかったが、一カ月の入院で落ち着いた。それが『わが家の母はビョーキです』の最初の八ページである。まだ八ページ。少々足早に、先に進むことにしたい。

退院したお母ちゃんは、残念ながら症状が再発した。そして自殺未遂。そして再入院。今度は三カ月かかったが、また症状は落ち着き、退院した。このように、統合失調症の幻聴や被害妄想のような症状は、精神科で治療すれば大部分が良くなるのである。本章の最初に書いた、統合失調症について

統合失調症の経過（伊藤順一郎、中井久夫より）

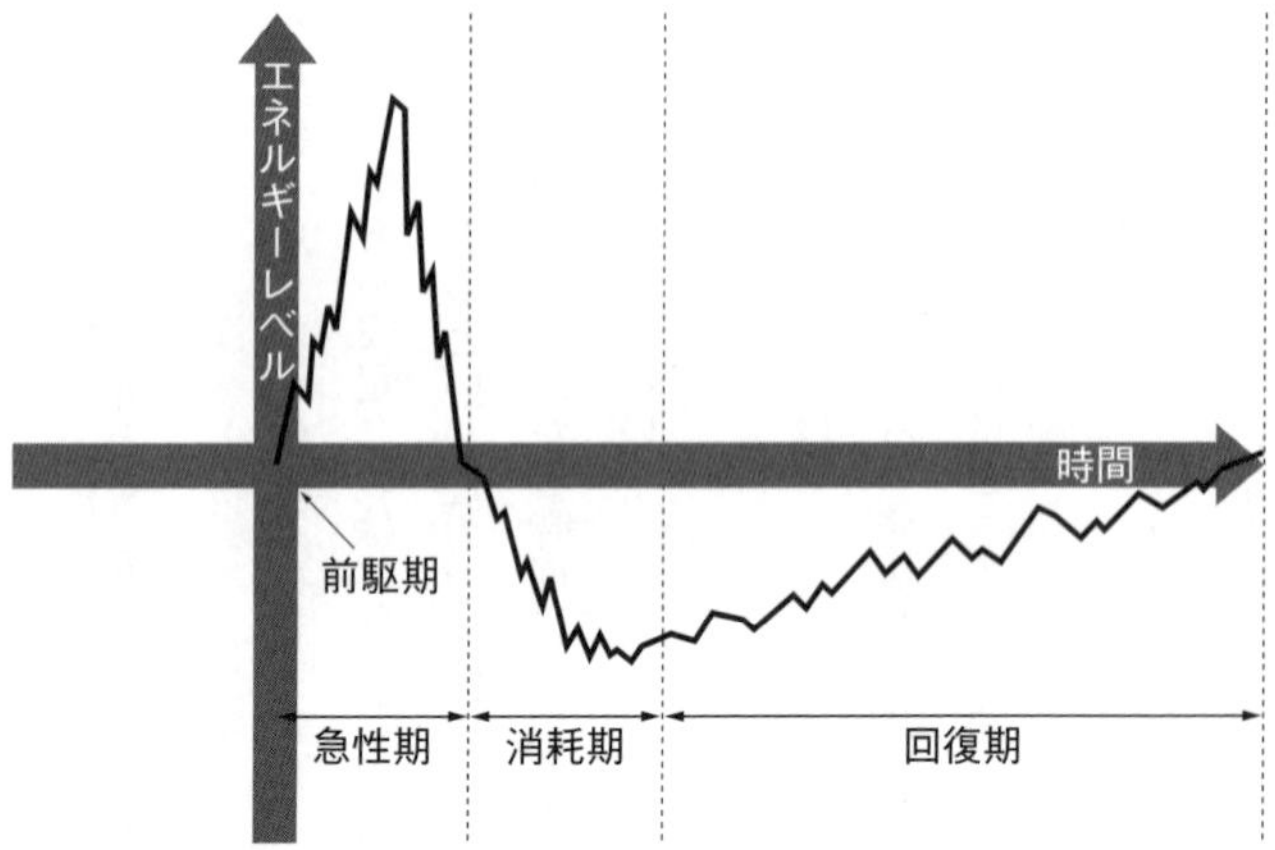

エネルギーレベル
時間
前駆期
急性期
消耗期
回復期

の知識のベースラインを再掲しよう。

- **若い年齢で発症する。**
- **幻聴と被害妄想が目立つ。**
- **治療すれば症状はおさまる。**
- **一〇〇人に一人が発症する、とても多い病気。**

これだけで、いい。

これだけ知っていればとりあえず何とかなる。

若い人に幻聴と被害妄想が出てくれれば、これは統合失調症という病気だろうと思い当たることができる。統合失調症がとても多い病気だということを知っていれば、動揺も少ない。治療を受ければおさまるのだから、過度に恐れる必要はない。家族から奇病が出てしまったとか、家族に病気だか何だかわからない不思議で奇妙なことが起きてしまったなどと無限大の不安に陥ることはない。と

にかく治療を受けようというモチベーションを持てる。と、ここまではすでに書いた。そして、

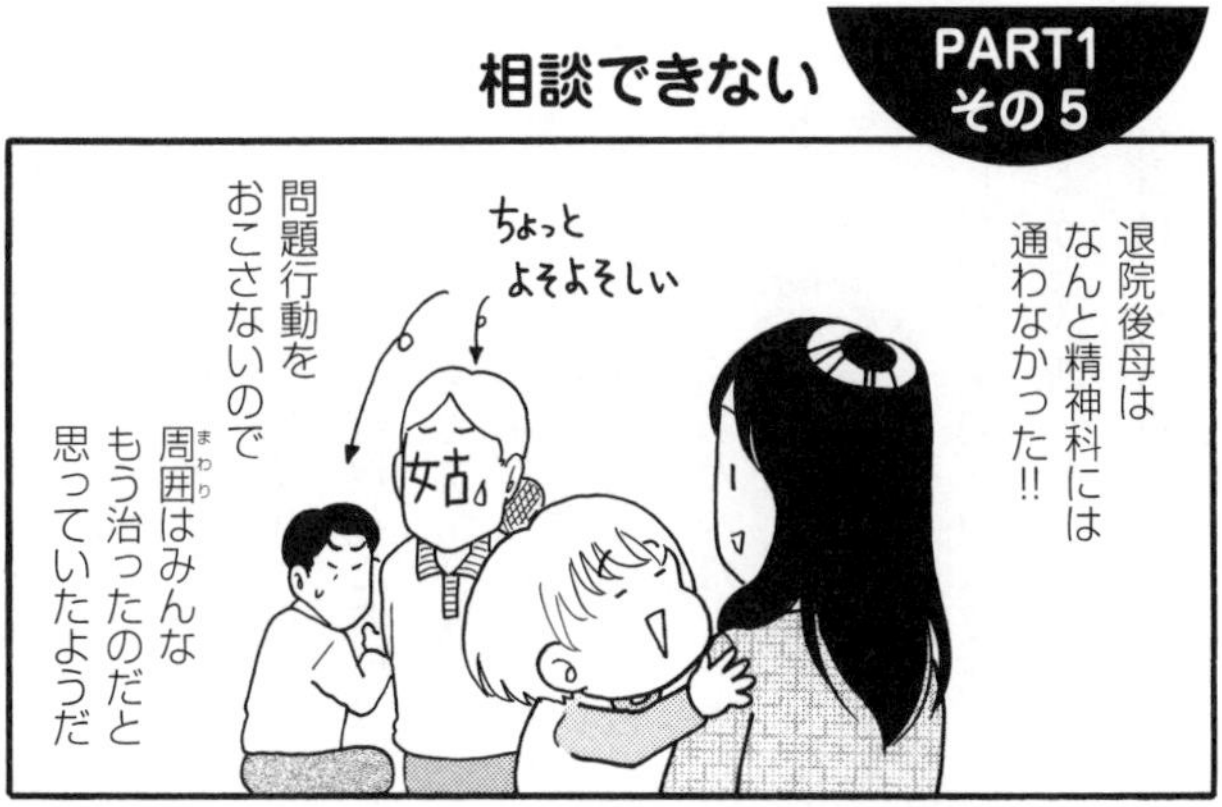
相談できない
PART1 その5
退院後母はなんと精神科には通わなかった!!
ちょっとよそよそしい
姑
問題行動をおこさないので
周囲《まわり》はみんなもう治ったのだと思っていたようだ

©中村ユキ／サンマーク出版

もちろんこれらを理解しているということはベースラインにすぎず、統合失調症について重要な知識はまだまだたくさんある。けれどもそれらを知るのは後からでもそう遅くはない。とにかくまず治療を受ける。その後に、主治医から必要な知識をもらえば事足りる。

と書いた。「とにかくまず治療を受ける。その後」、それが、最初の症状がよくなってからの治療法、対応法である。

それにはまず、精神科に通うことが大前提である。

ところが、お母ちゃんは、退院後、何と精神科に通わなかった。

これでは当然に再発する。

上のコマを見ると、病気への理解が甘い家族に責任が大きいような印象を持つ。しかし本当は、初めに治療を担当した医療者の責任も大きい。統合失調症の最初の症状がおさまるのは言うなれば当然。そこからがいわば本当の治療。

それを家族に理解させ、通院させるのが、医師の大切な治療技術である。通院するか、しないかで、その後の経過の良否が大きく違ってくる。お母ちゃんの場合、ここでベクトルがほんの少しずれた。それが本人と家族に大変な苦労を強いるのである。

もっとも、今とは時代が違った。当時は社会復帰にはあまり重点がおかれていなかった。お母ちゃんが統合失調症を発症したのは、逆算すると一九七〇年代のことである。

統合失調症の薬を抗精神病薬という。日本に最初の抗精神病薬であるクロルプロマジンが導入されたのは、一九五五年(9)。するとお母ちゃんが発症した一九七〇年代は、抗精神病薬治療が、手探りの時代を過ぎ、精神科に定着したころである。抗精神病薬によって、とても多くの統合失調症（当時は精神分裂病という病名だった）の人々が、病院から解放された。それはそれで画期的なことだったが、解放された後のことまではあまり注意が向いていなかった。当時としては無理もないことかもしれない。

退院した統合失調症の人を支える家族の苦悩。これが医学書にはあまり出ていない現実である。DSMのような診断基準をいくら読んでも、この現実は見えてこない。シュナイダーのような統合失調症の本質に迫る古典的精神病理学の本をいくら読んでも見えてこない。Nature Neuroscience のような統合失調症の脳科学に関する最新の質の高い英文論文をいくら読んでも見えてこない。また、診察室でいかに親身に本人だけの話を聞いても見えてこない。しかし、統合失調症の臨床で必須なのはこの現実を把握することである。抗精神病薬は、統合失調症の治療を革命的に変えた。統合失調症の治療には薬が必須であることは論をまたない。が、薬だけではなかなかどうにもならないのだ。

お母ちゃんは、幻聴の症状に苦しみながらも、発症時とは大きな違いがあった。それは、自分がどこかおかしいという自覚を持てたことである。治療の効果であろう。そして自発的に精神科への通院を開始する。しかし家族のサポートがなければ、継続治療は難しい。お母ちゃんの家族は、サポートどころか、逆にストレスをかけることばかりだったようである。再発は避けられなかった。

統合失調症は治療を中断すれば再発する

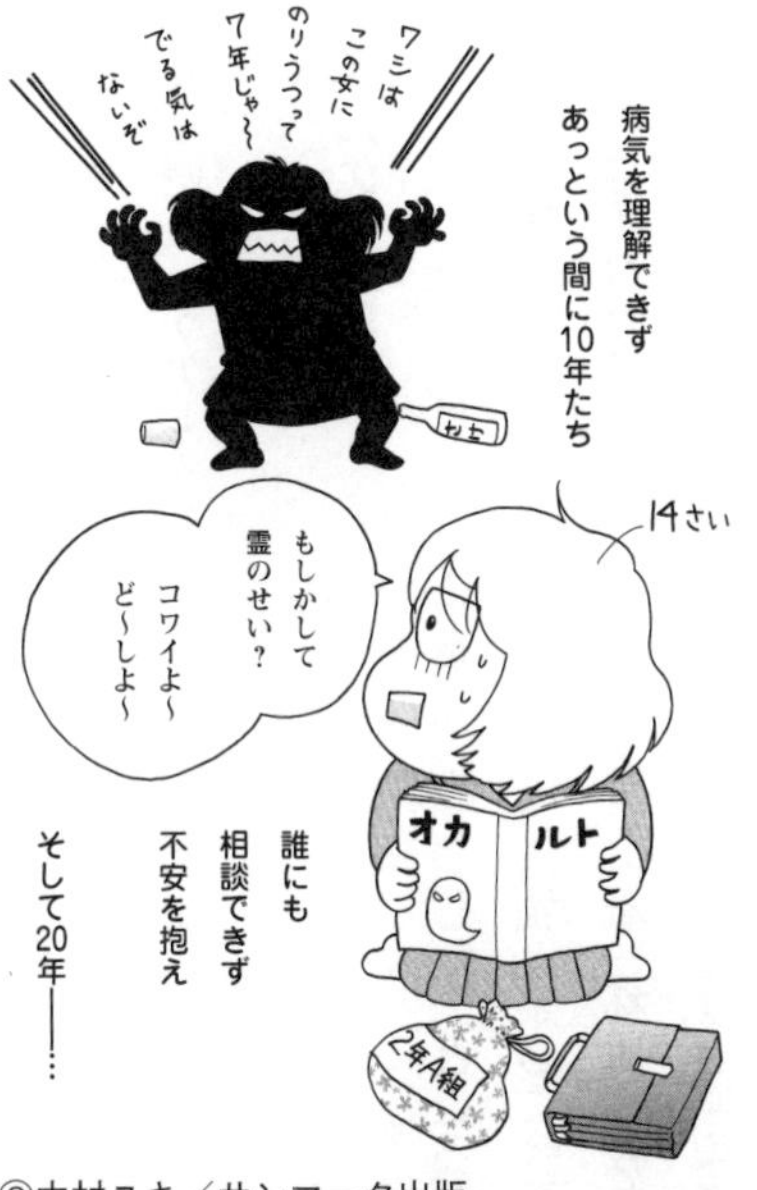
病気を理解できず
あっという間に10年たち
ワシは
この女に
のりうつって
7年じゃ〜
でる気は
ないぞ
14さい
もしかして
霊のせい？
コワイよ〜
ど〜しよ〜
オカルト
2年A組
誰にも
相談できず
不安を抱え
そして20年──…
©中村ユキ／サンマーク出版

病状が悪化したお母ちゃん。激しい独語。統合失調症という病気の症状を、医師がきちんと説明し理解させなければ、家族は苦悩し、時には見当違いの努力をして病気を悪化させる。統合失調症の精神症状は何かに取り憑かれたように見えることもあるので、宗教に頼るという発想が出てくることも稀ではない。ユキも一時、宗教に入信した。もちろん効果はなく、宗教への期待はまもなく捨て去る。

あっさりと書かれているが、家族が、あるいは本人が、宗教に頼っていつまでも適切な治療が始められないというケースも実際には存在する。

【ケース5】

三〇歳の妹は、元々は優しい子でした。ところが大学卒業後（二回留年）定職にもつかず、実家に電話してきては、始めのうちは私と楽しく会話しているのですが、突然人が変わったように親を罵りだすのです。毎日のように紙一杯に何枚も親への恨みを書いて送ってきました。それが何年か続き、突然実家に帰ってきたのです。電車で六千円かかる道のりをタクシーで。それから、恐ろしい日々が続きました。包丁を振り回し、母の首をしめたり、熱湯を母の頭の上から浴びせたり。毎回私が必死で泣きながら妹をとめていました。被害妄想・幻聴も激しく、おかしなことをわめきちらしました。それから数年たち、暴れることは少なくなったのですが、今度は一日中ベッドに横になっています。しかし、幻聴があるらしく、一人でブツブツ言い突然笑い出したりします。同じことを何回も何回も言い、私たちが話しかけていることもあまりわかっていないようです。自分の欲求が満たされないと機嫌が悪くなり暴れることもあります。今、両親は宗教に頼っている始末です。妹には何か悪い霊が憑いていると両親は言っています。私から見るといかにも胡散臭い宗教に入信し、病気を治すためのお布施だといって大金を払っているようです。私は、妹は何かの病気だと思いますので、医者にかかって科学的な治療で治すべきだと言っているのですが……。どんどん妹が悪くなってしまうのではないのかと心配でなりません。今のままでは、妹は一生治らないと思います。少しでも早く昔の妹に戻ってほしいのです。どうしたらいいのでしょうか。

どうしたらいい？　精神科で治療を受けるのが唯一かつ最善の方法である。宗教に頼っても病気はよくならない。統合失調症という病気の実像がもっと知られていれば、このような事態は避けられたであろう。

家族でなく、本人が宗教に頼り、本来の治療が妨げられるケースもある。

【ケース6】

現在二八歳になる長女は一〇年間のひきこもりを経て、約二年前に統合失調症によるひきこもりとの診断で、薬を服用するようになり、現在は一人で通院、買い物、散歩等には出掛けられるようになりました。

ただ、ひきこもり中に、ある宗教家の書いた「精神病は病気ではない」という本を読んでからずっとそれにこだわりつづけていて、娘の一番の確信部分である「他人が悪魔に見える」という悩みは、病院や薬などでは絶対治らず、本の中に書いてあるように霊視をして先祖供養をしなければ治らないと信じ続けています。

　どうしてもという娘の希望を聞き入れ、四年ほど前に主人とともにその宗教家を二回訪ね、霊視もしてもらったのですが、同行した私にとってはその宗教家はいかにも怪しく、不信感がぬぐえず、お金も大変かかるため、娘にもはっきり伝えたつもりだったのですが、最近になってまた「悪魔の悩みさえなかったらもっといろんなことができる。また霊視をしてもらいたい」と言うようになりました。今のところはなだめて通院・服薬を続けさせているのですが、拒否的になっており、いつ「もう病院なんか行かない」と言い出すか気が気ではありません。


　家族は病気を理解しているのに、本人がこのケースのように病気でないという迷信を吹き込まれると、家族は大変に困窮してしまう。

　幸い、ユキにとって宗教は一時の気の迷いだったようである。しかし、それからもユキの苦悩は続く。本の中では数ページ。しかし、実際は二〇年である。それも四歳から二四歳という、本来なら人生の花の時期。ユキには、深い

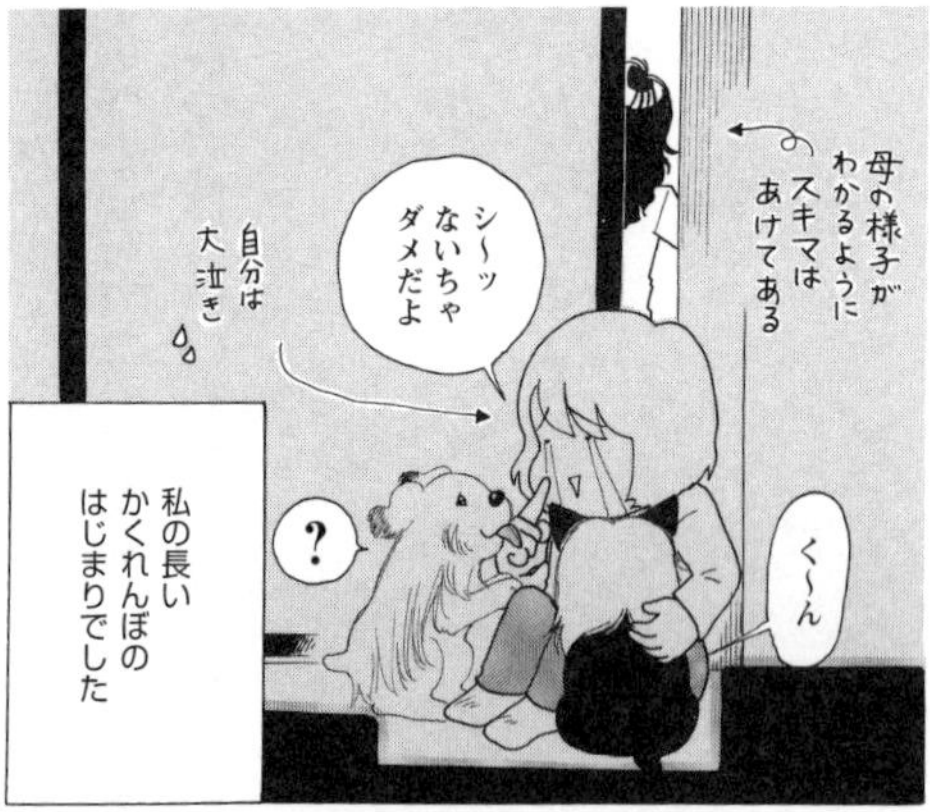
母の様子がわかるようにスキマはあけてある
シ〜ッ ないちゃダメだよ
自分は大泣き
く〜ん
?
私の長いかくれんぼのはじまりでした
©中村ユキ／サンマーク出版

敬意を表さずにはいられない。お母ちゃんの病状が悪化すると、頼りにならない父さえも、あてにせざるを得ない。一人押し入れで父を待つ時間、いかに心細かったことか。

親が統合失調症で、家族のサポートがなく、幼い子供がずっと苦労を続けている。そういうやり切れないようなケースは現実世界にはまだまだある。少し長くなるが、そんなケースを少々詳しく紹介したい。

【ケース7】

私は十八歳の女性です。母は、私が物心ついた頃から警察に頻繁に電話していました。近所の人や祖母を訴える内容です。自分のことを殺そうとしているのではないか、とか……お金を盗もうとしているのではないか……などの被害妄想です。

私は幼い頃から母に「あの人は悪い人だから近づいては駄目だよ」「お母さんは母親から暴力を振るわれていたんだよ」「あんたたちの父親は浮気もしたし、お母さんを殺そうとしたんだよ」など、同じようなことを繰り返し涙ながらに語られて、それを可哀想だと思って育ってきました。それを変だと言ってくれる人がいなかったので私は何の疑問も持っていませんでした。

父親とは私が幼稚園に入ってすぐに離婚し、母親と私と弟の三人で市営住宅で暮らしていました。恐らく離婚してから頻繁に警察に通報しだし、情緒もあからさまに不安定になったのだと思います。当時、母はパートなどをしていたのですが、次第に疲れたのか仕事をしなくなりました。私の給食費やバス代はもちろん、電気やガス代も払えなくなり、電話も止められました。生活が困窮する中で母は昼まで寝るような生活をしていました。そんな中、警察に電話をすることだけは止めず、公衆電話へ毎日通うのが日課になりました。――そして時々、留守中の祖母の家に行って母はお金を盗むようになりました。私は幼く無知でしたが、それが悪いことだとはわかっていたので泣いて止めました。そうすると母は「おばあちゃんは昔、お母さんに酷いことをしたのだからいいんだよ」と、私に言うのです。私はそこで初めて母が少し変だということに気付き始めたのですが、私にとって母は絶対的存在であり、反抗することなどできませんでした。

母は次第に近所の人ともトラブルを起こすようになりました。近所の人達は母の振舞いに怒っていたのでしょう。子供の私にバケツの水を掛けようとしたり、母を追いかけまわして殴ったり……髪を振り乱して口汚く近所の人を罵る母と、近所中に響き渡る怒声に私と弟は、ただ泣きながらタンスの中で耳を塞ぐことしかできませんでした。母は私と弟を小学校へ行かせてくれず、訪問する役所の方をことごとく追い払い、時には無視していました。

そんなある日、祖母と警察の人達が強行突破でドアから突入してきて私と弟は祖母の家へ――母は精神病院へ強制入院させられました。それは私や弟にとって何の前触れもない事態だったので、恐ろしくて堪りませんでした。母と引き離されるのも初めてのことで、幼い私にとっての絶対的な存在が突然いなくなるのはとても衝撃的でした。今では理解できますが、子供心に引き取ってくれた祖母や叔父が母を疎ましいと思っていることや、私や弟を面倒だと思っていることが感じられたので、母が入院している期間——私は必死に邪魔にならないよう率先して「良い子」でいるようにしました。それは当時小学二年の私にできる精一杯だったのですが、何か手伝うとそれまでの無知さ故に、叔父から「母親があんなのだから常識もないのだな」と言われたことで、より一層従順にするようになりました。叔父はキレやすい性格で少しでも失敗したり気に入らないことがあると暴言を吐いたり、物を投げたり蹴っ飛ばしたりするので、怖くて仕方ありませんでした。それが母の入院初回での出来事です。

退院してきた母は落ち着いたように見えたのですが、母はそれからも何回も入退院を繰り返しています。しかも自分は精神病ではないと思っているのに強制的に入院させられるので、それに関わる祖母や叔父に対しての不信感や憎悪は入院する度に強くなっていっています。病院のことも全く信用していません。半年前、また母は入院しました。内科の病院のソファに「〇〇は犯罪者だ」とか「△△を死刑にすべきだ」など油性ペンで落書きをしていたそうなのです。それだけではなく、市営住宅の壁にも同じようなことがしてあり、警察沙汰になりました。母の入院費は今、私が払っています。まだ高校生なのですがバイトで貯めた貯金を崩しながらなんとかやっています。弟は一年程前に市営住宅を出て、祖母と叔父のいる家でお世話になっています。弟はどうしても「私と母のいる家」には戻りたくないらしいのです。叔父は内心では迷惑なのでしょうが弟はしっかりと付き合っているようなので、私は戻ってきてとは言えません。私は弟に学費や部費、お小遣いをできるだけ渡していますが……叔父や祖母に時々「教科書代払ったぞ」などと言われると、まるで責められているようで嫌になります。悪意はないのだろうとは思いますが、半年前に母が入院する時に叔父は「また入院したな。寝ているだけなのだから楽ができていいよなぁ。わざと入院しているんじゃないか?」「入院費、また俺達が払うのか? 金を貯めるために入院してるんじゃないのか」などと、私や弟の前で平然と言います。私はもう泣くだけの子供ではないので高校に入ってからすぐにやり始めたバイトのお金をずっと、こういう時のために貯めておいたのですが、お金はすぐになくなっていきます。正直言って、とても疲れています。今、母も弟もいない独り暮らしの状態で、バイトも学校も家事も、誰にも頼れません。

母はなりたくて精神病になったわけでは決してないのです。面会のときが一番辛くて悲しく、いつも泣きそうになってしまいます。母を理解してくれる人や支える人が少な過ぎて、私一人ではとても辛いです。私は母を支えたい――しかし、時には「なぜ、こんな目に遭わなければならないのか」と思うこともあるのです。最近では夜に、過去の辛いことや未来への不安を感じて眠れないこともよくあります。

幼い頃、母親が統合失調症を発症。ユキとお母ちゃんの家と同じパターンである。父も親戚も頼りにならず、幼い娘がずっと苦労を続けている。これも同じ境遇である。このケースがしかしさらに不幸だったのは、治療開始がとても遅かったことである。しかも、警察官による強行突破の形。幼い娘

の驚愕・恐怖は、想像するに余りある。それをはるかに上回る事情、いかなることをしてでも治療を始めなければならないほどの激しい精神症状が母にあったのであろう。放置されれば、統合失調症の症状はそのように果てしなく進んでしまっているものである。

それでもとにかく治療が開始できたことはよかった。退院してきた母は落ち着いてみえた。しかし、それからは精神科病院への入退院の繰り返しが続いている。ユキのお母ちゃんと同じパターンである。再発が繰り返されているのだ。なぜか。最も考えられるのは、すぐに薬を飲むのをやめてしまったこと。自分が病気だと思っていない多くの統合失調症のケースでは、家族が薬の管理をしなければ、再発を繰り返し、入退院の繰り返しになる。このケース、患者の母をサポートする唯一の家族は娘。これまでその娘は、幼すぎた。幼い娘には、あまりに過重な負担だった。それによく耐えて、ここまでやってきたと感動せずにはいられない。今からでも遅くはない。統合失調症の正しい治療をすれば、この母親もまだまだよくなることが期待できる。

この時点、『わが家の母はビョーキです』でいえば、「パート1　まちがいだらけの不安な日々」の終わりである。今度こそ本格的な治療が始まる。遠回りしたがこれからである。そして、ここからが『わが家の母はビョーキです』の真骨頂であり、大きな存在意義でもある。

と言うのは、ここから後は、紹介できる他の作品がないのだ。

再掲した経過図を見ていただきたい。「まちがいだらけの不安の日々」の終わりは、消耗期、そし

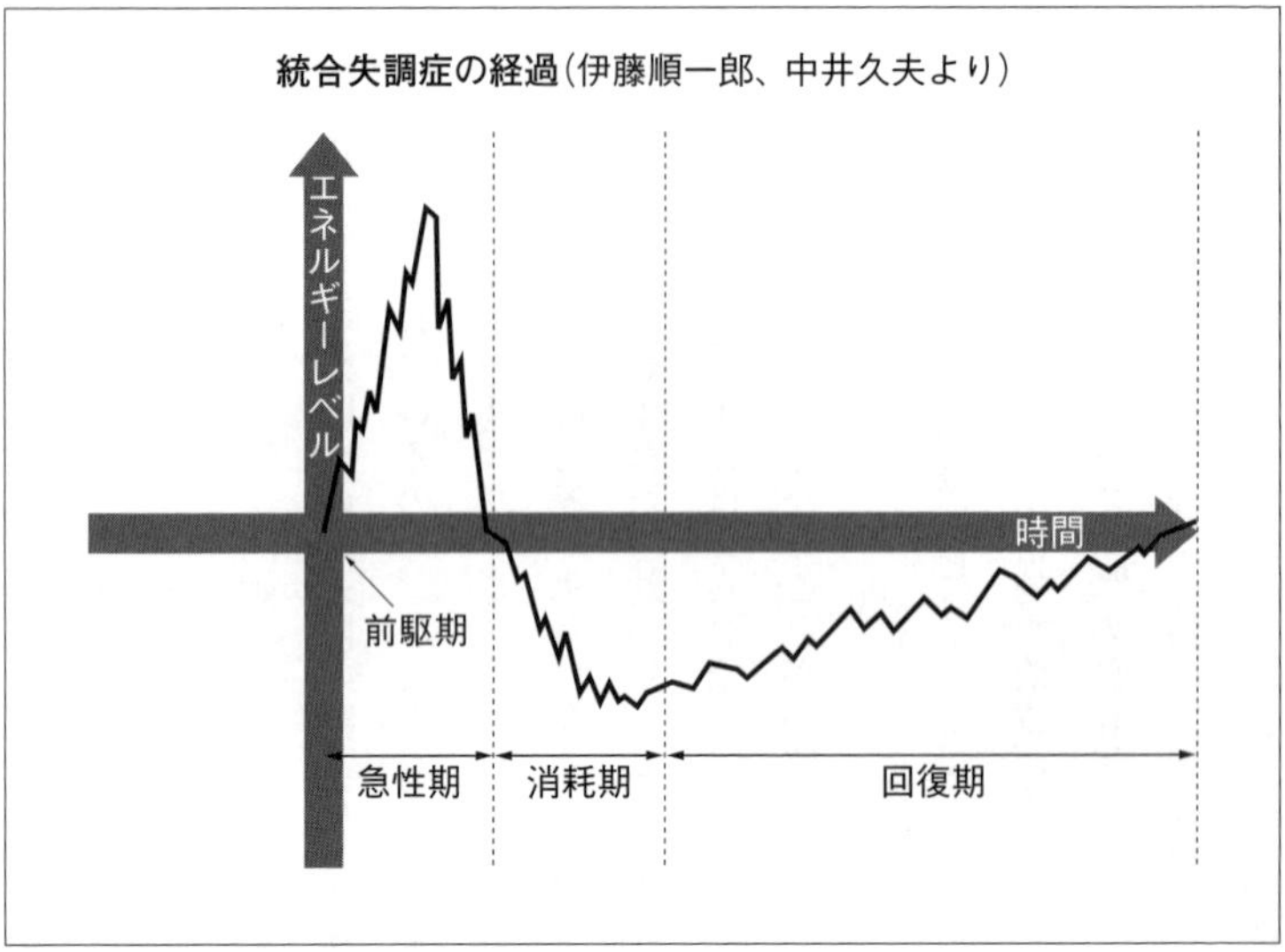
統合失調症の経過(伊藤順一郎、中井久夫より)
エネルギーレベル
時間
前駆期
急性期
消耗期
回復期

て回復期に移行する時期である。

統合失調症という病気に興味を持っている人は、潜在的には世にかなり存在する。

病者の体験の不気味さ。その基盤にある自我障害。人間の心の本質にかかわるテーマである。そこに、哲学者や、芸術家や、科学者が、そして小説家やマンガ家も注目してきた。たくさんの優れた作品も生み出されてきた。

しかし、急性期の幻聴や被害妄想などの症状がおさまり、社会復帰への道のりが始まると、そこからは地味でとても時間がかかる過程になる。傍観者たちは、そこにはほとんど興味を持たない。だから作品にもならない。

かつては、精神科医もあまりこの段階には注目していなかった。

しかし、ユキのような当事者、ケース7のような当事者にとっては、むしろこの社会復帰過程こそが大切なのである。

統合失調症の社会復帰

『わが家の母はビョーキです』のパート2は、「社会とのつながり　回復のきざし」と題されている。このパート2からが、お母ちゃんの本当の「治療開始」である。

もちろんここまでの治療が大切でないという意味ではない。しかしここまでの治療の主導権は、専ら病院や医師にあった。それは外科手術のようなもので、家族は見守ることはできても、具体的に手を出せる内容は少ない。

それに対して、最初の症状、急性期の症状が治療でおさまったあとの治療、それはむしろ家族と、それから本人が主役である。

すると、お母ちゃんでは、発症から「本当の治療開始」まで、二〇年もかかってしまったことになる。

残念ながらこれは稀なことではない。先に紹介したケース7もすでに十五年近くが経過しているが、いまだ「本当の治療開始」には至っていない。一日も早い開始が望まれるところである。それには何かきっかけがいるかもしれない。

お母ちゃんのまちがいだらけの不安な日々が二〇年にも及び、それでも本当の治療が開始できたのは、ユキがある意味「吹っ切れた」ことである。そのきっかけは、お母ちゃんが公衆の面前で服を脱いで騒いだり、ライターで病院のソファに火をつけようとするなどしたため、パトカーで精神科病院に直行、自傷他害のおそれありと判断されて措置入院になったことである。決して良いきっかけとは言えず、同じように苦悩を続けておられる家族の方々の参考になるエピソードとは言えないかもしれない。しかし、不幸な出来事をばねにするというユキの強靭さが、お母ちゃんの病状を改善の方向に大きく転換するのである。

その転換は、もちろん家族だけではできない。精神科医と、そして社会との共同作業が必要である。今回のお母ちゃんの入院は二年三カ月におよんだ。退院時、医師からのアドバイスはこの上なくシンプルなもので、「通院して薬をかかさず飲むコト」「地域のデイケアに参加するコト」の二項目であった。

これだけ?と言いたくなるくらいシンプルである。本当はもっと細かい指示が医師からあったのであろうか? これはマンガだから単純化されているのであろうか? そうではないだろう。このアドバイスを守ることができれば、たったそれだけで、統合失調症の経過は見違えるほど良くなるのだ。特に、「通院して薬をかかさず飲む」は、すべての統合失調症に共通する必須事項である。

ところが、せっかく治療を始め、いい感じの経過になったのに、薬を飲まなくなって再発するという統合失調症のケースは、いまだに後を断たない。お母ちゃんもそうだった。薬を飲まなくなる原因は、本人の病識のなさだったり、家族の無理解だったりする。無理解にもいろいろなレベルがあって、薬なんかいらないとするもの、薬の必要性は認識していても、本人まかせにしておいて大丈夫と軽く考えているものなどがあるが、どれも帰結は同じで、統合失調症の再発である。実例をいくつか紹介しよう。

【ケース8】

十六歳の女子高校生です。約一年前から精神科に通っています。症状は、物体に意識があるように感じる、常に見られているように感じる、自分の感情がわからない、やる気がおきない、自傷行為、家に監視カメラがあるように感じる、などです。主治医からは統合失調症の疑いがあるとして薬は処方され飲んでいます。私としては良くなっている感覚もありこのまま通院していきたいのですが、母・祖母の、私が病気ではないという考えにより通院できなくなり、薬も飲めなくなりました。

家族の無理解の例である。精神症状がこれから悪化していくことは避けられない。ここまで、入院もせずに薬の効果で改善しているのだから、このまま服薬治療を続ければ健康な人とほぼ同じ人生を送れるはずなのに、大変残念なことである。

【ケース9】

三七歳の娘は一年程前に統合失調症を発症し、何かに追われるように息子を連れ出して海外へ逃げ出そうとしたり、自殺未遂をおこすなどのことがありました。病院で注射をうってもらいいったんは回復したのですが、その後、薬をほとんど飲まなかったために二カ月後に再発し離縁されて実家に戻ってきました。それからは病院を転々としながらも治療を続け、当初重いうつのような状態になったことはありましたが、ほぼ完治したかのように見えました。その後、副作用があるからと言って、また薬を飲まなくなったのですが、それでも特に悪くなっているようには見えなかったので娘の思うようにさせていました。

ところが最近、あの時は別に病気ではなかったとか、自分には霊能力があるため普通の人から勘違いされるなど、前回発症した際と同じようなことをたまに言うようになりました。薬や診察を受けるよう説得しても口論となるだけで全くその気にはなってもらえません。変なことを言うのは週に一度くらいで、昼間などは近所の人や友人達と普通に仲良くやっているみたいなのですが、かと言ってこのまま薬を飲まなくていいのかどうか私自身不安でたまりません。夫は今は様子を見るしかないと言うのですが、それでいいのでしょうか?

このケースには二つの不幸がある。

第一の不幸は、一年前の発症時である。せっかく精神科で治療を受けて良くなりながら、薬を飲まなかったために再発し、離婚となった。薬を飲み続ければ、全く違った人生になっていたであろう。

第二の不幸は、いま現在である。副作用を理由に薬をやめた。本当の理由はよくわからない。統合失調症の人の多くは自分が病気であるという認識がない。病気であるという認識がなければ、薬を飲みたくないと思うのは自然である。薬を飲まない理由としては、副作用を挙げるのがごく自然で、周囲からも納得されやすい。だから「副作用があるから薬は飲まない」という理由づけはとてもよくある。そして統合失調症は、薬をやめてもその日から症状が悪化するわけではない。「また薬を飲まなくなったのですが、それでも特に悪くなっているようには見えなかったので娘の思うようにさせていました。」これがケース9の第二の不幸である。結果は、統合失調症の再発。再発してから治療を受けるよう説得しても、なかなか聞き入れられないのはこのケースに見られるようにごくありふれたことである。困り果てた家族は「今は様子を見るしかない」と言っているが、様子を見るのは、ただ問題を先送りしているだけである。「それでいいのでしょうか?」、いいわけがない。このままではさらに精神状態が悪化して、手がつけられなくなるのは目に見えている。次のケースのように。

【ケース10】

三〇代半ばの姉について質問させていただきます。妹の私は二〇代半ばで、現在は外国に住んでおります。姉に最初に症状が出たのは六年前です。当時は幻聴、幻視、大声で叫ぶなどの症状でした。病院にも行きたがらず、症状は悪化するばかりでした。それでもなんとか二年程前に入

JCOPY 498-12938

院し、統合失調症と診断され、治療を受けて退院しました。

退院後は薬を飲むのを自ら決めてやめてしまったようです。それでもアルバイトをし、たまに症状が出ていたみたいですがなんとか仕事をしながら生活をしていましたが、なんらかの理由でアルバイトを辞めて（辞めさせられた？　はっきりわかりません）しまい、その後人材派遣会社に就職をお願いに行ったようですが、そこでも断られてしまったようです。

アルバイトを辞める前頃から他人にわかるくらいの症状が出ていたんだと思いますが、人材派遣会社から断られたその日から、幻聴、幻視、大声で叫ぶ、音楽を大音量で聴く、通行人に罵声を浴びせるなど症状が悪化、そして以前にはなかった両親への暴力が始まってしまったのです。


通院して薬をかかさず飲むコト。


このシンプルな指示を、必ず守る。それが統合失調症の治療の基礎の基礎である。

ただし、薬さえ飲んでいればそれでいいというものではない。同じように薬を飲んでいても、強いストレスがかかると再発する。逆に言えば、ストレスが少なければそれだけ少ない薬で再発を防止できることになる。再発につながるストレスを家族が与えてしまうことも少なくない。プロのマンガ家として歩み始めたユキにとっては、何をおいても自宅での執筆に集中したい時期、そんな時期にはイライラも出てくることは理解できる。そのイライラをお母ちゃんにぶつけてしまい、再発、もう何度目かもよくわからない再入院となる。ユキはやつあたりだったと深く反省する。

とは言うものの、サポートする家族にも、家族自身の生活があるのだ。いくらお母ちゃんが病気だと理解していても、三六五日、二四時間サポートし続けるのは無理だ。そんな無理をしようとすれば

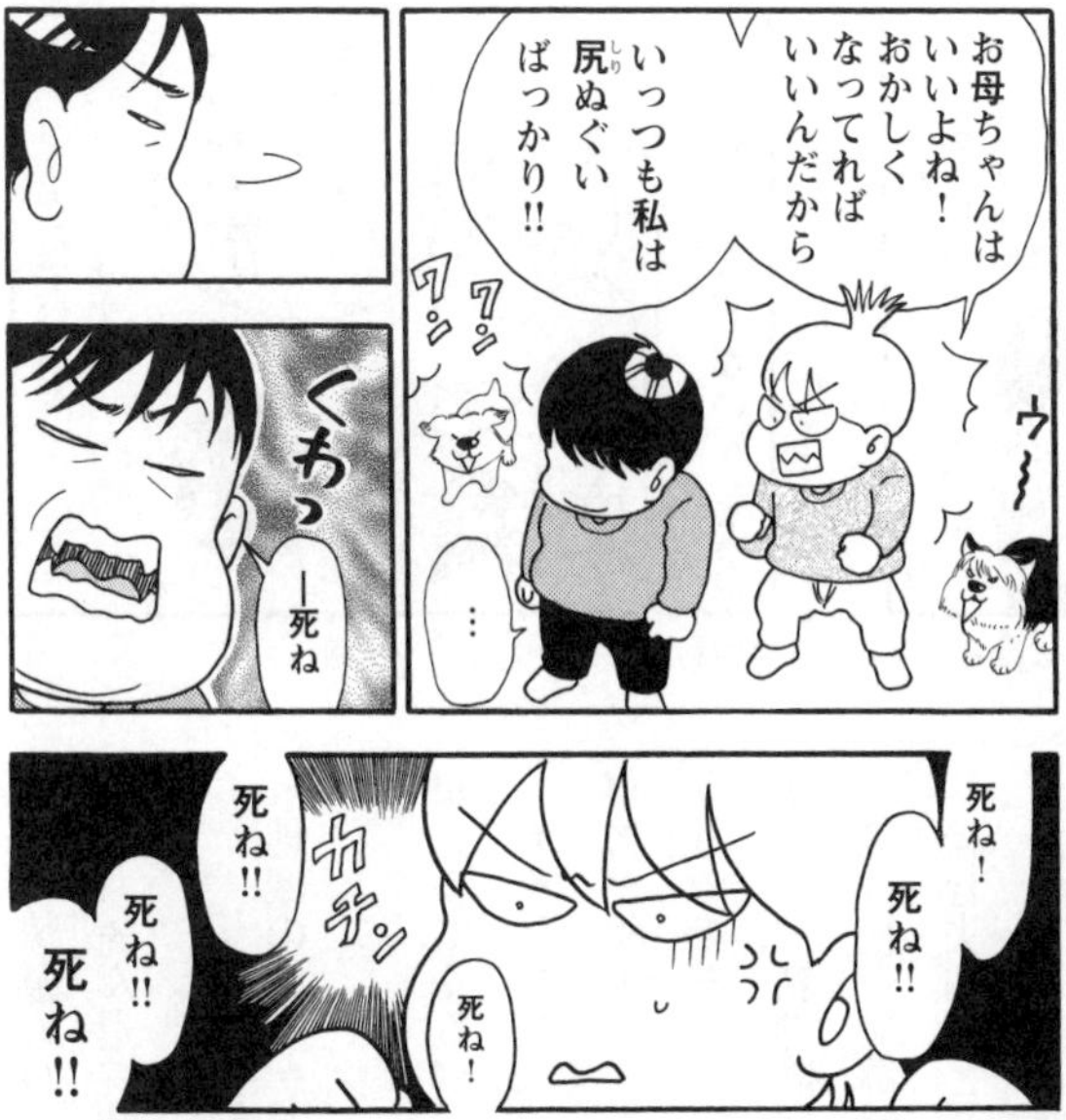
お母ちゃんはいいよね！おかしくなってればいいんだから
いっつも私は尻《しり》ぬぐいばっかり!!
ウ〜
ワン
ワン
…
くわっ
―死ね
死ね！
死ね!!
死ね！
カチン
死ね!!
死ね!!
死ね!!
©中村ユキ／サンマーク出版

イライラして、それをぶつけてしまうこともあるだろう。統合失調症には、幻覚、妄想といった派手な症状だけでなく、意欲低下やうつ状態といった、陰性症状と呼ばれる地味でわかりにくい症状もある。幻覚や妄想についても、「病気じゃなくて、霊がとりついたのでは？」と家族が考えてしまうことがあることはすでに述べた。それよりさらに多いのは、陰性症状を「さぼり」「グータラ」とみなしてしまうことである。

このような接し方は、統合失調症の人を深く傷つけるのが常である。が、繰り返すが、そうは言っても家族が三六五日、二四時間サポートし続けることはできない。だ

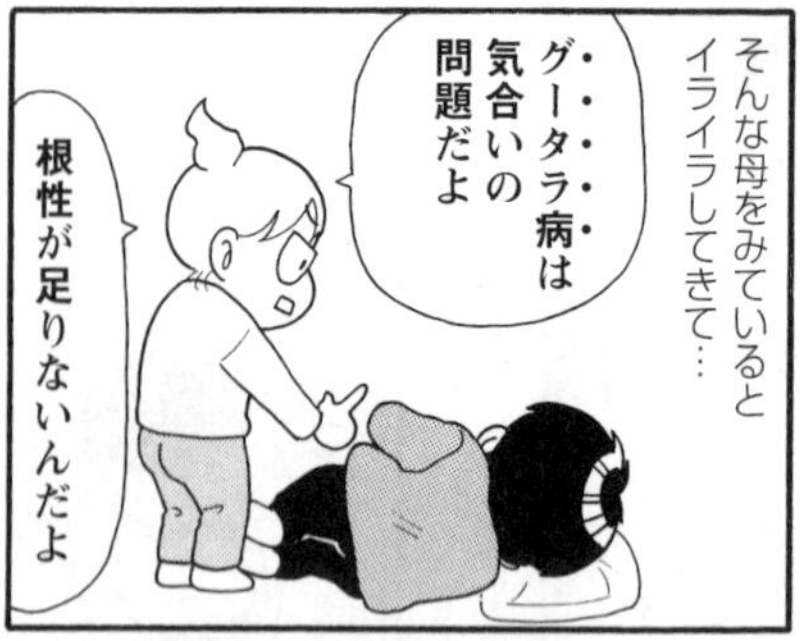
そんな母をみていると
イライラしてきて…
・・・・・グータラ病は
気合いの
問題だよ
根性が足りないんだよ

©中村ユキ／サンマーク出版

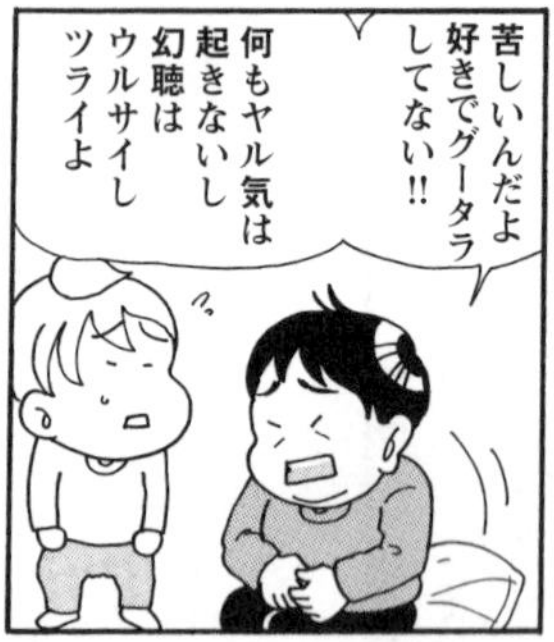
苦しいんだよ
好きでグータラ
してない!!
何もヤル気は
起きないし
幻聴は
ウルサイし
ツライよ

©中村ユキ／サンマーク出版

から、家族だけで抱え込もうとすることは勧められない。そこで、お母ちゃん退院時の、医師からのもう一つのアドバイス、

地域のデイケアに参加するコト。

が光ってくる。

デイケアとは、週のうち何日か、数人から二〇人程度の患者当事者が集まり、レクリエーションやスポーツ、軽作業などを行なうものである。病院や保健所の場が利用されることが多い。デイケアは、精神障害者の社会復帰のための資源の一つである。

実は統合失調症をサポートする社会資源は日本に豊富にある。

統合失調症という病気自体があまり知られていないので、社会資源のことも当然のようにあまり知られていない。しかし、統合失調症患者は一〇〇人に一人存在するのだ。そんなに多い病気の対策を、厚生労働省が軽視するはずがない。役人と聞けば、人の口からは条件反射的に批判が出てくるのが常だが、彼らはきちんと仕事をしている。ただそれが目立たないだけである。社会復帰のための施設や人員の整備に、厚生労働省はもう何十年も地道に努力を続けてきている。その結果、デイケア、作業所、グループホームなどの社会資源はかなり豊富になった(10)。とは言っても、統合失調症の膨大な患者数からみれば、まだまだ十分とは言えない。が、整備は進んでいるのだ。地域に利用可能な社会資源は、保健所を窓口にして紹介してもらうのが勧められる方法である。

ただし、残念ながら地域による格差はある。二種類の格差がある。第一は、デイケアなどの社会資源があっても、地方では利用者が少ないという現実である。

第二の格差は、社会資源そのものの整備状況に地域差があるという事実である。『わが家の母はビョーキです』のパート2に入ってからは、ユキとお母ちゃんをめぐる状況はどんどん好転していくが、それはユキが統合失調症を理解し、吹っ切れてきたことだけでなく、実は二人が都会に転居したことも大きかったという現実も否定できない。お母ちゃんは地域生活支援センターに通所するようになり、仲間と暖かいスタッフにめぐりあっている。

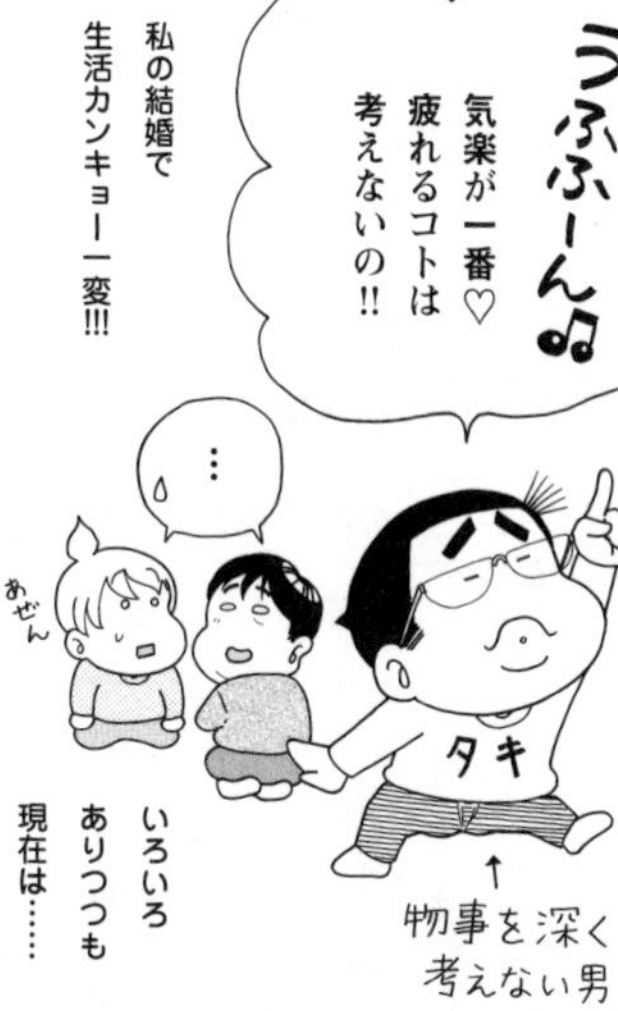
うふふーん♫
気楽が一番♡
疲れるコトは
考えないの!!
…
タキ
物事を深く
考えない男
あぜん
私の結婚で
生活カンキョー一変!!!
いろいろ
ありつつも
現在は……
©中村ユキ／サンマーク出版

社会資源の中には、施設だけでなく、金銭的なサポートもある。傷病手当金。自立支援法による通院費補助。障害年金。活用できる

JCOPY 498-12938

初期 EE 研究における 9 カ月後再発率（Vaughnら、1976 より）

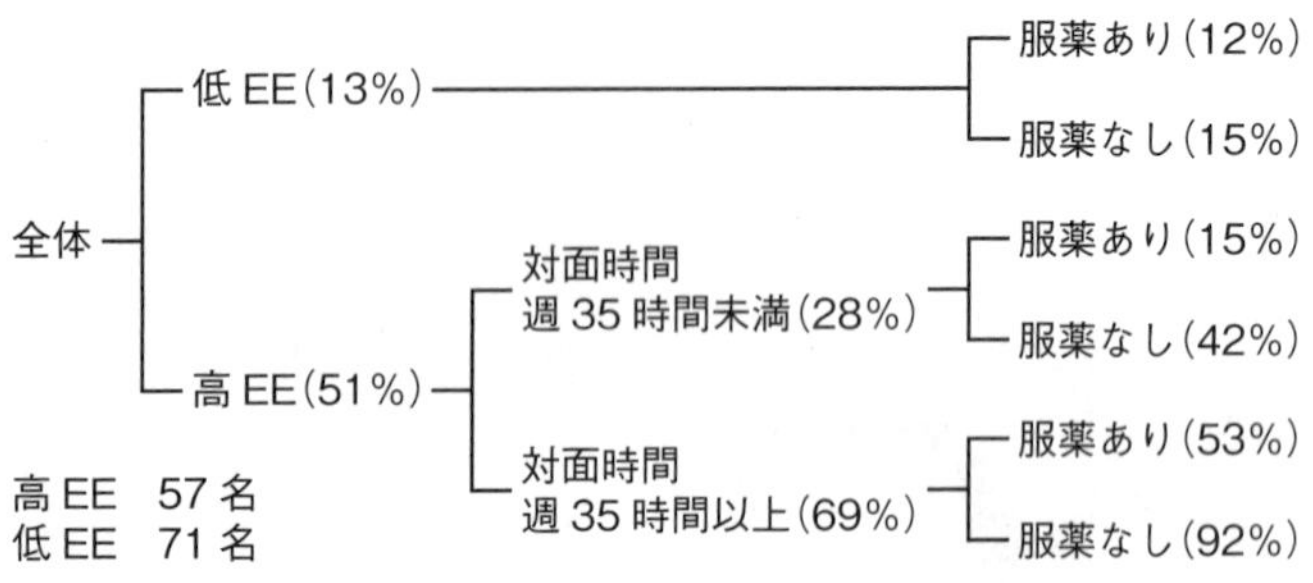
全体
低 EE（13%）
服薬あり（12%）
服薬なし（15%）
高 EE（51%）
対面時間
週 35 時間未満（28%）
服薬あり（15%）
服薬なし（42%）
対面時間
週 35 時間以上（69%）
服薬あり（53%）
服薬なし（92%）
高 EE　57 名
低 EE　71 名

ものは最大限活用したほうがいい。ユキの体験談は説得力がある。良い医師にめぐりあえたことも、回復に大きく貢献した。

そしてついに、ユキは結婚する。

相手は職場の先輩。名前はタキ。ものごとを深く考えない。超楽天家である。

ではなくて。

おそらくタキは、実は深く考えたうえで、深刻に考えていないふりをするという大人物なのであろう。

かどうか、もちろん本当はわからないが、それはともかく、統合失調症の本人にとっては、タキのような接し方をされることが大きな安心につながるのである。

逆に良くないのは、極端な無関心と、過干渉である。

無関心が良くないのは当然だが、間違いやすいのは過干渉ということである。親身に世話をしているつもりが、本人にとっては迷惑。日常の人間関係にもよくあるこの勘違いな親身が、統合失調症を悪化させる。

特にまずいのは、感情をぶつけすぎることである。感情とは喜怒哀楽のすべてを指す。こうした感情の表出が強いことを、高ＥＥ（High Expressed Emotion）と言う。高ＥＥの家族がいると、統合失調症は再発しやすくなる。驚くべきことに、高ＥＥの家族がいるくらいなら、家族がいない方が統合失調症の再発率はむしろ低いというデータさえある。[11]

早期発見・早期治療

『わが家の母はビョーキです』には、統合失調症のお母ちゃんと三一年間、泣いて、笑って、過ごしたユキの思いが、どのページにも、どのコマにもつまっている。そんなユキが最後に強調するのは、早期発見・早期治療の大切さである。ユキとお母ちゃんの三一年間のうち実に二〇年間は、「まちがいだらけの不安な日々」だったのである。もっと早く適切な治療を受けていれば……という気持ちは、痛いほどわかる

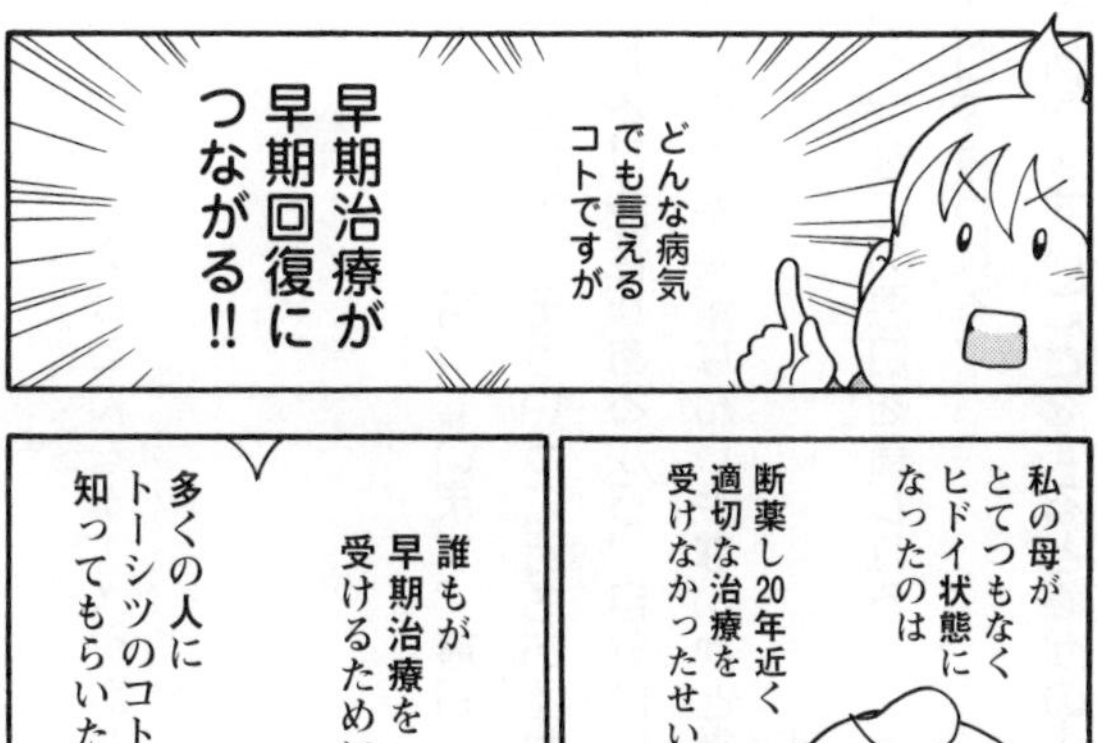
どんな病気でも言えるコトですが
早期治療が早期回復につながる!!
私の母がとてつもなくヒドイ状態になったのは
断薬し20年近く適切な治療を受けなかったせいです
ガオー
誰もが早期治療を受けるために
多くの人にトーシツのコトを知ってもらいたいです

ところである。

早期発見・早期治療をしていただきたいのは、たとえばこんなケースである。統合失調症として、ごくごくありふれた例である。

【ケース11】

十九歳、大学生の兄が、最近、奇妙なことをよく言っています。最初は、自分は大学で仲間はずれにされているというようなことを言っていて、そういうこともあるかなと思っていたのですが、そのうち、学校の食堂では毒を盛られる可能性があるから、自分はいつもコンビニのおにぎりを食べていると聞き、いくら何でもそれは被害妄想なんじゃないかと言ったのですが、よく聞いてみると、それ以外に、

・学校で毎日、「うっとうしい」「むかつく」などの悪口を言われる。
・町中を歩いていても、周囲の人間に悪口を言われる。
・みんなが自分を監視している。自分が何かまずいことをすると周囲の人間がセキをして注意する。（周囲の人間とは、まったくの赤の他人も含む。）
・公共の場所で、周りに見られているような気がして落ち着いていられない。話も聞かれているような気がするので、話せない。
・大学の授業も前の席に座ると後ろから何をされるかわからないから一番後ろの席に座っている。

・自分の考えていることに対して、それを批判するような声が返ってくる。自分の考えが他人に伝わっているようだ。
・このごろはテレビからも自分の考えていることに対し返答が返ってくることがある。絶対に錯覚などではない。

こんな兄は、ただ神経過敏だというだけでしょうか。それとも何かの病気でしょうか。

ただの神経過敏ではない。何かの病気、その通り。統合失調症の発症である。一日も早く精神科での治療が望まれる。そうすれば良い経過が期待できる。治療が遅れれば、どんどん悪化し、将来の経過も悪くなる。いくら症状が家族に正確に把握されていても、病気ではなくただの神経過敏と思われていたら、早期発見されたことにはならない。統合失調症が、もっともっと社会に認知されることを強く願いたい。

前にも出した経過図を次ページにもう一度示す。ケース11は、急性期の始まりである。適切な治療を受ければ、多くはここから速やかに回復期に転ずることができる。パート2でのユキのお母ちゃんは回復期にある。グラフのカーブが、ゆっくりではあるが確実に、右上に向かっている。しかし、急性期を脱して回復期に来るまでに二〇年かかってしまったのである。ケース11の方には、ぜひ『わが家の母はビョーキです』を読んでいただきたい。いや、ケース11の方に限らない。病気についてのごく基本的な知識さえあれば、家族が、友人が、統合失調症が発症したことに気づくのはそう難しいこ

統合失調症の経過（伊藤順一郎、中井久夫より）

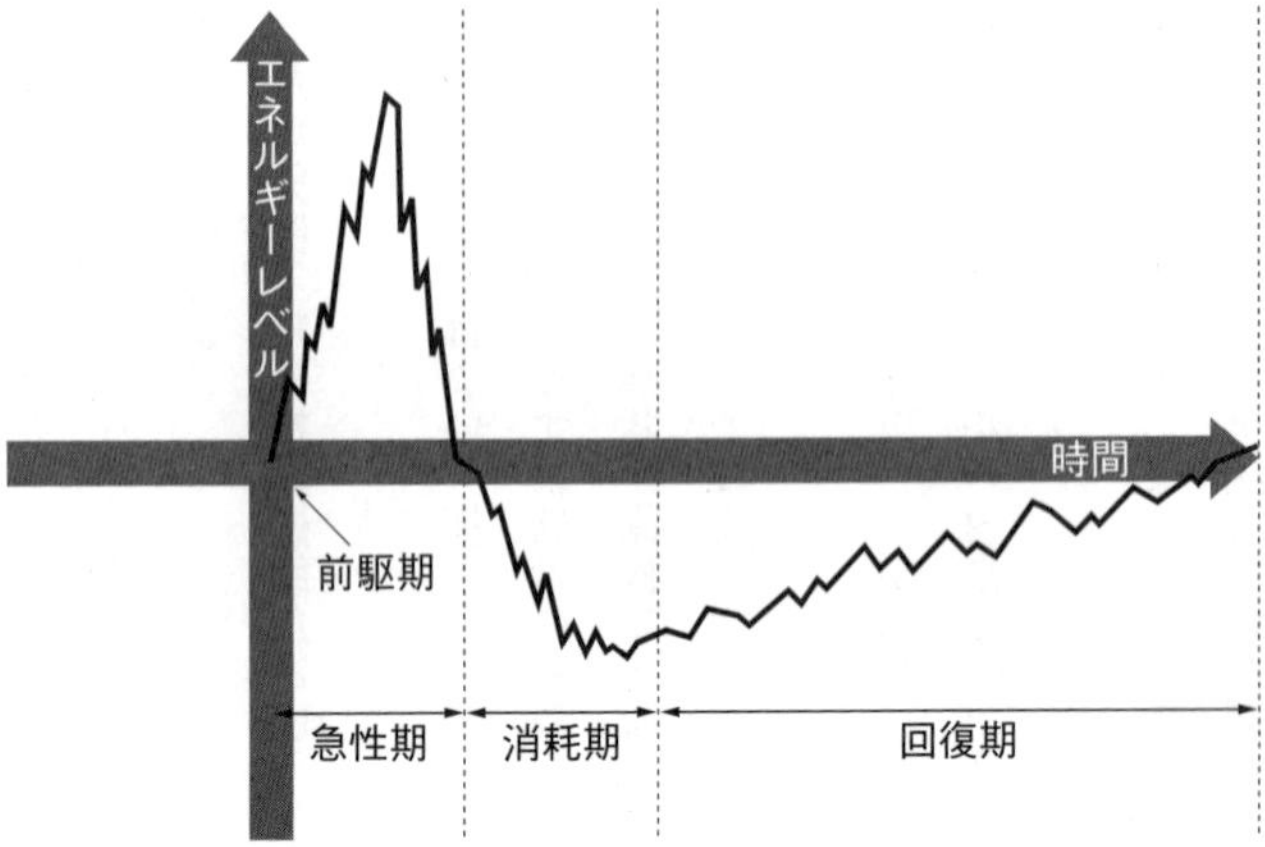

とではない。そしてその基本的な知識は、『わが家の母はビョーキです』の最初の八ページに圧縮されているのである。

統合失調症の早期発見・早期治療は、現代の精神医療で本腰を入れられつつある領域である。そこでいう「早期」とは、ケース11のような急性期だけでなく、さらに早期、すなわち、経過図の急性期のさらに左に位置する、前駆期も含んでいる。前駆期の段階でこの病気を診断し、治療をすれば、さらに軽い経過ですむことが、当然に期待できる。そんな理想の統合失調症医療を、今、世界の精神科医たちは目指している。

が、ここには複雑な問題が残されている。それは、ひとことで言えば、「偽陽性問題」である。

「偽陽性」とは、文字通り「偽の陽性」である。「陽性」とは、「病気という正確な最終診断」である。それが「偽」ということはつまり、「病気に見えたが、実は病気でなかった」ということである。

前駆期の症状は漠然としている。前に紹介した『ヒミズ』の主人公・住田のような症状である。住田の日常は徐々に崩れていき、自殺という最悪の結末をむかえている。治療していれば、こんなことにはならなかった。

しかしそれは、結果を見たから言えることである。徐々にひびが入る住田の日常、精神状態の違和感が、統合失調症の前駆症状だったというのは、あくまであとから振り返って言えることにすぎない。結果がわからないうちから「前駆期」と呼ぶのは、論理矛盾である。その人は統合失調症を発症しないかもしれないのだから、「前駆期に似た状態」としか言えないのだ。

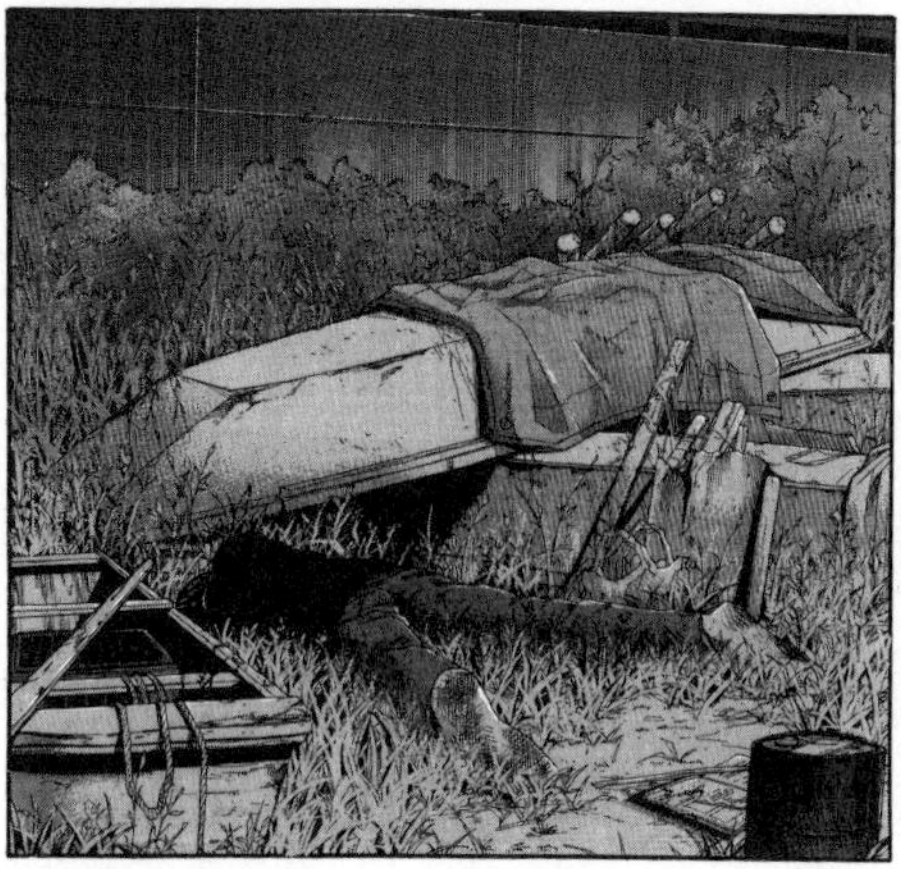
©古谷実／講談社

この問題は最近の精神医学界では国際的にもよく議論されており、「前駆期」という呼び方ではなく、「ARMS」という用語が一般的になりつつある。「ARMS」とは、At-Risk Mental State（精神病リスク状態）の略であり、「アームス」と発音される。
『ヒミズ』は全四巻である。三巻が現在進行形で進んでいる時点では、前駆期とは呼べない。四巻まで読んで結末を知ってはじめて、振り返って前の三巻が前駆期だったと言えるにすぎない。三巻までの時点を前駆期ではなくARMSというのなら合理的である。そして、ある有名な研究によれば、ARMSと認定された後の一年間に精神病を発症する率は約四〇%である。(12)だから、仮に『ヒミズ』が三巻の段階で未完に終われば、住田が統合失調症を発症する率は四〇%ということになるのだ。

『ヒミズ』の住田が統合失調症だという解説に対して、それは深読みしすぎだとか、これを病気というのはおかしいと思われた読者もいらっしゃったことと思う。彼のは若者によくある悩みの範囲ではないのか。そこからほんの少し逸脱しているだけではないのか。誰だって若い時には、住田のような屈折した気持ちを持つのではないか。

ごくごく自然な疑問である。たとえば「この世で一番悪い奴を殺す」という住田の信念は、統合失調症に特徴的な自分が世界の中心にあるという思考の表れと解釈することができるものの、青少年にありがちな理想主義的思考、万能感を反映した思考という解釈も可能である。このように、統合失調症に特徴的な思考は、青少年一般の心性と共通点があることも、話を複雑にしている。

住田の彼女は、「住田君は今病気なの……」とつぶやいている。住田と奇妙な信頼関係で結ばれているヤクザも、お前は病院に行けと言い渡している。住田はどこかおかしい。彼をよく知る人は、そう直感しているのである。

現実の日常でも、親しい友人などが軽い調子で「お前、病気だよ。精神科で診てもらったほうがいいよ」と言うことはある。それは半ば心配、半ば冗談であるのが常であろう。

精神科の敷居は昔よりかなり低くなったとは言え、それでも精神科を受診し、さらには統合失調症の疑いありと診断されれば、その人の日常は大きく変化する。風邪や水虫や花粉症の診断のようなわけにはいかないのである。

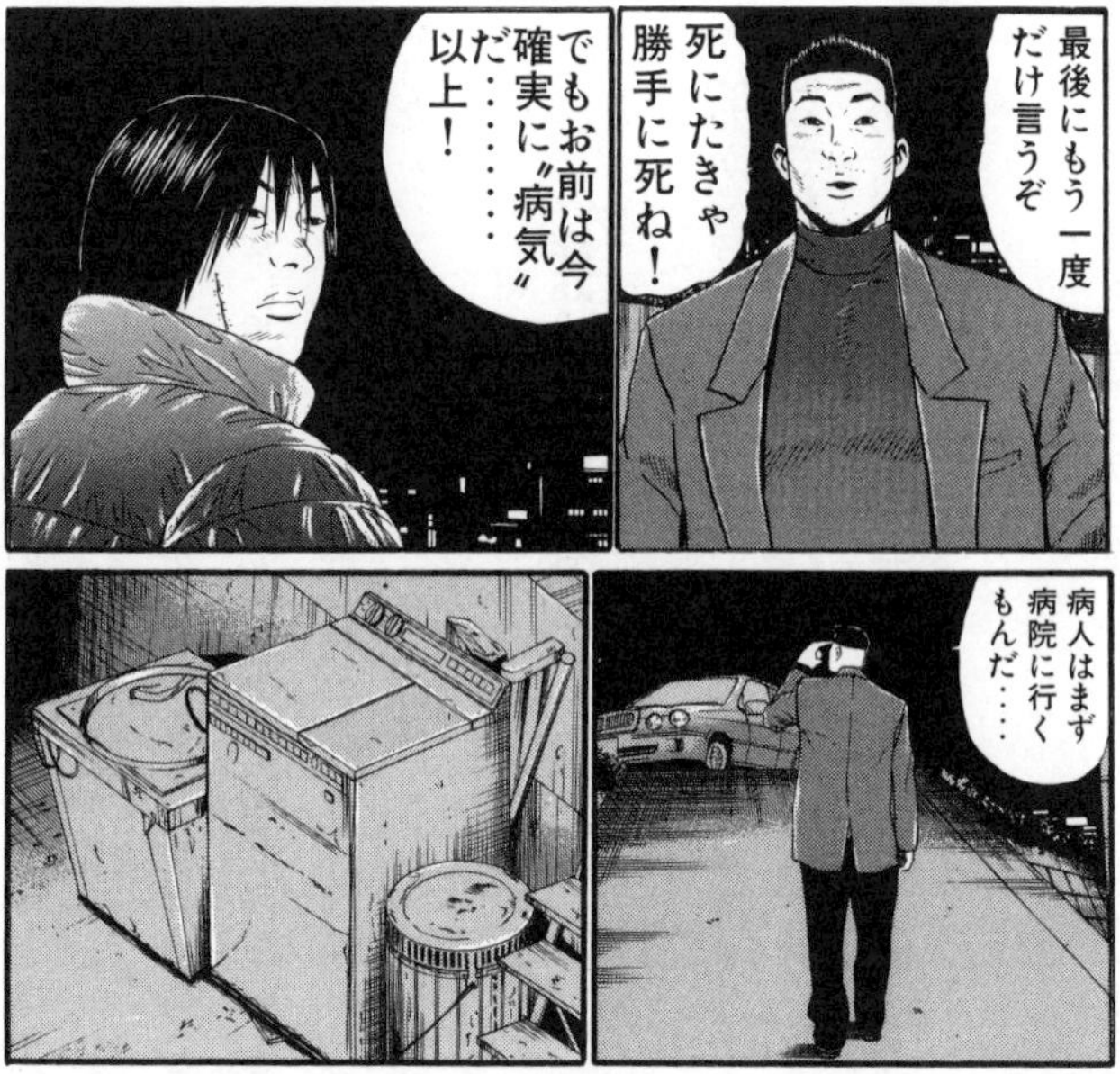
最後にもう一度だけ言うぞ
死にたきゃ勝手に死ね！
でもお前は今確実に〝病気〟だ………以上！
病人はまず病院に行くもんだ….

©古谷実／講談社

それに前駆期の診断は、いや、ARMSの時期の診断は、偽陽性かもしれない。というより、偽陽性の率のほうが高いのである。

たとえ一時的にでも、統合失調症の疑いありと精神科医から診断されることは、その人の人生を変えるかもしれない。それに、今のところ、統合失調症の発症を食い止める方法は薬を飲むことしかない（将来はわからない。もっと別の方法が見つかるかもしれない）。すると、薬は飲んでみたものの、実は診断は偽陽性で、統合失調症ではなかったということになれば、本人にとって何のプラスにもならない薬を飲み続けていたということになる。そんな事態は何としても避けなければならない。

というような複雑な問題がある一方で、統合失調症の早期発見・早期治療が、医学的にも、また社会的にも非常に重要な問題であることに疑いはないところで、事実、世界中でたくさんの研究が進行中である。そして、この最終目標のためにも、統合失調症という病気が世の中に広く知られなければならないのである。

症状論と原因論

『わが家の母はビョーキです』の中の、誤解を与えやすい記載について、少しだけふれておこう。と言ってもそんなものはほとんどないのだが、少しだけ。

その一。お母ちゃんは、症状が悪化すると、毎回のように包丁を振り回して暴れる様子が描かれている。ユキはこれについて、

自身の経験をセキララに描くことで「トーシツ＝包丁を振り回す危険でコワイ病気」、そんなイメージを強く残してしまったらどうしよう

JCOPY 498-12938

とあとがきに書いている。

それは確かに危惧されるところで、現実の統合失調症では、いくら症状が悪化しても、包丁を振り回すような危険な行為が見られることは非常に稀である。おそらくお母ちゃんもここまで毎回包丁を持ち出したわけではなく、作品化するにあたって、症状の苦しさを印象づけるため、多少の誇張はなされているのであろう。

歴史的に見ても、統合失調症の症状は、その一部が誇張されて社会に印象づけられてきた。「暴れる、危険」がその最たるものである。現実はそうではなくて、「幻聴、被害妄想」が中心というのが真実であるが、さらに言えばこれもまた単に目立つ症状が誇張されて印象づけられているとも言える。この病気にかかった時、本人が、家族が、そして社会が、最も苦悩するのは、消耗期から回復期にかけての、意欲低下、無為、認知機能低下などの陰性症状と呼ばれる症状である。なぜならこの症状は長い期間続き、現在のところは有効な薬がないからである。そしてこの期間の生活までもが如実に綴られた『わが家の母はビョーキです』は、他の作品とは大きく一線を画した、統合失調症の真実を伝える貴重なものであることは、前にも記した通りである。

だから包丁を振り回す場面がいくつもあるという点は、誤解を与えやすいといっても作品全体から見れば些細なことだと言える。

しかし、誤解の危惧その二については、少々注意を喚起する必要がある。それは統合失調症発症の原因論である。こちらについては作者は特に注意や心配を表明していないが、精神医学的な観点からはここはとても重要な点である。

お母ちゃんは二七歳で統合失調症になった。そのころのストレスフルな生活が、発症の原因になったかのような描写になっている。しかしストレスは、発症のきっかけになることはあっても、決して原因ではない。

一つの証拠として、幸せな暮らしをしている日々に統合失調症を発症したケースを本章の最後にご紹介しよう。


【ケース12】

私は三六歳、専業主婦です。今月の初めに、この五階建てマンションの五階に引越ししてきました。日当たりもよく、環境もよく、一目で気に入った部屋です。片付けも落ち着いた頃から、下の階に住むご夫婦が、よく私達夫婦のことを話題にしているのに気が付きました。

「奥さん、働いてるのかな」「いつも一人でご飯食べているんだね、かわいそう」「旦那さんが夜遅いと、奥さんも大変だね」こんな感じです。

最初は、新しく入ってきた住人に対する興味なのかと、聞こえても知らん振りできたのですが、そのうちにその声は私のすること全て、実況中継みたいに二人で会話しているのです。

気になって、全部の部屋に防音じゅうたんを敷きました。

世の中には暇人がいるもんだっと、あきれて、家にいても落ち着かないので、なるべく外へ出るように心がけるようになりました。でもそのうちに声はどんどんエスカレートして、布団に入ると、お腹の音やつばを飲む音まで、干渉されるようになり、眠れなくなりました。息するのも苦しくなって、旦那に「もう耐えられない！」と初めて今までの経緯を泣きながら話したところ、夫には何も聞こえないと言うのです。夫はおおらかな人なので、夫には聞こえなくても私には聞こえるのだと思っていたのですが、母に相談して家まで来てもらっても、やはり何も聞こえないと言います。

本で調べてみると、私は「統合失調症」に似ているように思います。でも私には悩みもないし、夫とも幸せに暮らしています。趣味もたくさんあります。友達に会うのも、出かけるのも好きです。こんな私でも統合失調症になるのでしょうか。

ストレスがなくても、統合失調症という病気は発症する。だからこのケースの最後の問いへの答えは、明快にイエスである。

精神科の対象となる疾患（それを「心の病」と呼んでも、「メンタルの問題」と呼んでも、「精神疾患」と呼んでも、「精神障害」と呼んでも、違いは呼び方のもたらす印象だけで、実質は同じことを指している。ついでに言えば、「精神科」と「心療内科」も、実質はほとんど同じである）の原因は、表3のように三つに分類されている。[13] 統合失調症は内因に分類されている。

ただし注意すべき点は、どの病気であっても、表の心因・内因・器質因のすべてが原因として関与

JCOPY 498-12938

表3　精神科の対象となる疾患の原因

心因（社会・心理的な要因が大きい）
ストレスが原因で発症する疾患：適応障害、反応性抑うつ、PTSD　など
内因（本人の内部に、何らかの原因がある）
統合失調症、躁うつ病、うつ病　など
器質因（脳にはっきりした病変がある）
アルツハイマー病、脳血管障害、脳外傷、脳腫瘍　など

しているということである。その関与の程度が、病気によって違っているにすぎない。だから正確には、「心因」に分類されるものは「主に心因によって発症する」と言うべきだし、「内因」、「器質因」についても同様である。

統合失調症の原因は、「主に内因」だから、ストレスの関与は、あることはあっても主ではない。内因が主である。内因とは、表に記した通り、「本人の内部の何らかの原因」である。「本人の内部」とは要するに脳のことだから、統合失調症は「脳の病気」と呼ぶのが最も事実を反映した言い方である。脳の病気だからこそ、治療に薬が必須なのである。

多くの人は、内因という概念がピンとこない。心のありようの変化には、心理的な原因があるはずだと考える。人間の心とはそういうものというのが多くの人々の考える絶対とも言える事実だから、そのように考えるのはよくわかる。

しかし、脳の病気では、その「絶対とも言える事実」が崩れるのである。時にはいともあっさりと。

精神医学に携わる者の一つの責務は、この「主に内因」による病気が事実存在すること、そしてその数が実は膨大なことを、多くの人に知っていただくよう努めることであろう。「ストレス社会になり心の病が増えた」などというマスコミの論調に迎合するのは、プロフェッショナルの取るべき姿勢ではない。

　そしてもう一つの責務は、内因という「何らかの原因」とは何かを解明することであろう。統合失調症の「何らかの原因」、それは、ある程度まではわかっている。脳内のドーパミン系の変調である。そこまでは間違いない。ドーパミンとは、神経伝達物質と呼ばれるものの一つである。ドーパミン系が関与する脳機能は多彩である。統合失調症に、その中のどれがどう関与しているのか。また、ドーパミン以外の系はどのように関与しているのか。これが、統合失調症の研究の、いや現代の精神医学の一大テーマである。

　これを解明するには、もちろん脳そのものに目を向けなければならない。しかし脳だけをいくら詳細に研究しても決して答えは出ない。統合失調症の症状に、偏見や先入観のない目を向けなければならない。そして多彩に見える症状の背後にある本質を見出さなければならない。それが、古来から注目されてきた「自我境界の崩れ」であり、最近になって注目が高まっている「意志作用感（Sense of Agency）」である。特に意志作用感については、それを司る脳機能の研究がさかんになっており、統合失調症の症状の本質と脳機能の密接な関連が、いよいよ解明に近づいている

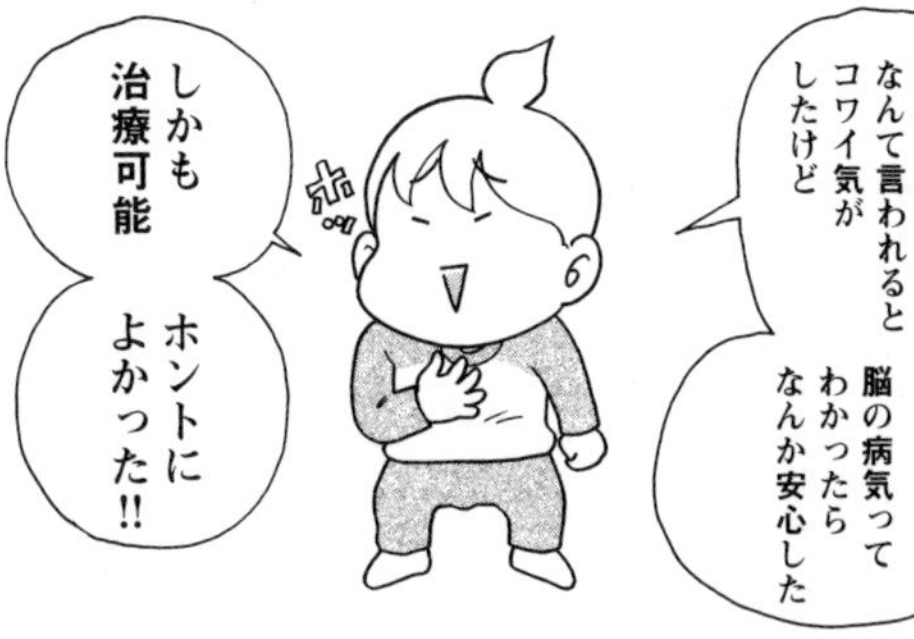
ココロとか
精神の病気
なんて言われると
コワイ気が
したけど
脳の病気って
わかったら
なんか安心した
ホッ
しかも
治療可能
ホントに
よかった!!

©中村ユキ／サンマーク出版

と期待されているところである。とてもつながりそうにないように見えたパズルのピースが徐々に集められ、全体像が見えてきつつあるのだ。

統合失調症の当事者、家族のために

『わが家の母はビョーキです』の最後には、「わが家のトーシツライフ十カ条!!」が記されている。

(1) 困ったときはまわりに相談
(2) ドクターや関係先とは情報を共有
(3) クスリはかかさず飲む
(4) 疲れる前に休む
(5) なるべくひとりでいない(支援センターに通う)
(6) 病気の知識を更新しよう
(7) 家族各々が自分の楽しみを持つ
(8) 家族同士の距離感を守る
(9) 毎日会話をしよう
(10) 思いやりと共感と感謝

JCOPY 498-12938

(1)(2)(4)(5)(6)のキーワードは「皆で」である。一人で何とかしようとしてはいけない。家族が一人で、あるいは家族だけで、何とかできるような病気ではない。そして、社会には統合失調症を支える資源がたくさんある。

(3)は「薬」である。これは何回でも強調すべき、統合失調症治療のベースラインである。薬だけで治療はできないが、薬なしでは治療にならない。薬をかかさず飲むというベースラインがあってはじめて、サポートが可能になるのである。

(7)(8)(9)(10)は、「距離感」だ。三六五日、二四時間サポートしようなどと考えてはいけない。そんなことは無理である。

あとがきには

「『適切な治療とクスリ、周囲の援助』で回復できるのだなぁ」と実感しています。

とある。

この一文には重大な欠陥がある。「適切な治療とクスリ、周囲の援助」だけでは不十分だ。家族であるユキの努力、自分が四歳の時にこの重大な病気を発症した母を三〇年以上に渡って支え続けてきた努力なしでは、どんなによく効く薬があろうと、どんなに優れた医療がなされようと、どんなに暖かい周囲の援助があろうと、お母ちゃんは回復できなかったであろう。

しつこいと言われそうだが、統合失調症の基本知識を最後にもう一度だけ再掲する。ユキのもう一つの大きな貢献を説明するためである。

・若い年齢で発症する。
・幻聴と被害妄想が目立つ。
・治療すれば症状はおさまる。
・一〇〇人に一人が発症する、とても多い病気。

そして、症状がおさまった後は、

・薬はかかさず飲む。

これだけで、いい。

これだけで、実に多くの統合失調症の人々と、その周りにいる人々の恩恵になる。しかしたったこれだけのことなのに、精神医療関係者がいくら声を大にしても、世の中のすみずみまでは届かない。それを、『わが家の母はビョーキです』は、実にたくさんの人々に送り届けている。これまでも、そしておそらく、これからさらにたくさんの人々に。

二章●うつ病

本章でとりあげるマンガ作品

『ツレがうつになりまして。』　細川貂々

『ドラえもん』　藤子・F・不二雄

『ONE PIECE』　尾田栄一郎

『美味しんぼ』　雁屋 哲・花咲アキラ

もし　あなたの家族や
大事な友達が
突然　変わってしまったとしたら
あなたは　どうしますか？

何気なく、実に何気なく始まる、まえがきの第一ページ。

が、この何気ない数行の中に、「うつ病」という病気の最も重要なポイントが要約されている。

それは、「変わってしまった」である。

うつ病といえば、「憂うつ」、「やる気が出ない」、「不安」、「不眠」、その他、本やネットを開けば、症状はいろいろ出ている。

けれども、「憂うつ」も「やる気が出ない」も「不安」も、誰もが日常の中で体験することである。

これだけでは病気の症状かどうかわからない。だから、うつ病の症状としてこうしたものがあるということをいくら知っても、うつ病については何ひとつわかったことにならない。

まえがきの文章には、こんな症状は一つも書かれていない。

書かれているのは、「変わってしまった」ということのみ。

これが、うつ病という病気の、とても重要な、特に現代といううつ病の症状だけが広く知られるようになった時代には、あらためて再確認すべき最も重要とも言える特徴なのである。

うつ病という病気を、本やネットからの知識ではなく、ナマのその人を見て、接し、支え、ともに症状に苦しみ、ともに回復を喜んだ人だからこそ、この最も重要な特徴を何気なく第一行目に書くことができたに違いない。『ツレがうつになりまして。』が、その作品である。

『ツレがうつになりまして。』 細川貂々（幻冬舎）

夫（ツレ）のうつ病の発症から回復までを、妻＝作者＝貂々（てんてん）が綴った作品である。ツレのうつ病は症状も経過もとても典型的で、最初の深い苦悩が最終的にはきれいに治っている。てんてんの方もまたうつ病を持った家族として典型的な気持ちの変遷を見せている。最初は病気への誤解が多々あった。けれども、日々身近に接することでうつ病を正確に理解するようになった。その理解がこの名作に結実している。この作品は、うつ病のどんなケースレポートよりもうつ病の真実を伝えるものになっており、てんてんという漫画家の人間観察力に敬服せずにはいられない。

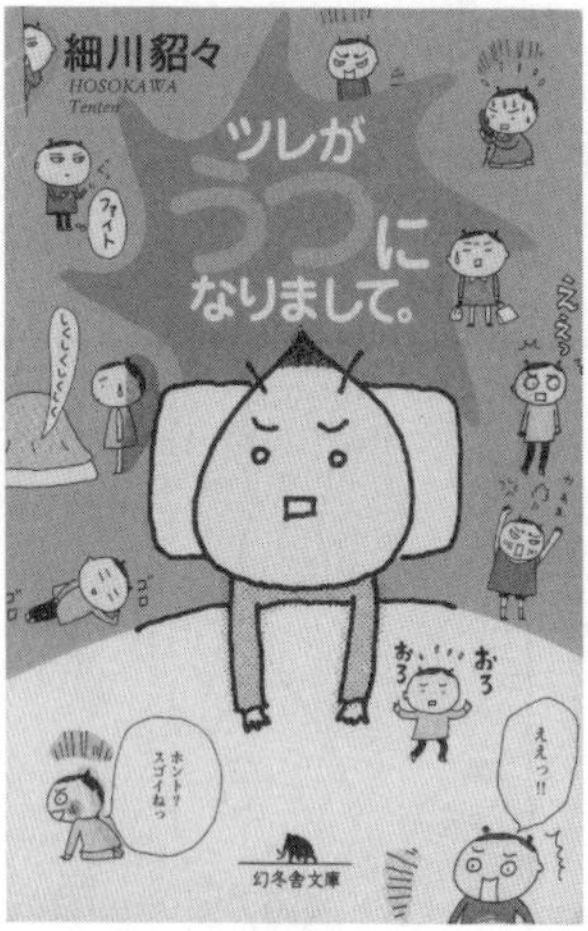

©細川貂々／幻冬舎

うつ病は、病気

愛する夫が、突然、変わってしまった。

てんてんはある朝、そう感じて驚いた。

てんてんが真っ青になった「死にたい」という言葉。もちろんそれ自体、重大な言葉であるし、「自殺願望」（「自殺念慮」「希死念慮」も同じ意味である）は、うつ病の重要な症状でもある。

けれども、「死にたい」という言葉は、意外に軽く口にされることもあるわけだし（「死にたいよ」と「よ」をつけただけでもだいぶ感じが軽くなることからもわかる）、ただこの言葉が発せられただけでは、うつ病のサインかどうかは全くわからない。

ツレのケースでは、しかしこの「死にたい」が、うつ病という診断への第一ページだった。

なぜか。

ひとつはこのコマにも書かれている、「真顔で言う」である。

これはマンガだから、「真顔で言う」という横からの説明文にも、その時のツレの表情にも、ほの

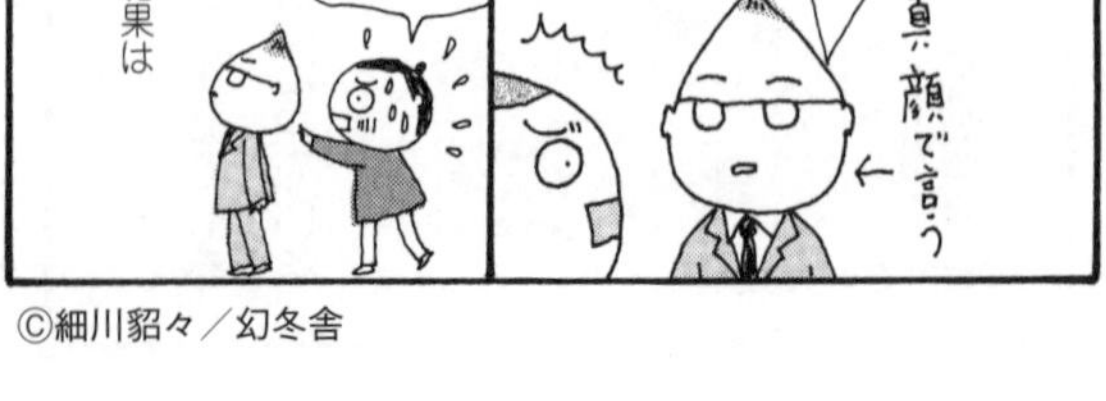
ある朝
死にたい……
えっ!?
真顔で言う
ちょっとっ!! 今すぐ病院に行きなよっ
病院での診断結果はうつ病でした

©細川貂々／幻冬舎

ぼのとした感じが漂っているが、「えっ⁉」と反応しているてんてんにとっては、驚愕・深刻・不安が渦巻くような言い方と雰囲気だったのであろう。日常で軽く口にされる「死にたい」とは、全く質が違っていたに違いない。

このコマがうつ病診断の第一ページになったことにはもうひとつ理由がある。まえがきの冒頭に書かれている、「変わってしまった」が、それである。

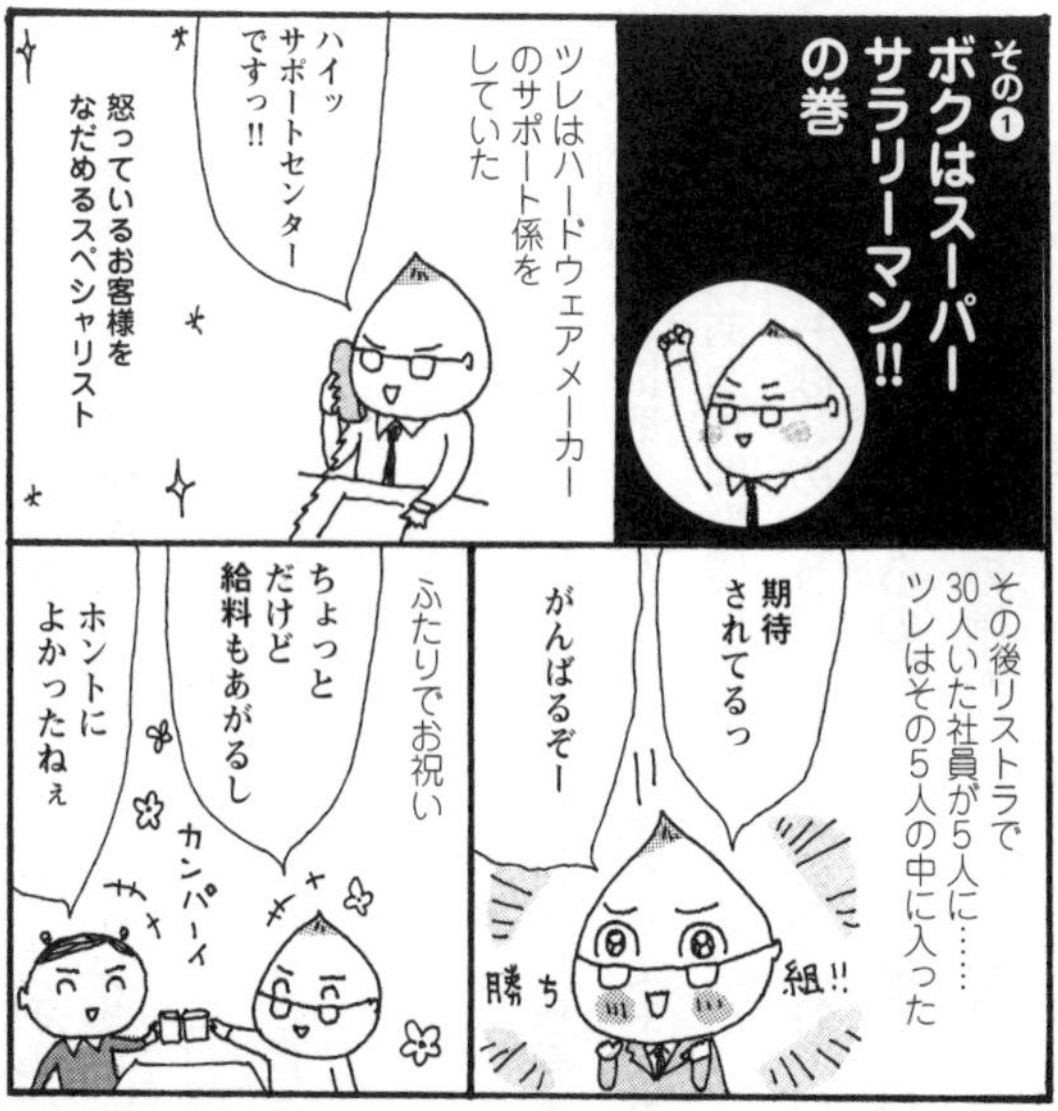

その1 ボクはスーパーサラリーマン!!の巻
ツレはハードウェアメーカーのサポート係をしていた
ハイッ サポートセンターですっ!!
怒っているお客様をなだめるスペシャリスト
その後リストラで30人いた社員が5人に……ツレはその5人の中に入った
期待されてるっ
がんばるぞー
勝ち組!!
ふたりでお祝い
ちょっとだけど給料もあがるし
ホントによかったねぇ
カンパーイ

©細川貂々／幻冬舎

ツレは、元々は精神的に強く、性格も明るい人物だった。仕事だって人一倍バリバリやっていた。てんてんの言うように、「スーパーサラリーマン」だったのである。そんなツレが、別人のようになってしまった。

うつ病が病気と言えることとの最大とも言える根拠は、この点である。逆に、「憂うつ」とか「意欲低下」とか、その他、うつ病の症状のひとつひとつをいくらたくさん数え上げることができても、それだけではうつ病という病気だと言える根拠にはならない。なぜなら、憂うつも、意欲がないことも、誰にでもあることだから。とは言え、うつ病の症状としての憂うつや意欲低下は、健康な人のそれらとは質が違うのだが、「質が違う」というのは漠然とした表現でわかりにくい。そこで、その人が全体像として、過去のその人とは変わってしまったかどうかが、うつ病診断のひとつの大きなポイントになるのである。実例を示そう。

【ケース13】

私は三〇歳代の男性です。一年程前から某メーカーに勤務しています。前の会社でも充実感を持って仕事に取り組んでいて成績もとても良かったのですが、引越しを機に転職を考え、以前から興味のあった開発職に就いたのです。

転職後もはじめのうちはやる気にあふれ、いろいろなハードルを自分なりに乗り越えていたつもりでした。上司からの信頼も得られ重要な仕事も任されるようになりました。しかし、三カ月ほど前から原因不明の頭痛に悩まされ、鎮痛剤を服用しても改善しない状態が続きました。「風邪？　ＰＣを使うから目の疲れ？　慣れない仕事だから少々疲れているのかな？」とも考え、内科、眼科にかかり薬を処方してもらったのですが一向に良くなりませんでした。

その後も症状は悪化するばかりで、腹痛を伴う下痢、吐き気が出るようになりました。このころから「何かがおかしい」「今までの自分とはどこかが違う」と感じてはいたのですが、仕事を任され業務量が増えて、自分では処理しきれない状態になっても、「快く引き受けなければ」と

JCOPY 498-12938

いう気持ちが先行し体よりも仕事が優先になっていました。そうしているうちに、夜も眠れなくなり、食欲がなくなっていきました。休日は子供と遊ぶのが楽しみだったのがそれさえもだんだんと面倒になり、趣味のテニスも仲間の誘いにもあまり興味がなくなっていきました。
そしてある時から、「自分はダメなやつだ、会社で何の役にも立っていない」と思うようになるとともに、抱えていた仕事を他の人に回されたりすると自分の評価が下がったと思うようになりました。会社に行くのが辛くなり、途中の駅で下車してしまいずっとその駅のホームにいることも何回かありました。そんな中、ここから線路に踏み出してしまえば楽になる、という考えが急に浮かび、歩き出しそうになって我にかえったという出来事があり、それをきっかけに自分から精神科のクリニックを受診しました。診断結果は、うつ病でした。

これは、ツレとよく似たケースである。まず、先ほど指摘した、元々は前向きで人一倍仕事もできる人だったという点。そんな人の心身の調子がだんだん崩れていき、自分はだめだとか、役に立っていないと感じるようになり、ある時、自殺念慮が出てきた。こんなパターンがそっくりである。大きなポイントは「今までの自分とはどこかが違う」という自覚である。ツレの場合は、妻がそれを感じ取ったが、このケースでは本人が感じ取っている。いずれも「変わってしまった」が共通するポイントである。それからもうひとつ、当初は体の調子が何となく悪くなるという始まり方もツレによく似ている。

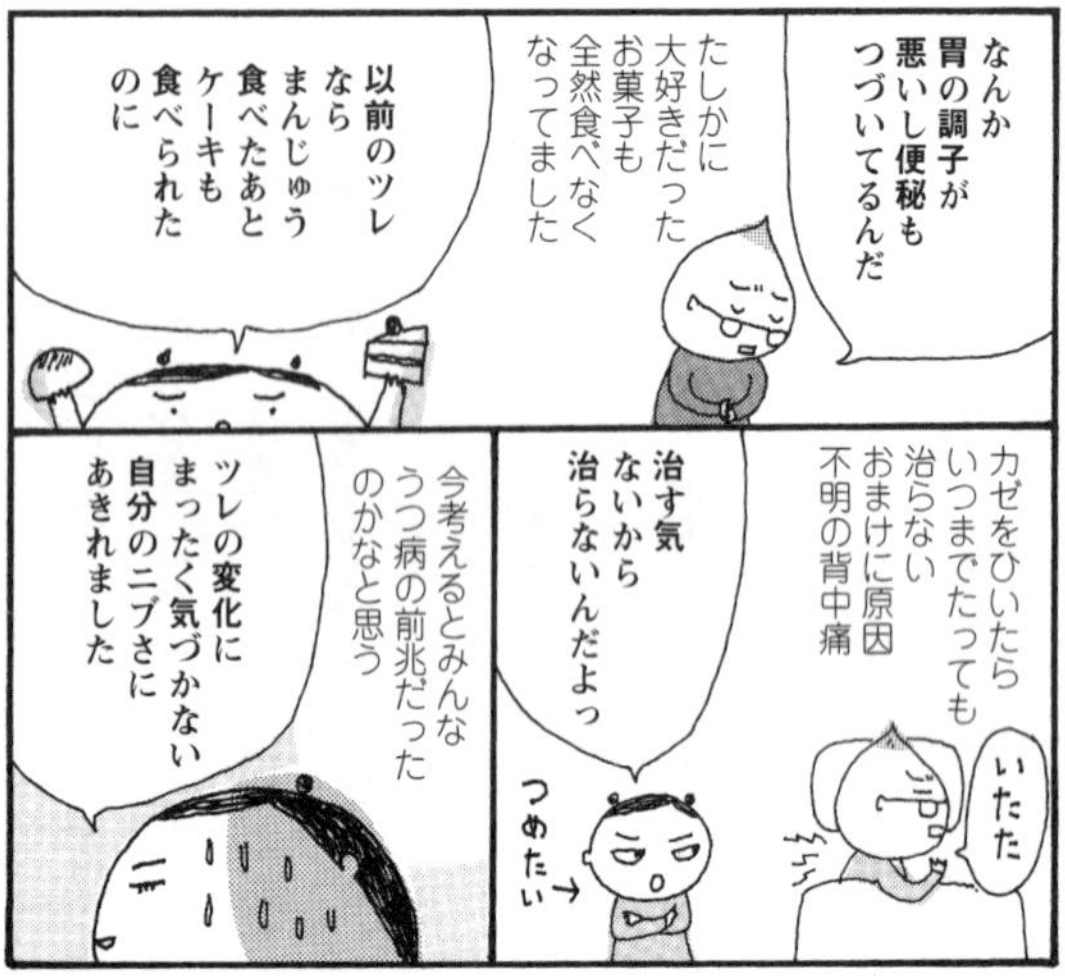
なんか胃の調子が悪いし便秘もつづいてるんだ
たしかに大好きだったお菓子も全然食べなくなってました
以前のツレならまんじゅう食べたあとケーキも食べられたのに
カゼをひいたらいつまでたっても治らないおまけに原因不明の背中痛
いたた
治す気ないから治らないんだよっ
つめたい→
今考えるとみんなうつ病の前兆だったのかなと思う
ツレの変化にまったく気づかない自分のニブさにあきれました
©細川貂々／幻冬舎

「うつ病」というと、「心の病」というカテゴリーで捉えられることが多く、その捉え方自体は間違いとはいえないが、実際にはうつ病では心の症状だけではなく体の症状もかなり多彩に見られるのだ。

「うつ病になるまでのツレの変化」というタイトルがついた上のコマに描かれている胃の不調・便秘・カゼが治りにくい・背部痛などは、うつ病の前兆とも言えるし、うつ病の症状そのものとも言える。

だから、てんてんの言うように「突然」変わってしまった、というのは、家族からの印象としては確かにその通りかもしれないが、実はそれよりかなり前から、うつ病は水面下で徐々に進行していたのである。これもまた重要な点で、うつ病が「ある日、突然」発症するということはまずない。何か大きなストレスがあって、急に落ち込んだというような経過は、結果としての症状がうつ病と似ていることはあっても、うつ病とは似て非なるものなのである。

てんてんは、ツレよりむしろ自分のほうが暗い性格で、うつ病になりやすそうな人間であるとしている。もちろん左下のコマは誇張があると思われるが、あえてそれを棚上げにすると、このコマに描かれているてんてんのような人が落ち込んでも、それだけではうつ病とは言えない。少なくとも、うつ病と診断するのは、ツレに比べて、より慎重さを要する。逆にツレのようなケースは、一回目の診察でほぼうつ病と確定診断できるのである。

うつ病と性格――メランコリー親和型

ツレが初診の時点でうつ病であると確定診断できる理由はもう一つある。それは、ツレの性格がまさにうつ病になりやすい性格の典型だということである。それは、「メランコリー親和型性格」と呼ばれるものである。

メランコリー親和型性格という言葉も、最近では比較的いろいろなところに紹介されるようになっている。それはそれで悪いことではないが、どんなものでも世に広まるにつれて、伝言ゲームのように原型からどんどん離れた形になっていくのが常である。そこで、メランコリー親和型性格とは本来はどのようなものを指す概念か、原典から引用してみよう。原典とはテレンバッハ（Tellenbach 1914–1994　ドイツの精神科医）の

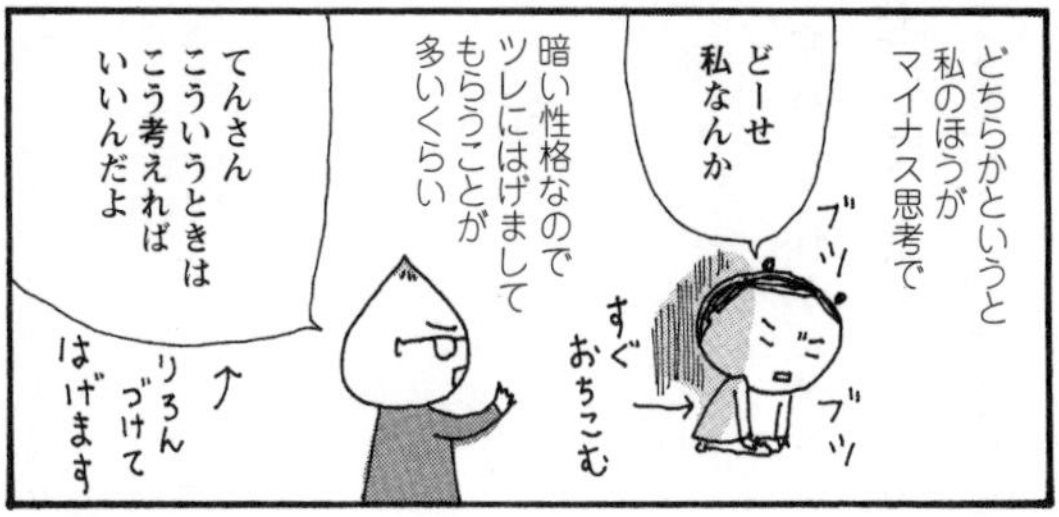
どちらかというと
私のほうが
マイナス思考で
どーせ
私なんか
ブツブツ
すぐ
おちこむ
暗い性格なので
ツレにはげまして
もらうことが
多いくらい
てんさん
こういうときは
こう考えれば
いいんだよ
りろん
づけて
はげます

『メランコリー』（木村敏訳、みすず書房）である。[1] そこに記されている「メランコリー親和型の本質構造」からは、次の項目が抽出できる。

メランコリー親和型

- **几帳面さへの固着**
- **仕事の世界の秩序**
- **対人関係の秩序**
- **良心性**

まず、几帳面。それも、ただ几帳面というだけでなく、そこに「固着」する。それが「メランコリー親和型に必須の基本的特徴」であると、テレンバッハの原文に明記されている。固着とはどういうことか。次ページのコマ、「ツレがサラリーマン時代に守ってた大事なきまりごと」がまさにそれにあたる。

ネクタイ。入浴剤。チーズ。曜日ごとに、厳格に決まっている。ある程度までなら、曜日に合わせて服やネクタイなどを決めている人は少なくないかもしれない。しかし、ここまで厳格に決め、しかも「コレがきちっと守れないと絶対イヤッ」となると、それは「几帳面さへの固着」である。どんな決まりにもそれが作られた理由があるものなのだが、ツレのような場合は、理由なんかはもうどうでもよくなり、決まりを守ること自体が目的化しているのだ。

それはメランコリー親和型性格の特徴である「秩序」ということにも重なってくる。右に示したように、テレンバッハの原著には、仕事の世界の秩序と対人関係の秩序の二つが挙げられている。仕事の世界での秩序を求めることは、裏を返せば、いい加減な仕事をすることは自分自身の感覚として許

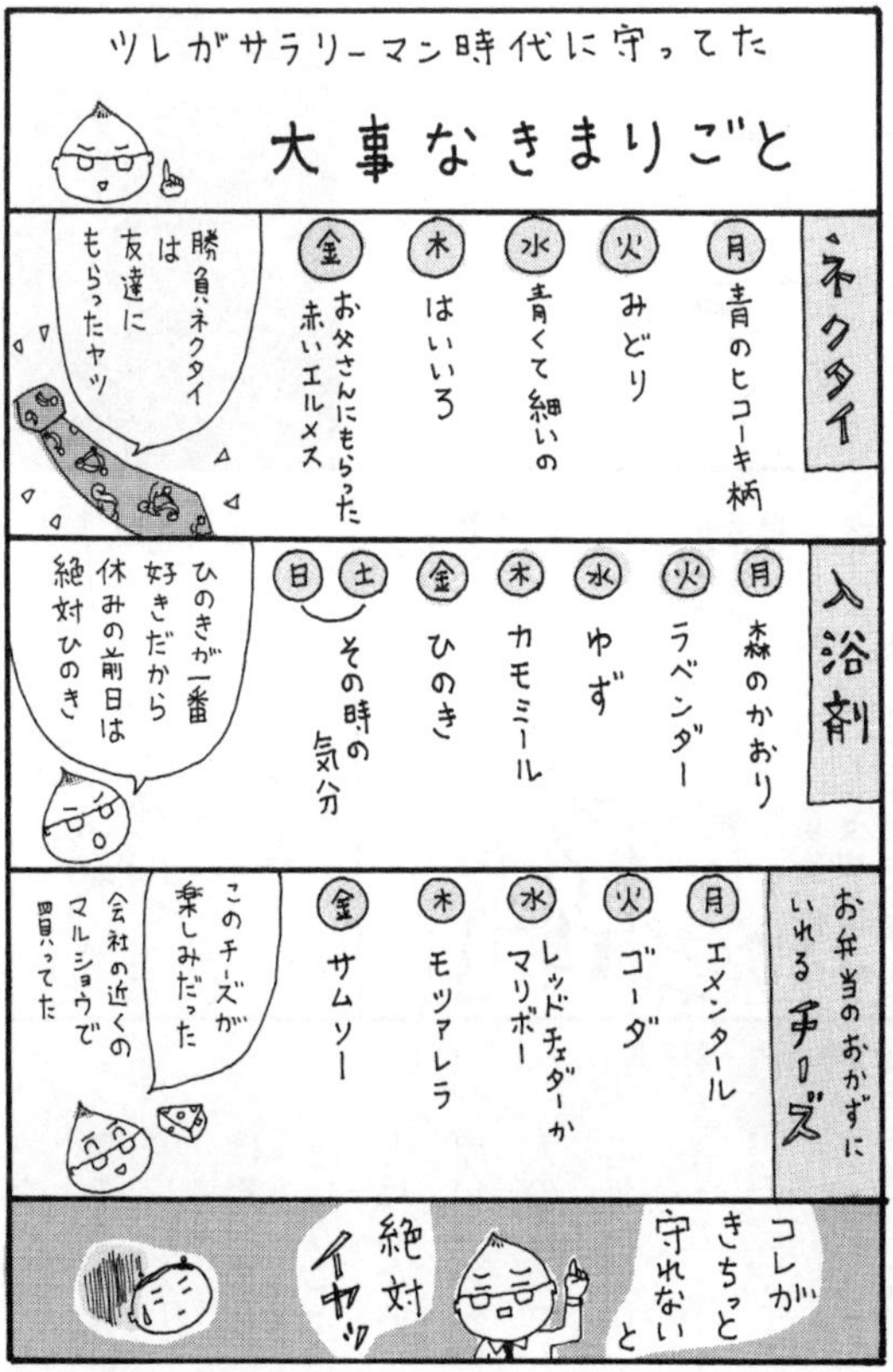

©細川貂々／幻冬舎

JCOPY 498-12938

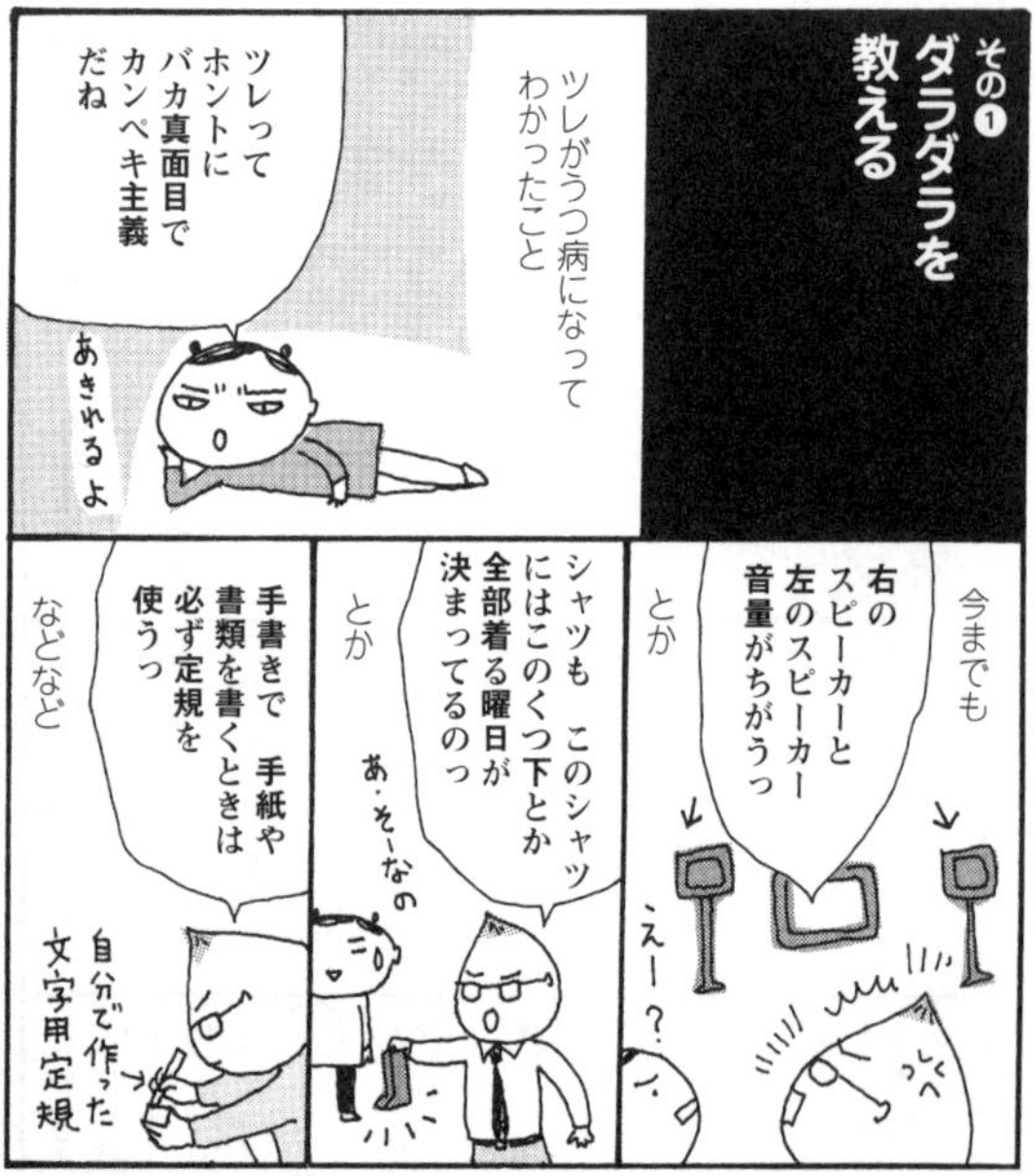
その1 ダラダラを教える
ツレがうつ病になってわかったこと
ツレってホントにバカ真面目でカンペキ主義だね
あきれるよ
今までも
右のスピーカーと左のスピーカー音量がちがうっ
とか
えー?
シャツも このシャツにはこのくつ下とか全部着る曜日が決まってるのっ
とか
あ・そーなの
手書きで 手紙や書類を書くときは必ず定規を使うっ
などなど
自分で作った文字用定規

©細川貂々／幻冬舎

せないということである。それは有能な職業人の条件でもあり，ツレが「スーパーサラリーマン」だったこともうなずける。また，対人関係の秩序を重んじるということは，これもまたいい加減なことはしないということで，人から信頼の厚い，いわゆる「良い人」と評価される人の特徴でもある。テレンバッハは「良心性」という項目も挙げている。何をもって「良い人」とするかは難しい問題だが，『ツレがうつになりまして。』に描かれているツレの人となりを見れば，ツレがとても真面目で「良い人」であることはありありと感じ取れる。

「几帳面さへの固着」という，メランコリー親和型の本質的特徴に，ツレがいかにあてはまるかは，ツレがうつ病になってからあらためて気づいたとてんてんは言っている。

メランコリー親和型性格の人がうつ病になりやすいという事実は，うつ病の早期発見のヒントになる。もしあなたの身近な人が、このような性格で、そして、漠然とした原因不明の体の不調が続くようなら、うつ病にかかっている可能性を考えるべきなのである。

自責感——最も「感度」が高い、うつ病の症状

うつ病の症状として知られているものは数ある。診断基準にもいくつもの症状が記されている。が、すでに述べた通り、うつ病の症状は、うつ病でない健康な人でも日常的に体験するものと重なる部分がとても大きい。重なるどころか、症状を単語にしてしまうと全く同じである。「憂うつ」になったことがない人などいない。「不安」になったことがない人などいない。「意欲」がいつもある人なんているわけがない。

だからうつ病という病気は、症状の記述だけからは、とてもわかりにくい病気だと言える。だからこの章の最初に説明したように、それまでのその人とは「変わってしまった」ということが、診断のための一つの重要なポイントになるのである。

とは言え、診断の決め手に近い症状がないわけではない。それ

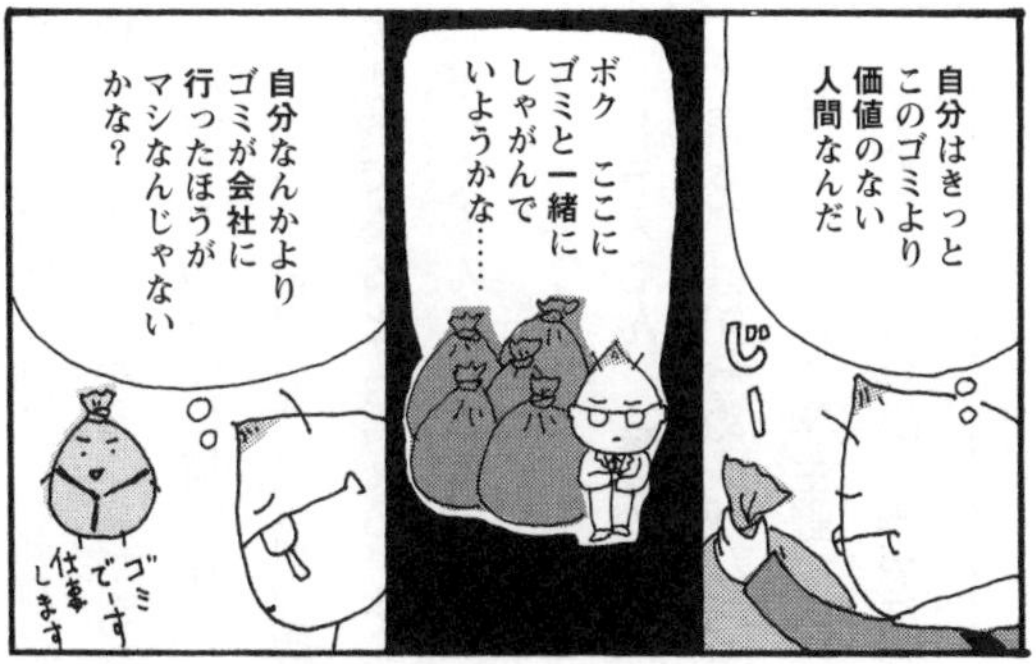
自分はきっと このゴミより 価値のない 人間なんだ
じー
ボク　ここに ゴミと一緒に しゃがんで いようかな……
自分なんかより ゴミが会社に 行ったほうが マシなんじゃない かな？
ゴミでーす 仕事します
©細川貂々／幻冬舎

が「自責感」である。「無価値感」とか「罪責感」と呼ばれることもある。この症状があれば、高い確率で、その人がうつ病であるということができる。「感度が高い」とは、そういう意味である。

前ページのコマに描かれているような、いわば非現実的な自責感。自己否定。うつ病の典型的な症状である。「自分なんか何の価値もない」「何もかも自分が悪い」と自分を責めるうつ病の人の思考は、妄想的であるとも言える。それが描写されている作品がある。意外にもそれはあの国民的なマンガ、『ドラえもん』である。

『ドラえもん』　藤子・F・不二雄（小学館）

日本では知らぬ人がないと言ってもいい、もはやマンガという枠を超え日本文化の領域にある作品。現代の小学生野比のび太と、未来からやってきたドラえもんとの生活を描いたもので、ドラえもんが繰り出す不思議なひみつ道具が大きなポイントになっている。

例によってジャイアンやスネ夫に一方的にやりこめられたのび太の話を聞いて憤慨したドラえもんが取り出したのが「ペコペコバッタ」である（単行本第一巻の『ペコペコバッタ』）。「これにとりつかれると、自分が悪かったことを反省して、ペコペコあやまるよ」というドラえもんの言葉通り、あのスネ夫が大声で泣き出し、「ああ、ぼくはなんという悪者だろう」と反省する。さらには「なぐってくれ‼　ぼくを思いっきりぶってくれ‼」とのび太に懇願する。ジャイアンに至っては自分で自分の頭をぼかぼか殴り、電柱に頭をぶつけるという自傷行為に及び、さらには巨大なハンマーで自分を殴るよう要求する。そんな物で殴られたら死んでしまう。自殺行為である。いや、現にペコペコバッタにとりつかれた他の人の中には、自殺しようとする人が何人も現れている。

これは、第一に、デフォルメされたマンガであり、第二に、「ペコペコバッタ」という、外部からの異物の注入によって現れた症状であるから、真のうつ病とは関係ないではないかと思われるかもしれないが、そうとは言えない。

なぜなら、第一に、真のうつ病の自責感は、健康な人の自己反省や自己嫌悪とは質の違う、理解し難いものだからである。ここに描かれているスネ夫やジャイアンのような一〇〇%の自己否定という病的さは、まさにうつ病と共通するものなのである。

第二に、確かに「ペコペコバッタ」という異物によってもたらされた症状という意味では、うつ病とは一線を画しているが、症状そのものだけに着目すれば、うつ病のそれは、本来のそ

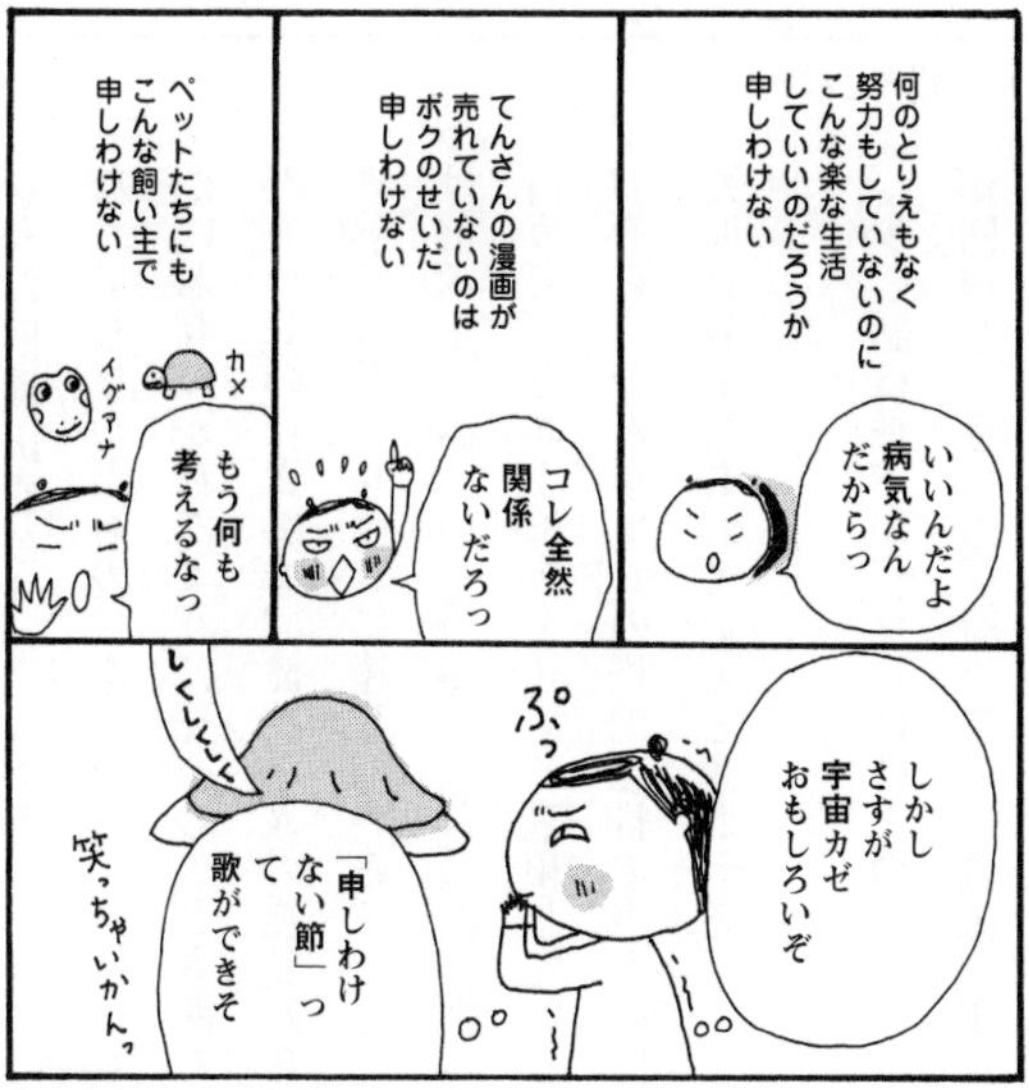
何のとりえもなく努力もしていないのにこんな楽な生活していいのだろうか申しわけない
いいんだよ病気なんだからっ
てんさんの漫画が売れていないのはボクのせいだ申しわけない
コレ全然関係ないだろっ
ペットたちにもこんな飼い主で申しわけない
カメ
イグアナ
もう何も考えるなっ
しかしさすが宇宙カゼおもしろいぞ
ぷっ
しくしくしく
「申しわけない節」って歌ができそ
笑っちゃいかんっ

©細川貂々／幻冬舎

JCOPY 498-12938

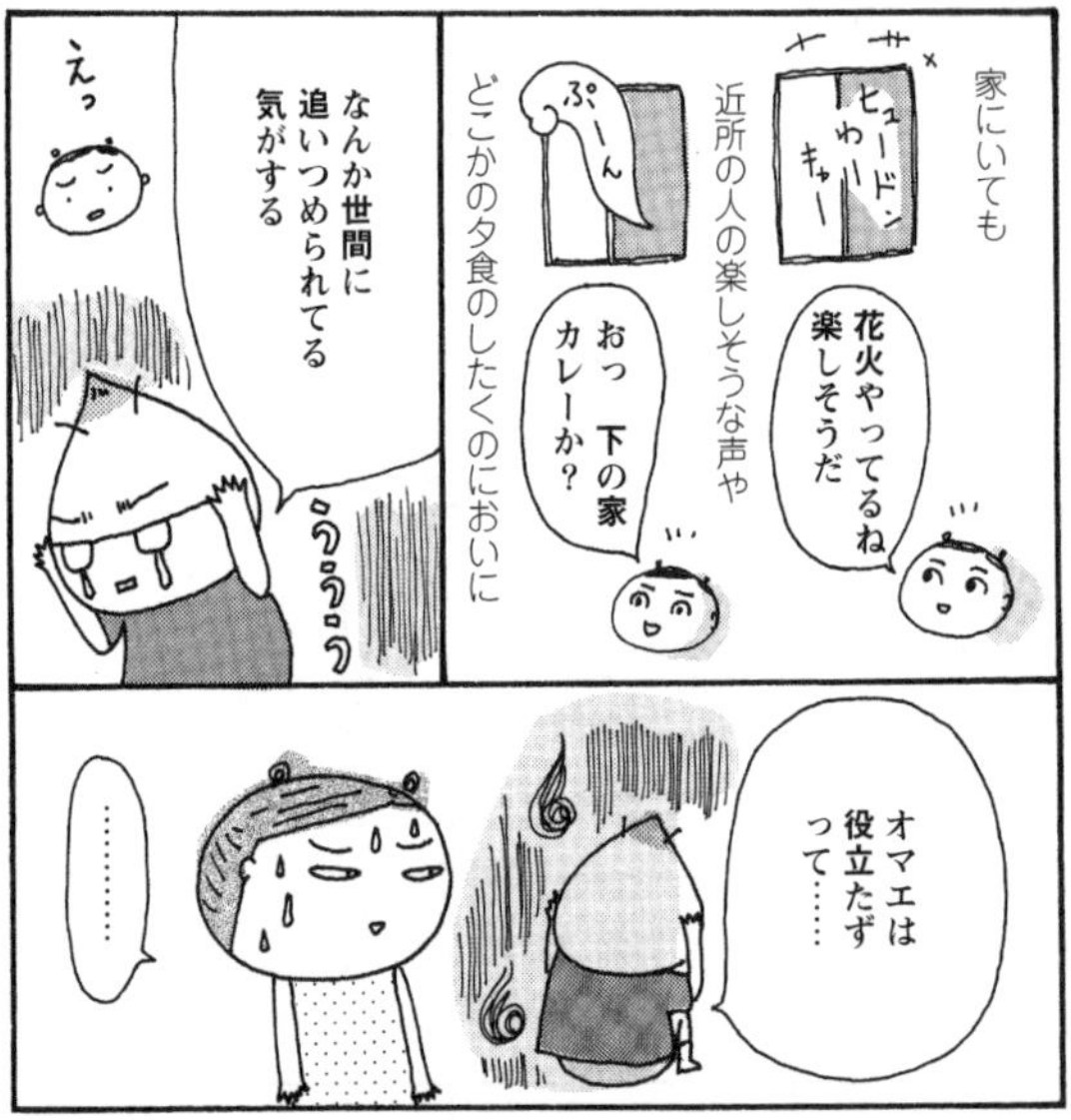
家にいても
近所の人の楽しそうな声や
花火やってるね
楽しそうだ
どこかの夕食のしたくのにおいに
おっ　下の家
カレーか？
なんか世間に
追いつめられてる
気がする
えっ
オマエは
役立たず
って……
…………
©細川貂々／幻冬舎

の人の精神状態とはうって変わったものになってしまったものであるため、あたかも何かにとりつかれたように見えることもあるのだ。ツレの自責感も、健康な人の感覚からは理解できないレベルに達している。てんてんは前ページのコマで「申しわけない節」「宇宙カゼ」とユーモアを込めて表現しているが、おそらくそんなツレの様子を目の当たりにした時は途方に暮れていたと思われる。

少し話は飛ぶが、ツレにはこの後、うつ病が回復してきても、時々この自責感が現れている。上のコマは回復期の様子であるが、ふと「なんか世間に追いつめられてる気がする」「オマエは役立たずって……」などとこぼすツレが描写されている。うつ病のこの病的な自責感は、まわりがいくらそんなことはないと説明しても、消えるものではない。だからこそ、病気の症状と言えるのである。てんてんの表情から、彼女の困窮が読み取れる。

せっかく回復してきたと思ったのに、このような言葉が出ると、家族は失望するのが常である。うつ病の回復過程は後で解説するが、この時期には良くなったり悪くなったりの波を繰り返すものである。すると悪い波の時期に、「自分は治るべき人間ではない」「治っても所詮、自分は価値のない人間だ」「治ってもまた再発して皆に迷惑をかけるだけだ」などの考えが出てくる。

そして、こういう考え自体がうつ病の症状だと人から説明されても、うつ病の本人がその説明に納得して自責感が消えることはない。このあたりの理解を超えた点に着目して、てんてんは「宇宙カゼ」と言っているのであろう。

「宇宙カゼ」という表現は、マンガならではのユーモア表現とも取れるが、他方、てんてんがツレをいかによく観察しているか、いかによくツレのことを思い、親身になって話を聴いているかということを如実に示す表現とも言える。うつ病の人の訴えを表面的に聞いただけでは、彼らが苦しむ「自責感」や、それから「憂うつ」「意欲低下」「不安」などが、いかに健康人のそれらとは違うかということは決して理解できない。てんてんのように心からうつ病の人の言葉を傾聴して初めてこの違いがわかる。それが「宇宙カゼ」という表現になっているのだ。

「自責感」がうつ病の症状であることをうつ病の人に伝えても、それによってうつ病の人は安心しない。どころか、こんな実例もある。

【ケース14】

三八歳男性、うつ病で休職中です。

症状としては、朝なんとなくだるく、ひどい時は頭痛と胃痛に悩まされていました。憂うつというか一日中重苦しい気分です。このまま寝てしまって死ねたら楽なのかな、と思うけど、家族がいるので、かえって死ぬのは迷惑だな、と思ったりもします。そう思うと、死にたいと言いながら死なない自分は、本当は病気などではないのに病気を理由にして皆に迷惑をかけてばかりいる卑怯な人間であると感じ、ますます落ち込んできます。

自分が本当はうつ病などではないのではないかと考える根拠は他にもあります。それは、妻から家事などを頼まれてもできないのに、何だか心が麻痺しているような感じで、申し訳ないという気持ちがわいてこないことです。うつ病の特徴である、申し訳ないという気持ちがないということは、やはり私はうつ病などではなく、病気のふりをして色々なことから逃げている卑怯な人間なのだと思います。

申し訳ないという気持ちが出てこないことが申し訳ない。こうなるともう周囲はお手上げである。まさに宇宙カゼ。頑強な厚い壁のような自責感、これがうつ病らしさである。

時にはこの自責感が妄想に発展することもある。『ドラえもん』のペコペコバッタにとりつかれた警察官は、自分から留置場に入り、こんなことを言っている。

「ぼくは悪者だから、自分でここへ入ったのです」「ぼくの正体は、石川五右衛門。またの名が、怪人二十面相です」「ベトナム戦争も、光化学スモッグも、物価の値上がりも、みんなぼくの責任です」。

言うまでもなくこの警察官の言動はギャグとして描かれている。しかし現実に、まさにこの警察官のような言動が、うつ病の妄想として現れることがある。これを罪業妄想という。マンガのコマではなく、現実の人物が、それもあなたのよく知っている人がうつ病になり、このようなことを言い出したら……と想像していただきたい。うつ病という病気の恐ろしさに震えを禁じ得ないのではないだろうか。

もっとも、ここまでひどい罪業妄想を呈するケースは、うつ病の中のごく一部にすぎない。けれども、妄想まではいかなくても、様々なレベルの自責感は、非常に多くのうつ病の人に認められる。逆に、次のようなケースは、明らかにうつ病ではない。

【ケース15】

大学の友人が先週から自分はうつ病になったようだと自ら報告してきました。精神科を受診したのは本当らしく、薬ももらっているらしいのですが、それをブログで報告したり、それでみんなに「俺を否定しないで肯定していってくれ」と自ら言って気を使わせたり、自分が病気であることを周囲に露骨にアピールしたり、過去の自分に不都合なことも病気のせいだったと言ったりする始末です。そして一番不可解に思うのは、その友人は普通に生活をしていることです、むしろサークルには自ら積極的に参加しています。友人は無理やり自分をうつ病にして、周りのみんなからかまってもらおうとしているのではないでしょうか。

おそらくそうでしょう。自責感がないからといってそれだけでうつ病でないとまでは言えないが、逆にこのように自分が病気であるとアピールし、自分の状況を正当化するのは、うつ病とは似ても似つかない態度なので、この人はうつ病でないと高い確度で言えることになる。最近、こういう人が増えたことで、うつ病が誤解されている。本やネットからの情報としての症状の単語の羅列に基づいてうつ病がわかったつもりになると、このような誤解につながる。ぜひ『ツレがうつになりまして。』を読んで、真のうつ病とはどのようなものであるかを一人でも多くの人に知っていただきたいと切に思う。

快感喪失(アンヘドニア)——感度も特異度も高い、うつ病の症状

あらゆることに興味を失う。何を見ても、何をしても面白くない。楽しいという気持ちが全くわいてこない。こうした症状を快感喪失（アンヘドニア）と言う。

先に、自責感は、うつ病の診断において感度が高い症状であると述べた。感度が高いとは、その症

状があれば、うつ病であると診断できる確率が高いということである。

感度の裏返しとして特異度という概念がある。特異度が高いとは、その症状がなければ、うつ病ではないと診断できる確率が高いということである。「自責感」は、感度は高いが、特異度はそこまで高いとは言えない。つまり、自責感という症状が見られないからといって、うつ病ではないと判断するのは性急に過ぎる。

一方、快感喪失は、うつ病の診断において、感度が高く、そして、特異度も高い症状である。つまり、快感喪失という症状が見られないうつ病はまずないと言ってもいい。

ただし、「すべてに興味を失う」とか「全くわいてこない」の「すべて」「全く」の判断が、臨床的には容易でない。いかなるものでも「一〇〇%完全にゼロ」ということは、なかなかないからである。とは言え、最重度の典型例では、文字通り「すべて」の興味も喜びも「全く」喪失することは十分にあり得る。興味や喜びどころか、外界への反応そのものがなくなるのである。そのような例の描写として、クレペリン（Kraepelin 1856–1926 ドイツの精神科医）の『躁うつ病とてんかん[2]』に、次のような記述がある。


患者の心の中は荒涼として味気ないか空虚で、何もが関心を引かず、何もが関わりを持たず、何もが「くだらなく」思われ、音楽は「よそよそしく響く」。

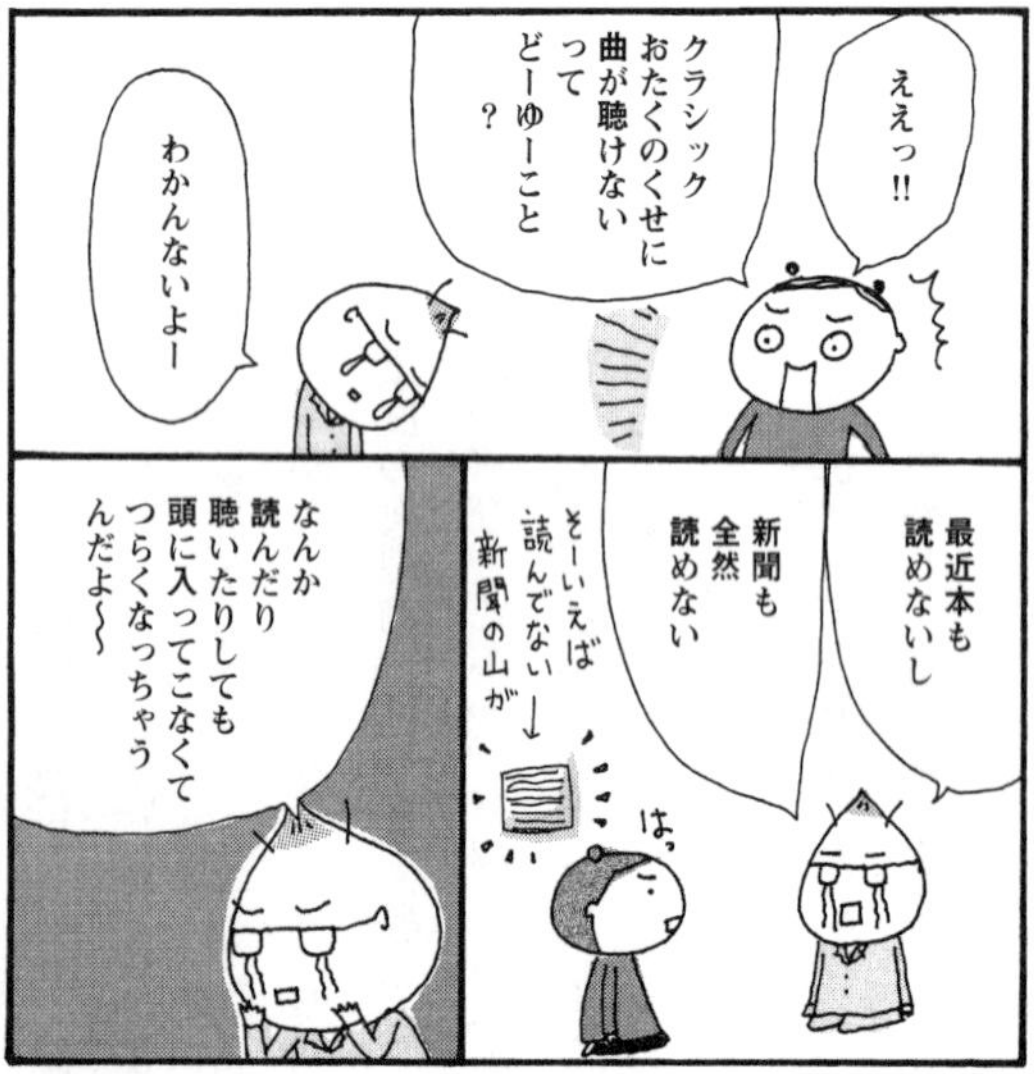
ええっ!!
クラシックおたくのくせに曲が聴けないってどーゆーこと？
わかんないよー
最近本も読めないし
新聞も全然読めない
そーいえば読んでない
新聞の山が↓
はっ
なんか読んだり聴いたりしても頭に入ってこなくてつらくなっちゃうんだよ〜〜
©細川貂々／幻冬舎

感情の起こりやすさのこういう減退と、周囲のことや生活上の出来事への心の関与の喪失こそ患者が最もつらく感じるのを常とする。

ツレもうつ病になってから「あんなに大好きだったクラシックの音楽が聴けないんだ」としくしく泣いている。このコマはまさにクレペリンの記載した症状そのものである。

うつ病の症状としての快感喪失は、さらに進むと、感情そのものの動きの抑制というレベルにまで達する。すなわち、本来なら楽しいことが楽しめないだけでなく、文字通りあらゆるものに興味・関心というものが持てず、本来なら悲しいものでも悲しいと感じなくなる。クレペリンの本の次のような記述の通りである。

「私は木の棒みたいで、喜びも悲しみも感じません」とある患者は言った。実際患者は不幸の知ら

せでも著しく心を動かさないものであって、回復してくると初めて自然の悲嘆に暮れるのが常である。

快感喪失が、うつ病の診断において感度も特異度も高いということはすなわち、この症状がない場合は、うつ病である可能性が著しく低いということである。好きなことなら思い切り楽しめる、謳歌できるのなら、うつ病ということはまずあり得ない。

【ケース16】

四〇歳の夫のことです。三年前に転職したのですが、最近、毎日の通勤ラッシュが苦痛だと洩らすようになり、仕事帰りの飲酒が増え、深夜帰宅、朝帰りが頻繁になりました。だんだんと遅刻、欠勤が増え、通勤途中で気分が悪くなり途中で引き返したりを繰り返しているうちに、まったく出勤しなくなりました。昼夜逆転の生活になり、体の不調を訴えるようになりました。そして心療内科を受診し、「うつ」と言われたとのことでした。「できれば、会社を二週間から一カ月休むように」と指示されて「一カ月の休みを出してきた」と言うのです。

それから休みに入りましたが、自分の好きな宝くじと競馬はちゃんとやるし、食事も毎晩晩酌するのに、ご飯をおかわりして食べるほどで、食欲は十分です。

昼間は確かにだるそうにしていることもあるのですが、それは夜遅くまでテレビを見て起きているためもあると思います。

やる気が出ない、と言いますが、もともと夫はどんなに必要とされている時でも、自分がしたくないこと、面倒くさくて嫌なことはしない人です。

ネットでカラオケサークルに入り、つい先日にはオフ会という集まりにはちゃんと遅刻もせずに出かけて行きました。友達に誘われればいそいそと会いに行き、しかも自分が釣った魚の写真をたくさんプリントアウトして自慢げにもって行きました。

そんなふうに活動的な面が多々あるのですが、本が読めない、物忘れや手紙が書けないなど、自分ができないことは全部「うつ病」のせいにしています。そしてそれを、堂々と友人にも伝えています。

夫はよく転職します。結婚して十年になりますが、今の職場は五つ目です。突然「いやだ～」ってなってやめてしまうのです。今回もうつ病というより「お仕事いやいや病がまたきたか」という感じです。家でただ単にダラダラすごしている夫の様子は、今までのお仕事いやいやになって辞めた時と同じです。食欲もしっかり普通にあり、お笑い番組を見て普通に楽しそうに笑っています。夜もしっかり眠っています。夫はうつ病ではなく、単なる職場逃避にしか思えません。


これは、うつ病ではない。職場逃避、その通りであろう。一種の甘えだ。病気は仕事をしないことの単なる口実である。これだけ物事を楽しめれば、うつ病ということはあり得ない。

前述の通り、快感喪失の「すべてに興味・喜びを失う」という、この「すべて」の判断が、臨床ではなかなか難しい。九一ページに引用したクレペリンの教科書にあるような、あそこまで典型的な症状であれば誰にでも判断は容易だが、実際の臨床例では、完全にゼロとまでは言えないことも多いので、その判断には専門的技量を要するのである。つまり、うつ病の人によくよく聞けば、ほんの少しくらいは楽しめることは稀ではない。しかしその質が、元気な時とはまるで違う。「謳歌」は決してできていないのである。うつ病が回復してきて、少しなら楽しめるようになったケースを紹介しよう。

【ケース17】

二五歳、女性です。接客業をしていますが、現在二カ月近く有給を消化してお休みしています。二カ月ほど前にお腹を下してから、ひどいだるさと眠気で一日中横になり休む日が数日続きました。普段から下痢と便秘に悩まされていてその先生にも何度か診察していただいていたので、気にしすぎなんじゃないかと言われ納得しました。

しかし家族から話しかけられることも苦痛で返事もまともにせず、朝会社に行こうと普通に起きるのですが、何故かやる気が急激に失われ、用意ができなくて会社を休む始末。

親に心配をかけてはいけないと思いただの体調不良のように振舞っていましたが、寝付けなくなり涙が溢れて止まらないこともしばしば起き、精神科を受診することにしました。そこでうつ

JCOPY 498-12938

病と診断され、休むことになったという経緯です。

　現在では、だいぶ症状も良くなりテレビを見ることや本を読むこと（自分が好きなこと）は問題なくできています。親に誘われれば散歩に出たり電車に乗って二回程出かけることもできました。

　でも深く考えてしまう夜は恐怖感や焦りでひどく気持ちが乱れ、涙が止まらなくなったり、物に当たりたい衝動に駆られます。死ぬ気にはなりませんが楽になりたいといった感じです。

　今は会社に早く復帰しようと考えています。穏やかな気持ちで好きな本を読めた時などは、そろそろ復帰できそうに思うのですが、いったん落ち込むとなかなか回復しないこと、以前から仕事に悩みを抱えていたこと、また、これ以上迷惑はかけられないという気持ちから、退職も視野に入れるようになっています。が、退職するかどうかを含め、判断をするということがどうしてもできず、それも自分はダメな人間だと落ち込む原因になっています。本やテレビは楽しめるようになったのに、仕事についての判断ができない自分は、本当はうつ病ではないのではないかとか、仮にうつ病だとしても今はもう治っていて、甘えているだけではないのだろうかともよく考えています。


　このケースのように、うつ病が多少なりとも回復してくれれば、少しくらいは楽しめるものである。今の彼女の状態は決して甘えなどではなく、うつ病の回復期なのである。ツレも回復期には音楽が聴

けるようになっている。

ところがここでもまたうつ病特有の自責感が出ることがある。好きなことなら楽しめる自分は、本当はうつ病などではなく、病気を理由に現実から逃げているだけなのではないかと。自責感と同様、「自分にはうつ病の特徴のこの症状がないから、本当はうつ病などではないのではないか」と悩むのは、実にうつ病らしい症状であると言える。

うつ病の診断基準

自責感と快感喪失。いずれもうつ病の症状として昔からよく知られているだけでなく、現代の診断基準にも記されている。その診断基準とは、表4に示した、アメリカ精神医学会が作成したDSM-Ⅳ-TR（ディーエスエム・フォー・ティーアール）である。[3][4] この「大うつ病エピソード」を満たせば、うつ病と診断できるとするのが、現代では一般的になっている。この表の中の

（2）興味や喜びが喪失した状態が、ほとんど一日中、ほとんど毎日続く。

が先に説明した「快感喪失（アンヘドニア）」で、

表４　うつ病の診断基準（DSM-IV-TR「大うつ病エピソード」より）

A. 以下のうちの５つ以上が、同じ２週間の間に存在し、その人の従前の機能から変化している。なお、５つのうちの少なくとも１つは　(1)抑うつ気分か　(2)興味や喜びの喪失　であることを条件とする。

(1) 抑うつ気分がほとんど１日中、ほとんど毎日続く。（主観的に、または客観的に）

(2) 興味や喜びが喪失した状態が、ほとんど１日中、ほとんど毎日続く。（主観的に、または客観的に）

(3) 著しい体重減少または体重増加。（ダイエット中は除く）　あるいは、食欲減退または増加がほとんど毎日続く。

(4) 不眠または過眠が、ほとんど毎日続く。

(5) イライラまたは行動減少が、ほとんど毎日続くことが客観的に観察される。

(6) 疲れやすい、あるいは気力がないことがほとんど毎日続く。

(7) 無価値感または異常な罪責感がほとんど毎日続く。

(8) 思考力や集中力の減退または決断困難がほとんど毎日続く。（主観的に、または客観的に）

(9) 死について繰り返し考える、または自殺念慮が繰り返し出てくる、または自殺企図、または自殺のはっきりした計画。

B. 症状は混合性エピソードの基準を満たさない。

C. 症状のため著しい苦痛がある。または、社会的・職業的など重要な局面での機能障害を引き起こしている。

D. 症状は、物質（例：乱用薬物、投薬）の直接的な生理学的作用、または一般身体疾患（例：甲状腺機能低下症）によるものではない。

E. 症状は死別反応ではうまく説明されない。すなわち、愛する者を失った後、症状が２カ月を超えて続くか、または、著明な機能不全、無価値感への病的なとらわれ、自殺念慮、精神病性の症状、精神運動制止があることで特徴づけられる。

が「自責」にあたる。

（7）無価値感または異常な罪責感がほとんど毎日続く。

ＤＳＭは、現代の精神科臨床ではとてもよく使われている反面、とてもよく批判されている。批判の中心的な理由は、安易に症状項目をチェックするという診断方法があたかも正式であるかのような風潮が生まれ、人間そのものを観るという本来の精神科診断学がおろそかにされているというものである。

この批判はもっともで、そもそも精神症状を、ばらばらの項目に分解して判定するという発想に根本的な無理がある。分解した症状項目を再構成しても、決して元の人間の全体像は見えてこないからである。

その点、『ツレがうつになりまして。』には、ツレという一人のうつ病の人の全体像が詳しく描かれている。うつ病を知るために最初に読むべき本は、ＤＳＭよりも『ツレがうつになりまして。』であると言えよう。

ＤＳＭを読んで表面的にうつ病を理解すると、ケース16の職場逃避の夫も、うつ病という診断になりかねない。ＤＳＭに記されている項目の一つ一つをチェックしていけば、かなりの数の項目を満たしていると言えないこともないからである。

今「なりかねない」とか「言えないこともない」と回りくどい曖昧な表現を重ねたことには理由が

ある。診断基準の表だけを見たら「なりかねない」のだが、実はＤＳＭをきちんと読めば、そういうことには「決してならない」のだ。

ＤＳＭのうつ病の診断基準は、決してこの表一枚で完結しているものではない。現代日本ではこの表だけが色々な所に出回っているが、原本は九百ページ以上ある厚い洋書である。日本語訳もほぼ同じボリュームがある。そこには表だけでなく、この診断基準を使用する上での重要な注意がいくつも記されている。それを読むことなしにこの診断基準を使うことは禁じられていると言うべきなのである。

診断基準の表を「道具」とすれば、原書に記されている説明文はその「取扱説明書」である。ＰＣや iPhone なら、取扱説明書などなくても、直接手にして操作していくうちに自然に正しい使用法を身につけることができる。それはこれらの機器が一般大衆向けに進化して家電と同等の道具になっているからである。だがＤＳＭは家電ではない。いわば精密機械である。それは、十分な知識経験を持った専門家が、取扱説明書を頭に入れた上で初めて正しく使用できるのであって、誰もが道具として気軽に使える類のものではない。精密機械を取説なしで使えば、本来の機能が発揮されないばかりか、危険でさえある。

ＤＳＭ－Ⅳ－ＴＲの取扱説明書には、いや、原書には、うつ病について、次の記載がある。

その症状は新たに出現したか、またはその人の病前の状態に比較して明らかに悪化していなければ

ならない。

本章の冒頭に引用した、ツレうつのまえがきの最初の文章、

もし　あなたの家族や
大事な友達が
突然　変わってしまったとしたら

がまさにこれである。

これこそが、うつ病を病気と診断できる最重要とも言える根拠になる。診断基準の表にある症状項目が、今のその人にあるというだけでは、うつ病診断の根拠にはならない。その人には以前にはなかった症状項目であってはじめて（または、以前にもあったとしても、今の状態はそれに比べて明らかに悪い状態）ＤＳＭの基準を満たすと言えるのである。ということはケース16の職場逃避の夫は、「元々やる気がない」のだから、彼の意欲低下は性格からくるものであって、うつ病の症状には決してあたらないのだ。

というように、ＤＳＭもきちんと読んで正しく使えば、優れた診断基準であると言える。考えてみれば当然である。アメリカ精神医学会が、叡智を結集して作成した診断基準なのだ。もしそれが使用

JCOPY 498-12938

に耐えないということなら、それは現代の精神科診断学そのものが使用に耐えないことにほかならない。

むしろＤＳＭの問題は、それが誤用・乱用されていることである。ここまで誤用・乱用されると、批判ばかりが強くなるのも避けられないし、誤用・乱用されやすいこと自体に問題ありと言わざるを得ないかもしれない。

そこであらためて提案したい。うつ病を知るためには、まず『ツレがうつになりまして。』をよく読む。そうしてうつ病の全体像をつかんだ後に、頭を整理するためにＤＳＭ－Ⅳ－ＴＲの診断基準を読む。この手順を推奨したい。

本書の読者は、マンガを読むことに抵抗はお持ちでないだろう。けれども世の中には「マンガなんて……」と考える人々も多いことは容易に想像される。そこで、うつ病の全体像をつかんでいただくために、典型的なケースをここで少し詳しく紹介しよう。少し長い記述になる。

【ケース18】

二九歳の女性です。SEをしています。私が少し心身の調子が変だと感じたのは半年くらい前のことです。体と心と、どちらが先だったか今となってはよくわからないのですが、体のほうから言うと、背中のこりがひどくなりました。マッサージに通ってもあまり改善されずいつも背中の痛みがありました。疲れやすさもありました。心のほうは、同じ頃よりなぜか仕事に全く興味がなくなりました。全ての仕事が面倒に感じ、やっつけ的に日々の業務を行うようになりました。仕事だけでなく、毎週楽しみに通っていた習い事（語学）も全く楽しくなくなり、欠かさず続けていた予習・復習ができなくなりました。授業も頭に全く入らなくなり単語も覚えられなくなりました。授業が毎週金曜の夜だったこともあり、疲れが溜まっているんだな、くらいにその頃は考えていました。

体の不調。ツレも、うつ病の症状がはっきりする前段階として、様々な体の不調が現れていた。この女性では、心の不調も伴っている。いずれにせよ、漠然とした体の不調が続くのは、うつ病発症の典型的な経過である。

それから一カ月くらいたった頃でしょうか、心理的にひどく落ち込み始めました。会社に行っても自分のいる場所がない。いる意味がないと思う。仕事が全く手につかない。人と会うのがつらく、打合せが特に苦痛でした。

さらには、仕事云々ではなく、とにかく生きていることが辛く、申し訳なく涙が溢れてきて止まらない毎日が続きました。一日に何度もトイレにこもって涙がおさまるのを待っていました。このころから、常に死を考えるようになりました。それも具体的にです。例えば、ここに紐をつるせば首吊りできるかな、とか、ビルの窓が開くからいつでも飛び降りられるな、とか。毎日の通勤では、ホームに入って来る電車を見て、どのタイミングで飛び込めば死ねるだろうかと、頭の中でシミュレーションをしていました。でも、家族が悲しむから、とか、電車に飛び込んだら人に迷惑がかかるから、など理由をつけて、自殺はできないだろうなと漠然と思っていました。

また、体の不調もひどくなりました。とにかく身体がだるく、座っていることさえしんどい。不定期に動悸・息苦しさがおこる。また、電車に乗ると息苦しくなる。背中のこりはよりひどくなり、肩、首も痛むようになりました。

それから、全体的な食欲は減っているのに、甘いものがとにかく欲しくなりました。これまではそんなことはなかったのに昼食を甘いもので代用したり、それでももっと甘いものが欲しくなって仕事中にチョコレートを食べたりしていました。

また、いつからかは覚えていませんが、夜寝つけない、暗闇で色々考えるのが辛いという理由でお酒を飲んでから眠るようになっていました。もともとお酒は弱いほうなので、ワインをグラス一杯とか、三五〇ミリリットル缶の酎ハイを一本程度でしたが、家族が寝静まってからこっそり台所に行き、お酒を一気飲みする自分はやはり普通ではないと当時から思っていました。

そして決定的だったのは、三カ月前のことです。いつものように会社から帰る際、駅のホームに進入してくる電車をボーっと見ながら、「このまま飛び込んだらどうなるだろう…」と考えていました。直後に「はっ！」として我に返りました。その時の心理がいつも死を考えている時と何かが違っていて、私の中でより現実味を帯びていたような気がしたからです。うまく説明できませんが、とにかくいつもと違っていたのです。この時初めて、「このままだと本当に死んでしまうかもしれない」と思い、以前から通おうと思っていたけど、中々足が向かなかった精神科に行くことを決意しました。

下に掲載したのは、ツレのうつ病が発症した頃を描写するコマだが、まさにこのケースを描写したのかと錯覚するほど、ツレと非常によく似た受診経緯である。漠然とした自殺願望の質が変わり、現実化した時。それが精神科受診のきっかけになった。ようやく治療が始まったのだ。

受診したのは近所の精神科・心療内科クリニックです。初診では先生は一時間近く話を聴いてくださり、うつ病と診断され、通院を始めました。先生からは会社を休むことも勧

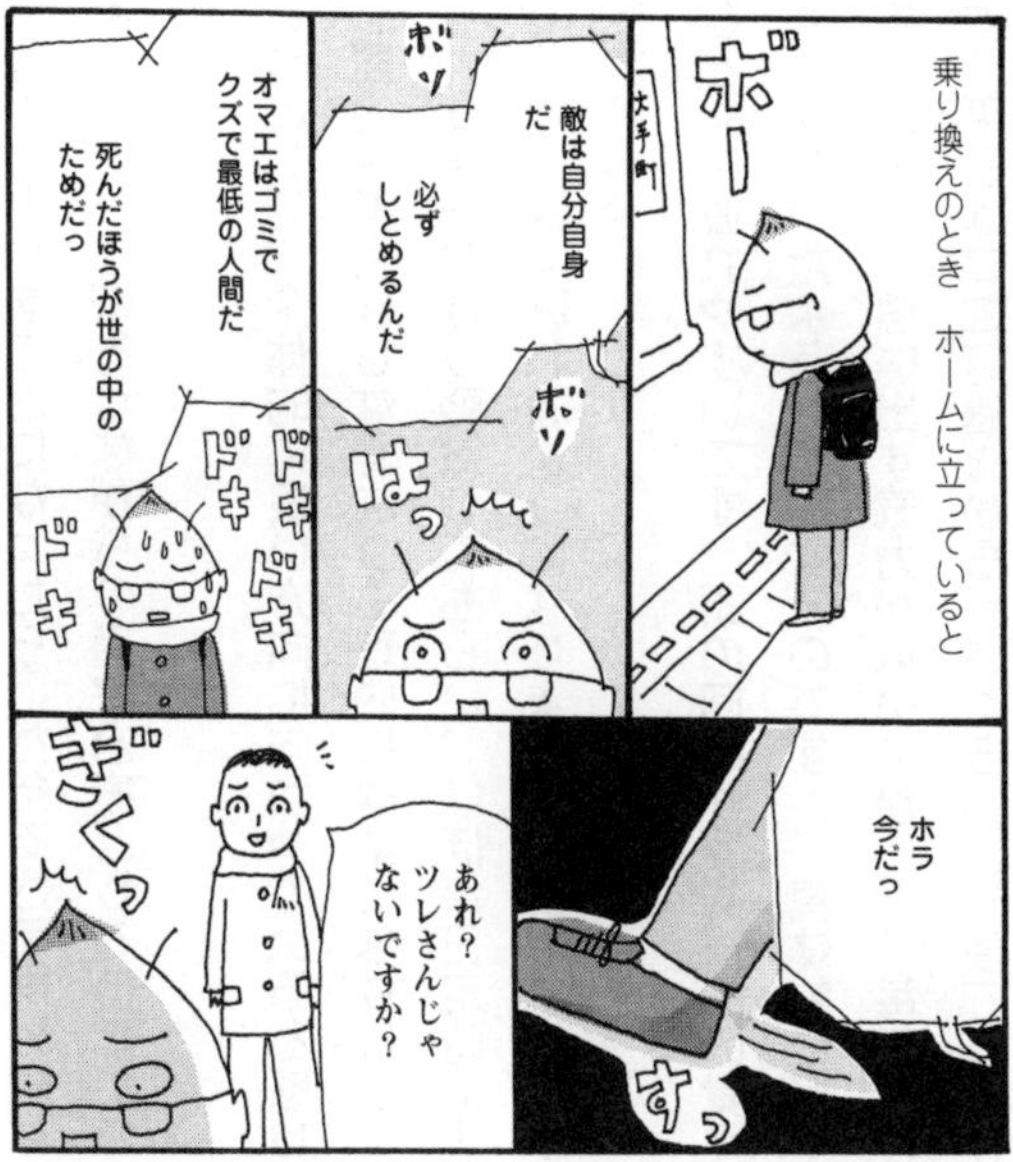

©細川貂々／幻冬舎

JCOPY 498-12938

められたのですが、私が休んで他の同僚の負担を増やすことになったら、ただでさえ申し訳ない気持ちが耐えられないレベルになってしまうので、仕事をしながらの通院治療としていただきました。以来、毎日、抗うつ薬を飲んでいます。

それから二カ月が過ぎ、夜の睡眠をはじめとして、全体的に良い方向に向かっていると感じています。通院を始める前にくらべれば、悲観的な考えはしなくなり心理的には楽になりました。職場の上司に理解してもらえたこともあり、仕事もかなり軽減してもらい、ほぼ毎日定時に業務を終了することができ、薬の力も借りてですが、よく眠れるようになりました。また、気分がいい時は同僚と笑って話をすることもできます。

けれども、まだ背中・首・肩のこりがひどく、疲れやすいです。頭の回転が遅く、もの覚えも悪いです。やらなきゃいけない仕事がいくつかあったような気がするのですが、具体的に何だか思い出せないのです。頭が悪くなってしまったのか、思い出す気力がないのか……。毎日会社から帰るとぐったりしています。よく寝ます。平日は二二時過ぎから七時くらいまで寝て、会社での仕事もほとんどせず、休日も一日中寝ている状態です。休日は十一時まで寝ているのに、三～四時間昼寝をして、夜は遅くても二三時には寝る生活です。以前より頻度は減りましたが、とにかく申し訳ない、生きているのが辛い、という気分になり、死ぬ方法を考えることが今もあります。また、私が抜けた穴をカバーするべく同僚がより多忙に走り回っているのを見ると、自分がいることが申し訳ないとか、いなくなった方がみんなが楽になるのではないか、という考えが浮かんで、非常に苦しくなります。そういう時は動悸や息苦しさを伴い、職場にいることが辛く、消えてしまいたくなります。このままの状態が続くのは自分としても辛く、同僚にも迷惑をかけてしまいます。私の病気が長引くことで同僚にしわ寄せがいってしまい、申し訳ない気持ちでいっぱいで辛いです。

長く詳しい紹介になった上にこんなことを言うのは恐縮だが、このケースを一読されたら、できればもう一度読み返していただきたい。そしてこの女性の全体像をつかんでいただきたい。その全体像こそが、うつ病である。『ツレがうつになりまして。』を通読された時に把握できるツレの全体像と共通していることを感じ取っていただけることと思う。

全体像を把握されたことを前提として、症状項目の解説に入ることにする。

前にも言ったが、精神症状を部品のように分解して検討するのは、そうしなければ説明できないからにすぎない。あくまでも全体像が先で、全体像を十分に把握した上での「部品」＝症状項目の検討である。それをせずに部品の解説から入ったら、決してうつ病という病気は理解できない。が、まず今の女性のケースの記述や『ツレがうつになりまして。』などを読んで、全体像を把握してからであれば、症状を部品に分解して理解することは悪いことではない。そしてその段階になれば、ＤＳＭの診断基準項目は本領を発揮する。以下、診断基準の各項目について見ていこう。

まずは、先にも解説した、うつ病診断において感度の高い「自責感」である。ＤＳＭでは

(7) 無価値感または異常な罪責感がほとんど毎日続く。

と記されている。

この女性では、五カ月前の頃に

「申し訳なく涙が溢れてきて止まらない毎日が続きました。」

とある。

その後も「申し訳ない」を、様々な文脈で何回も繰り返している。治療が始まって回復してくると、診断基準の「ほとんど毎日」という条件は満たさなくなるが、「以前より頻度は減りましたが……とにかく申し訳ない」というように、まだまだ自責感が時々顔を出すのも、ツレと全く同じ経過である。

そして、ツレで解説した快感喪失（アンヘドニア）は、ＤＳＭではこの項目として記されている。

(2) 興味や喜びが喪失した状態が、ほとんど一日中、ほとんど毎日続く。

このケースでは、

「仕事に全く興味がなくなりました。全ての仕事が面倒に感じ、やっつけ的に日々の業務を行うようになりました。」

「毎週楽しみに通っていた習い事（語学）が全く楽しくなくなり、」

という記述に、快感喪失が如実に現れている。

前にも述べたように、自責感と快感喪失は、うつ病と診断する上でのかなり信頼性の高い症状項目である。他方、次の項目は、はたしてそれがうつ病の症状なのか、それとも健康な人でも誰にでもある範囲なのか、なかなか判断が難しい場合がある。

(6) 疲れやすい、あるいは気力がないことがほとんど毎日続く。

この女性では、半年ほど前に、背中のこりとともに、疲れやすさが出てきたのが、うつ病の初発症状だったといえる。ツレの初発症状も、体の不調だったことを思い出していただきたい。疲れやすさはうつ病の始まりのころによく見られるので、振り返ってみればうつ病の初発症状だったとわかることもあるが、その時はただの疲れと思ってしまうのが常である。

うつ病には、漠然とした疲れやすさだけでなく、色々な身体症状もある。身体症状は、症状の有無としては判定しやすく、しかもうつ病の必発症状といってもいいくらいだが、他の原因による症状と区別がつきにくいこともあって、診断基準には入っていない。けれども、この女性に見られた背中などのこりは、彼女の全体像から見れば、明らかにうつ病の症状であると判断できるのである。

身体症状に関連して、次の項目もある。

(3) 著しい体重減少または体重増加。あるいは、食欲減退または増加がほとんど毎日続く。

食欲がなくなって、やせてしまう。それがうつ病のイメージだが、実際のうつ病には、逆に食欲が増して体重が増えるというケースもあれば、食の好みが変わるというケースもある。「食欲が変調をきたす」とまとめるのが、うつ病の食欲については正しいと言えよう。この女性は、食欲そのものは落ちている。その一方で、甘いものを求めるようになっている。

「全体的な食欲は減っているのに、甘いものがとにかく欲しくなりました。これまではそんなことはなかったのに昼食を甘いもので代用したり、それでももっと甘いものが欲しくなって仕事中にチョコレートを食べたりしていました。」

実は、うつ病ではこのように甘いものが欲しくなるケースがあることもＤＳＭ－Ⅳ－ＴＲの原文[3,4]には明記されている。診断基準の表だけを見るといかにも無機的・機械的なマニュアルに思えるＤＳＭは、実は膨大な臨床的観察を結集して作られたものであることが、このことからも垣間見える。

医師は食欲とセットで睡眠について尋ねることが多い。診断基準には次のように記されている。

(4) 不眠または過眠が、ほとんど毎日続く。

不眠と、その反対の過眠。ここでも食欲と同様、睡眠が「変調をきたす」のである。

そして、このケースのようにアルコールに走る場合もある。

「夜寝付けない、暗闇で色々考えるのが辛いという理由でお酒を飲んでから眠るようになっていました。もともとお酒は弱いほうなので、ワインをグラス一杯とか、三五〇ミリリットル缶の酎ハイ

を一本程度でしたが、家族が寝静まってからこっそり台所に行き、お酒を一気飲みする自分はやはり普通ではないと当時から思っていました。」

危ない。アルコール依存症に発展するおそれがある。昔の睡眠薬ならともかく、現代の睡眠薬は、医師の指示を守って飲んでいる限りにおいては、アルコールより安全であるし、うつ病の不眠はうつ病という病気の症状なのだから、うつ病が治れば不眠も治り、睡眠薬などなくても眠れるようになる。うつ病を治すためには、十分な睡眠を取ることも重要である。睡眠薬を迷信によって忌避していたら、治るうつ病もなかなか治らない。アルコール依存が加わるようなことがあれば、うつ病はさらに治りにくくなる。

うつ病の症状の多くは主観的なものだが、客観的なものとして次の項目がある。

(5) イライラまたは行動減少が、ほとんど毎日続くことが客観的に観察される。

この女性のケースでは、

「平日は二二時過ぎから七時くらいまで寝て、会社での仕事もほとんどせず、休日も一日中寝ている状態です。」

という記述に見られている。

うつ病にとてもよく見られる症状であるにもかかわらず、うつ病の症状と認識されにくいものに、先に説明した身体症状以外に、次の項目がある。

(8) 思考力や集中力の減退または決断困難がほとんど毎日続く。

この症状が目立つのは、うつ病の始まりの頃や回復期である。もちろんそれ以外の時期にもこの症状は「ある」のだが、他の症状のほうが目立つので、この症状は「目立たない」のである。そして、うつ病の始まりの頃は、たとえ目立っていてもうつ病の症状とは認識されないので、結局は回復期にクローズアップされることになる。この女性もそうであった。精神科で治療を始めて二カ月ほどの時期である。

「疲れやすいです。頭の回転が遅く、もの覚えも悪いです。やらなきゃいけない仕事がいくつかあったような気がするのですが、具体的に何だか思い出せないのです。頭が悪くなってしまったのか、思い出す気力がないのか……。」

このように、「頭が悪くなってしまった」あるいは「記憶力が悪くなってしまった」というように自覚され、自分の能力への失望につながることも少なくない。これらはうつ病の症状であり、うつ病が治ればこれらも治ることをはっきりと伝えることが、本人を安心させ、回復を促進することになる。

そして、最も重大な項目と言えるのが、自殺である。

(9) 死について繰り返し考える、または自殺念慮が繰り返し出てくる、または自殺企図、または自殺のはっきりした計画。

この女性の記述は、まさにこの項目にぴったりとあてはまるものである。

「常に死を考えるようになりました。それも具体的にです。例えば、ここに紐をつるせば首吊りできるかな、とか、ビルの窓が開くからいつでも飛び降りられるな、とか。毎日の通勤では、ホームに入って来る電車を見て、どのタイミングで飛び込めば死ねるだろうかと、頭の中でシミュレーションをしていました。」

診断基準項目(9)の前半、「死について繰り返し考える、または自殺念慮が繰り返し出てくる」は、文章表現としては平易だが、実地に適用しようとするとなかなかわかりにくい記述である。「死にたくなることなら私にも何回もある」という方は意外に多いかもしれない。そうは言っても、うつ病の自殺念慮は、健康な人の考える死や自殺とは質が違うのだが、「質が違う」という説明は実質的には何の説明にもならないであろう。そこで診断基準項目の後半「自殺企図、または自殺のはっきりした計画」の意義が大きくなる。この女性は、かなりはっきりと具体的に自殺をシミュレーションしていることが読み取れる。実に危険な徴候であると言える。「自殺企図」、すなわち自殺未遂があればさらに診断の確実性は高まるが、ここで言う「自殺企図」は、死のうというはっきりとした意図に基づくものでなければならない。狂言的なものや、単に自分の身体を傷つけるような行為は、うつ病の診断には結びつかない。

この女性は危うく自殺を完遂するところであった。

「駅のホームに進入してくる電車をボーっと見ながら、「このまま飛び込んだらどうなるだろう

自殺者数の年次推移

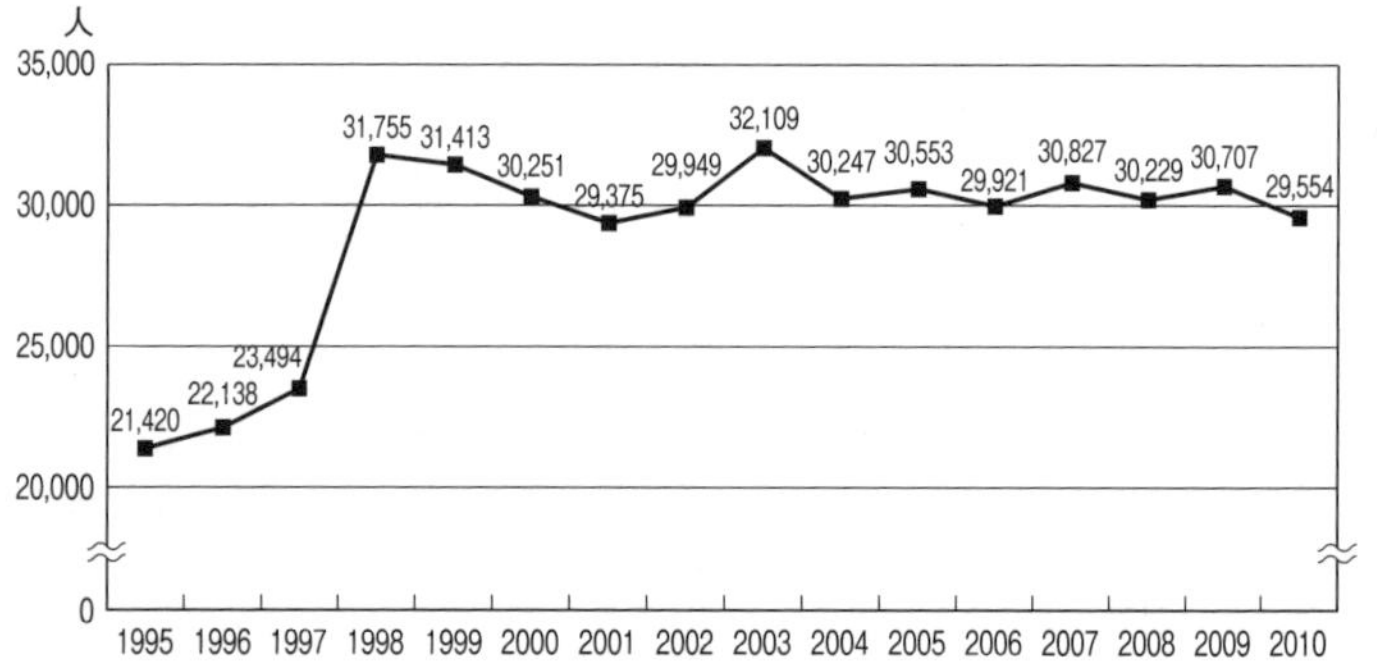
人
35,000
30,000
25,000
20,000
0
21,420
22,138
23,494
31,755
31,413
30,251
29,375
29,949
32,109
30,247
30,553
29,921
30,827
30,229
30,707
29,554
1995 1996 1997 1998 1999 2000 2001 2002 2003 2004 2005 2006 2007 2008 2009 2010

（資料）人口動態統計

…」と考えていました。直後に「はっ！」として我に返りました。その時の心理がいつも死を考えている時と何かが違っていて、私の中でより現実味を帯びていたような気がしたからです。うまく説明できませんが、とにかくいつもと違っていたのです。この時初めて、「このままだと本当に死んでしまうかもしれない」と思い、以前から通おうと思っていたけど、中々足が向かなかった精神科に行くことを決意しました。」

ツレも、受診のきっかけはホームから飛び込みそうになったことであった。ツレもこの女性も、精神科を受診できて本当に良かった。受診する前に自殺を完遂してしまったケースも多々あるはずである。日本の自殺者数が多いことはよく知られている。グラフに示したように、毎年約三万人の人々が自殺で命を失っている。

この中にどのくらいうつ病の人が存在するか、なかなか信頼できるデータは得られない。たとえばツレもこの女性も、医師の診断を受ける前に電車に飛び込んでしまっていたら、うつ病という診断は未知のままに終わってしまい、統計の中にうつ病は現れないことになる。

自殺の防止は、ほんの少しの工夫で可能になる。自殺の道具になりそうなものを目につかないように片付けておくことも有効だし、ホームに防護柵をつけるのも有効だ。本人への接し方としては、「自殺＝迷惑論」が勧められる。これは野村総一郎先生の本に書かれている方法で、「自殺したら皆が迷惑するから、してはいけない」と告げることである。なかなかこのように告げるのは勇気もいることだが、うつ病の人に対してはかなり有効と思われる。この女性も、

「でも、家族が悲しむから、とか、電車に飛び込んだら人に迷惑がかかるから、など理由をつけて、自殺はできないだろうなと漠然と思っていました。」

と言っているように、周囲にとても気を使ううつ病の人にとっては、「皆に迷惑」が、大きな抑止力になるのである。

なお、自殺については、回復期に入っても、引き続き注意が必要である。この女性も、治療によって回復してきた現在でも、「死ぬ方法を考える」と言っている。

ではうつ病の自殺危険性は回復期のほうが高いのか。そのように言われることもあるが、実のところ、はっきりしたデータはない。むしろ、うつ病では、どの時期でも自殺のおそれはあると理解しておくほうがいいと思われる。回復してきて周囲がほっとしかけた時期に自殺が起こると、強烈な印象

と後悔がなされるため、回復期に自殺が多いというような印象が持たれているという側面も強い。

順番が最後になったが、診断基準の筆頭に挙げられている項目がこれである。

（1）抑うつ気分がほとんど一日中、ほとんど毎日続く。

抑うつ気分。うつ病という病名の由来はもちろんこの症状である。ＤＳＭでも、快感喪失（アンヘドニア）と並んで最重要の症状として位置づけられている。

にもかかわらず、他の項目を先にして、抑うつ気分の説明を後回しにしたことには理由がある。それは、うつ病の診断の上では、抑うつ気分の有無の判定はかなり難しいということである。

うつ病の症状としての抑うつ気分は、健康な人の気分の落ち込みとは質が全く違うものである（ところで、「抑うつ気分」「落ち込み」「憂うつ」などは、日本語としてはそれぞれニュアンスが違うが、うつ病の説明においては、どれも同じものを指しているのが常である）。これは言葉ではなかなか説明できない。真のうつ病の人に会って、ある程度の時間をかけて話を聴いてはじめて感じ取れるものである。ケース18には、初診時に医師に一時間近く話を聴いてもらったことが記されている。この時医師は、症状をチェックしていたというよりも、この患者の抑うつの質を感じ取っていたのである。

精神科医がうつ病を診断するとき、この「健康な人とは質の違う抑うつ」が重視されることは多い。さもなければ、気分が落ち込んでいる人は皆「抑うつ気分あり」と判定され、うつ病の疑いが生まれることになる。それは誰が考えても不合理であろう。

とは言うものの、「質が違う」というだけでは説明になっていないことは明らかである。だから診断基準のこの項目「抑うつ気分がほとんど一日中、ほとんど毎日続く」は、表面的なわかりやすさとは裏腹に、実はとてもわかりにくい項目なのである。

そこで一つ大いに参考になるのは、「その抑うつ気分は、これまでのその人にあったものと同じか違うか」という点である。繰り返し書いたように、その人がそれまでとは「変わってしまった」ことが、うつ病診断の一つのとても重要な点である。抑うつ気分も、それまでのその人になかったものであれば、うつ病の症状項目に該当する可能性は高いと言える。

質の違いについては、『ツレがうつになりまして。』に、見事な描写がある。

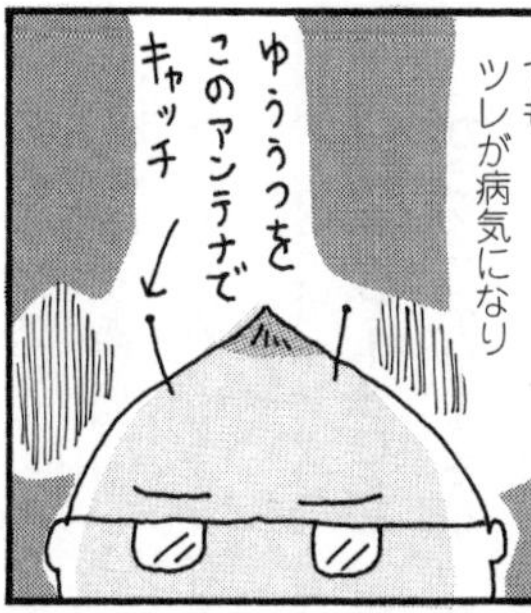

©細川貂々／幻冬舎

「ゆううつをこのアンテナでキャッチ」。ギャグのタッチで描かれているが、ここにはうつ病の症状としての憂うつの最も重要とも言えるポイントが映し出されている。それは、「理由なき憂うつ」である。それなりの理由があって憂うつになるのであれば、健康な人の健康な反応であって、病気ではない。他人から見ても納得できる反応である。しかしツレは、全く理由なく、またはとても些細なことに反応して、「ピキーン」と憂うつになる。これは、病気である。その様子はてんてんにはどうしても納得し難い。だからそれを、空気中に漂っている憂うつの元素のような物を敏感にキャッチするアンテナにたとえたのであろう。

人の心が、何か不思議な物の力によって変えられるというのは、マンガに限らず、フィクションにはわりとよくある設定である。『ドラえもん』の「ペコペコバッタ」もその例だ。超人気作品、『ONE PIECE』の一シーンにも典型的な例が見られる。

『ONE PIECE』尾田栄一郎（集英社）

かつてこの世を支配した海賊王ゴールド・ロジャーが遺した「ひとつなぎの大秘宝（ワンピース）」をめぐり、海賊たちが覇権を争う時代。そんな時代に生まれた少年モンキー・D・ルフィが、海賊王を目指して仲間と共にさまざまな島に立ち寄り冒険と戦いを繰り広げていく壮大なストーリー。

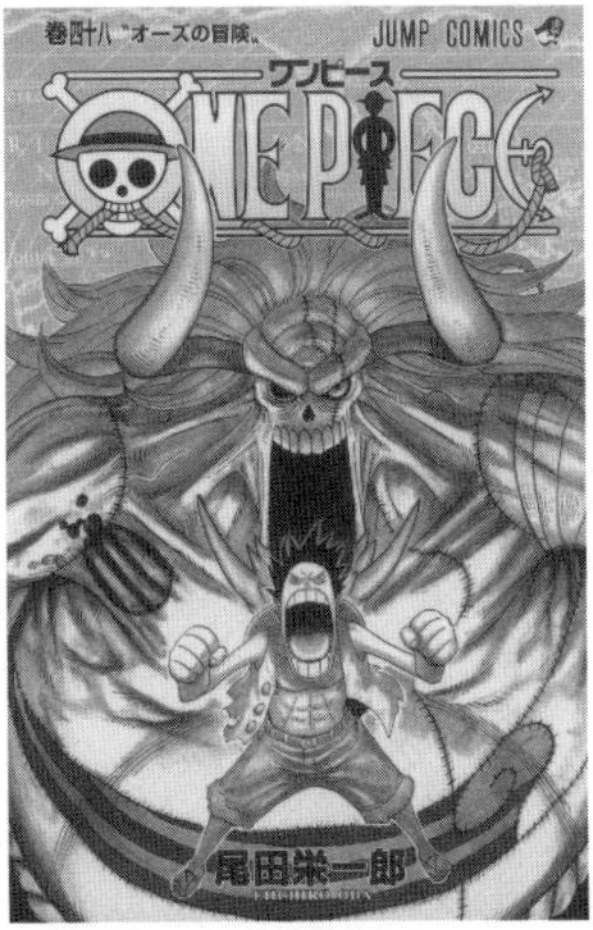

©尾田栄一郎／集英社

単行本では第四八巻、「スリラーバーク」という島に、ペローナというキャラクターが登場する。彼女は「ネガティブ・ホロウ」と名づけられたゴーストを武器としている。このゴーストがあたった人間は（「あたる」は原作の表現だが、「とりつかれる」に近いイメージである）、一〇〇％ネガティブな気持ちになり、地面に跪いて涙を流しつつ、「サバ以下だ、おれという存在は…‼　死のう…」

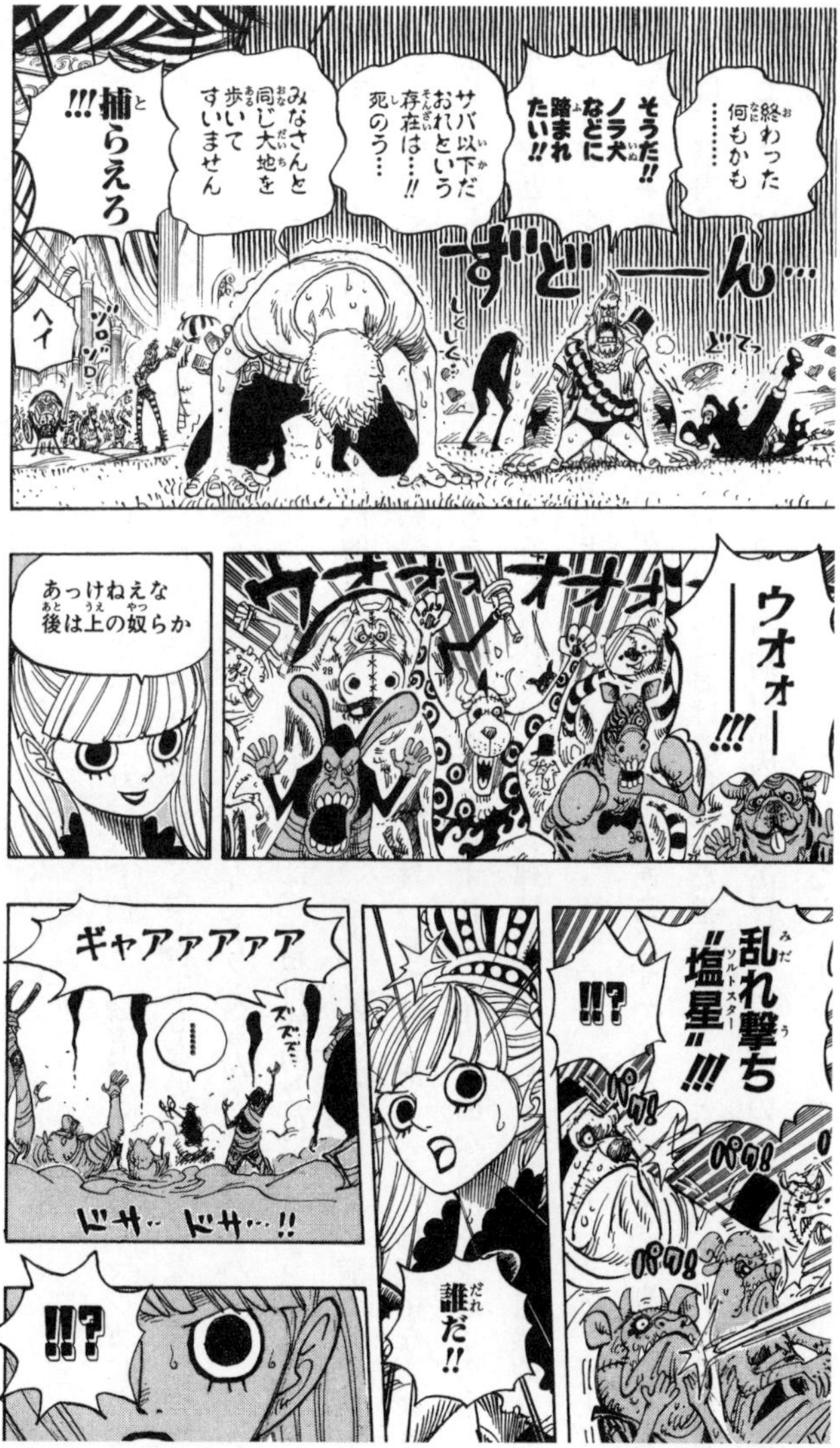
終《お》わった
何《なに》もかも
……
そうだ!!
ノラ犬《いぬ》などに
踏《ふ》まれたい!!
サバ以下《いか》だ
おれという
存在《そんざい》は…!!
死《し》のう…
みなさんと
同《おな》じ大地《だいち》を
歩《ある》いて
すいません
捕《と》らえろ!!!
ずどーーーん…
しくしく…
どてっ
ヘイ
ウオォー!!!
あっけねえな
後《あと》は上《うえ》の奴《やつ》らか
乱《みだ》れ撃《う》ち
"塩星《ソルトスター》"!!!
!!?
誰《だれ》だ!!
ギャアアアアア
……
ドサ… ドサ…!!
!!?

JCOPY 498-12938

「終わった何もかも…」「そうだ‼ ノラ犬などに踏まれたい‼」「みなさんと同じ大地を歩いてすいません」などと口々に嘆くようになる。

ゴーストの力で心がたたき折られる。いかにもこれはSF的で、読者によっては、マンガにしても安易すぎる設定と感じられるかもしれない。それは私もあえて否定しないが、「理由なき憂うつ」という、うつ病の本質は確かにここにある。ツレのアンテナ。ドラえもんのペコペコバッタ。ONE PIECEのネガティブ・ホロウ。これらに共通するのは、「超自然的な何かによる憂うつ」である。すると、うつ病の本質は超自然的原因？　ではなくて、てんてんのように、うつ病の人を真剣に観察すれば、そこにはどうしても感情移入できない理解し難い憂うつがあり、それは理由なき憂うつと感じられるものであり、それでもあえて理由を探そうとすれば、超自然的な原因を求めるのも一つのルートだということである。もちろん現代では、いくら理解し難いからといって、超自然的な原因にたどり着くルートが支持されることはない。ネガティブ・ホロウが、ペコペコバッタが、そしてツレのアンテナがキャッチしたものが作用するのは、脳であるはずである。すると、「理由なき憂うつ」は、脳内に源があると考えるのが現代における合理的な推論ということになる。そしてこの推論が正しいことは、ほぼ証明されている。うつ病の原因は、脳内にある。脳内の特定のシステムの変調である。そのシステムとは、セロトニン、ノルアドレナリンなどが大きな役割を持つシステムである。

健康な人であれば、このシステムは、原因となるストレスや悲しい出来事がある時に、それに反応して作動する。ところが、そうした理由なく作動してしまうのが、うつ病という病気なのである。

するとうつ病は治らないのか？

いや、その逆だ。原因が脳内にあるからこそ、うつ病は治るのである。脳内のうつシステムの変調を元に戻せば治る。それが抗うつ薬治療である。

うつ病の治療と回復

【1】薬が効く

脳内のうつシステムの変調を元に戻すために、現在もっとも有効な方法は、抗うつ薬による治療である。

うつが薬で治る。そう言われても、なかなか信じられない、ぴんと来ない人は

うつ病におけるセロトニンなどの関与

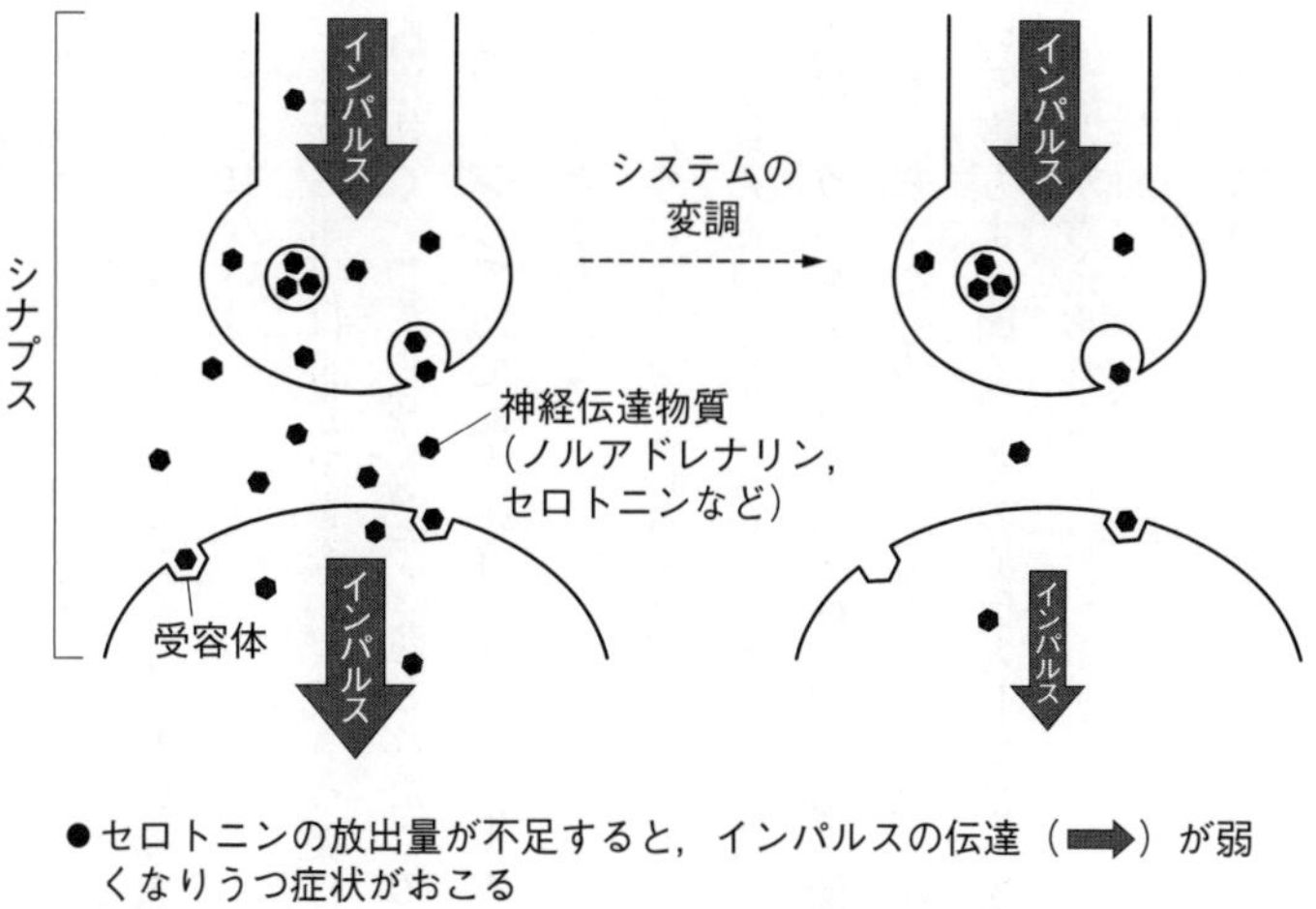
インパルス
インパルス
システムの
変調
シナプス
神経伝達物質
（ノルアドレナリン,
セロトニンなど）
受容体
インパルス
インパルス

●セロトニンの放出量が不足すると，インパルスの伝達（➡）が弱くなりうつ症状がおこる
●同様にドパミン・ノルアドレナリンの分泌低下なども関与していると考えられている

JCOPY 498-12938

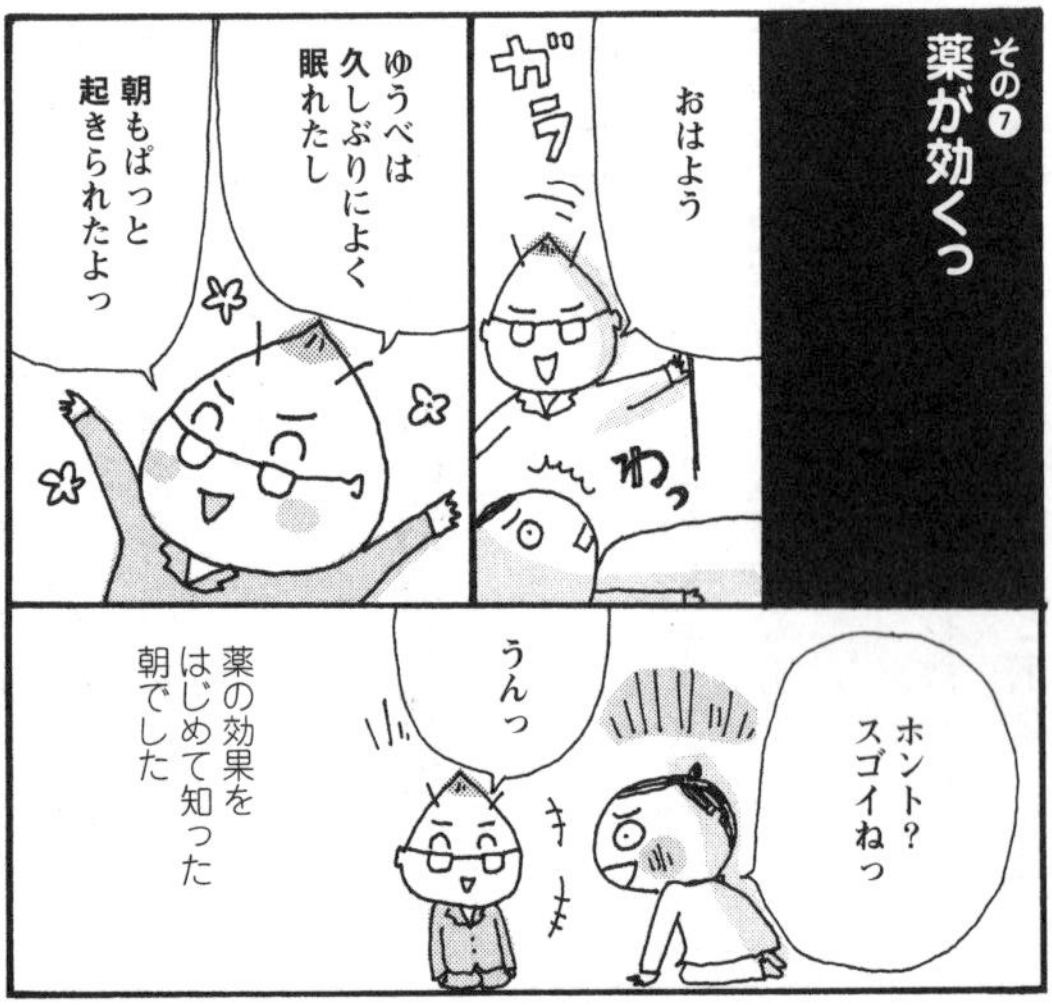
その7
薬が効くっ
おはよう
ガラ
わっ
ゆうべは久しぶりによく眠れたし
朝もぱっと起きられたよっ
ホント？スゴイねっ
うんっ
薬の効果をはじめて知った朝でした

©細川貂々／幻冬舎

多い。無理もない。憂うつとか、意欲のなさとか、そういった「心」の領域のことに、「物」である薬が効くなんて……信じたくないという人もいるかもしれない。

しかし事実は否定できない。抗うつ薬は、うつ病に効く。「薬が効くっ」と題されたこのコマから、ツレもてんてんも抗うつ薬の効果を実感していることがわかる。

こんなによく効く抗うつ薬だが、「私は抗うつ薬を飲んだけど治らない」「私の知っているあの人は、うつ病で抗うつ薬を飲んでいると聞いているが、ちっとも治っているようには見えない」という声もよく聞く。その原因としては、次のようなことが考えられる。

◆抗うつ薬が効かない理由の①　その人は、うつ病ではない

うつ病でない人に、うつ病の薬は効かない。あまりにあたり前のことだが、現代の日本では、うつ

病でないのに抗うつ薬を飲んでいる人が実に多くなっている。抗うつ薬は、あくまでもうつ病の薬である。うつ病の憂うつを薬を飲んで治す必要があるのは、うつ病が脳の病気だからである。うつ病が脳内のセロトニン系やノルアドレナリン系の変調による病気だからである。うつ病でない人が憂うつになったり落ち込んだりしたからといって抗うつ薬を飲んでもほとんど効かないのだ。

◆抗うつ薬が効かない理由の② 飲む量が足りない

どんな薬にも、効くために必要な量というものがある。抗うつ薬は、その必要量にかなりの個人差がある。だから錠剤の数で言うと、一日一錠が必要量という人もいれば、一日一〇錠以上が必要量という人もいる。

錠剤の数が多いと、いかにも大量の薬を飲んでいるように感じられるものだが、その感覚は必ずしも正しくない。抗うつ薬の中には、個人の必要量に合わせて飲む量を微調整できるようにするためもあって、一錠あたりに含まれる薬の実質量は少なく設定されているものもある。そういう薬では、かなり錠数が多くても、大量ということにはならない。

◆抗うつ薬が効かない理由の③ 飲む期間が足りない

抗うつ薬が効果を発揮するためには、飲む量だけでなく、期間も必要である。抗うつ薬は、痛み止めや解熱剤とは違う。飲んですぐに効くといった薬ではない。最低でも二週間くらいは飲み続けるこ

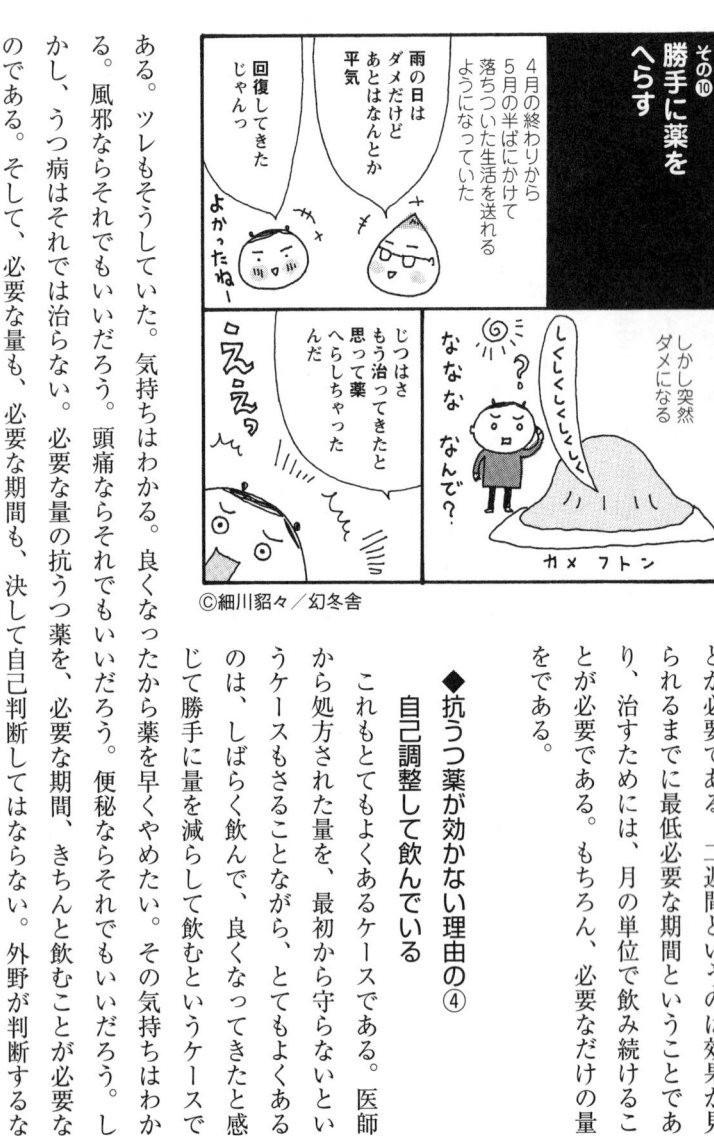

©細川貂々／幻冬舎

とが必要である。二週間というのは効果が見られるまでに最低必要な期間ということであり、治すためには、月の単位で飲み続けることが必要である。もちろん、必要なだけの量をである。

◆抗うつ薬が効かない理由の④ 自己調整して飲んでいる

これもとてもよくあるケースである。医師から処方された量を、最初から守らないというケースもさることながら、とてもよくあるのは、しばらく飲んで、良くなってきたと感じて勝手に量を減らして飲むというケースである。ツレもそうしていた。気持ちはわかる。良くなったから薬を早くやめたい。その気持ちはわかる。風邪ならそれでもいいだろう。頭痛ならそれでもいいだろう。便秘ならそれでもいいだろう。しかし、うつ病はそれでは治らない。必要な量の抗うつ薬を、必要な期間、きちんと飲むことが必要なのである。そして、必要な量も、必要な期間も、決して自己判断してはならない。外野が判断するなどもってのほかである。

◆抗うつ薬が効かない理由の⑤　薬が合っていない

現代の日本には、二〇種類近くの抗うつ薬がある。すると一体どの薬が自分に合うのかが気になってくるが、多くの研究データが示すところによれば、どの抗うつ薬も効果についてはさほど大きな違いはないというのがほぼ統一見解であると言える。ただし、副作用の種類は抗うつ薬によってかなりの差がある。だから、「その人に合う抗うつ薬」とは、「その人に副作用が出にくい抗うつ薬」と言い換えることができる。抗うつ薬をきちんと飲んでいるのになかなか効かない時は、だから、薬をかえるよりも先に、その薬の量を増やすことから試みるのが正しい抗うつ薬治療ということになる。ここにも誤解が多く、なかなか効かないと、その薬を増やすよりも、他の薬にかえることを希望する方が多いのだが（その気持ちもわかるが）、それは正しくない治療法である。そのようにして、中途半端な量の抗うつ薬を次々とかえることによって、いつまでたってもうつ病が治らないというケースもよくある。

十分な量の抗うつ薬を、十分な期間飲み続けた。それでもなお、うつ病がなかなか治らない時。その時はじめて、別の抗うつ薬にかえるという方法が勧められる。だからこの「⑤薬が合っていない」というのは、副作用のことを除けば、①②③④をすべて検討した最後に考慮すべき事項なのである。繰り返すが、少し飲んでみて効かないからといって、別の抗うつ薬にかえていたら、いつまでたって

JCOPY 498-12938

もう病は治らない。

【2】休む

うつ病を治すために、抗うつ薬と並んで重要なのが、「休む」ことである。休むというのは、いかにも簡単なことのように感じられる。治療法というほどのものではないと言われるかもしれない。しかし、うつ病に関しては、そうとも言えない。簡単ではないのだ。そこには二つの障壁がある。

第一に、「うつ病の人は休みたがらない」。

自分が休むと迷惑がかかるから。休まなくても治療できるから。自分では病気かどうか納得できないのに、休むなんてそんな勝手なことはできない。

と、色々な理由をつけて、休みたがらない。もともと休むことが嫌いだったと思われることも少なくない。ケース18の女性が、「先生からは会社を休むことも勧められたのですが、私が休んで他の同僚の負担を増やすことになったら、ただでさえ申し訳ない気持ちが耐えられないレベルになってしまうので、仕事をしながらの通院治療としていただきました」と言っているのは、医師から休むように勧められたうつ病患者の反応として実に典型的なものであると言える。

医師や家族からの説得によって、ようやく休むことに納得されても、次の障壁がある。それが第二の障壁、「うつ病の人は休むのが下手」だということである。

ようやく休むことを受け入れていただいた。するとその人は医師にこう問うのが常である。「休みを有効に使うにはどうしたらいいのでしょうか」「一日でも早く治るためには、休んでいる期間にどんな努力をしたらいいのでしょうか」「だらだらしていたら、かえって治らないのではないでしょう

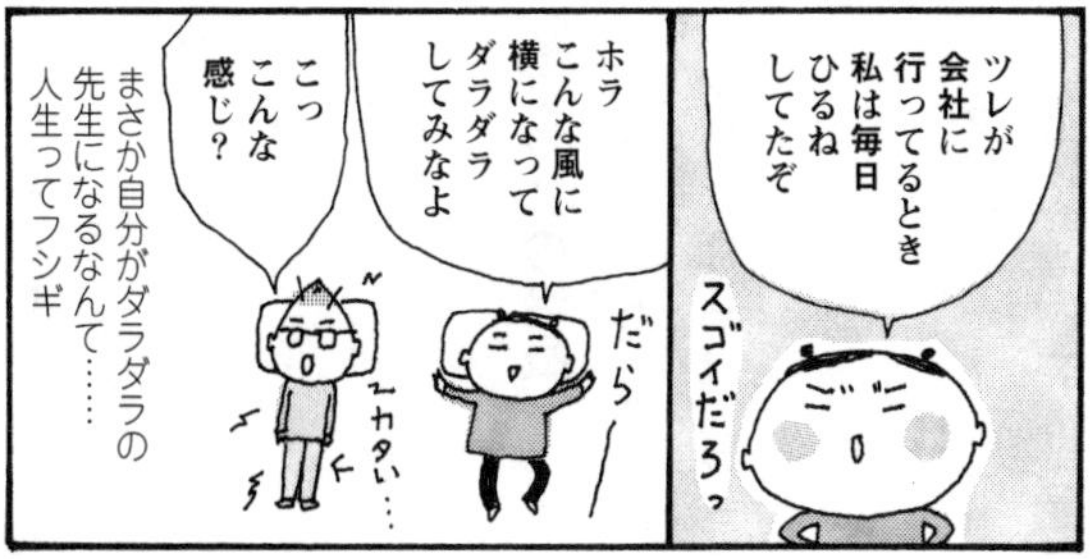
ツレが会社に行ってるとき私は毎日ひるねしてたぞ
スゴイだろっ
ホラ こんな風に横になってダラダラしてみなよ
だら〜
こっ こんな感じ？
カタい…
まさか自分がダラダラの先生になるなんて……人生ってフシギ

©細川貂々／幻冬舎

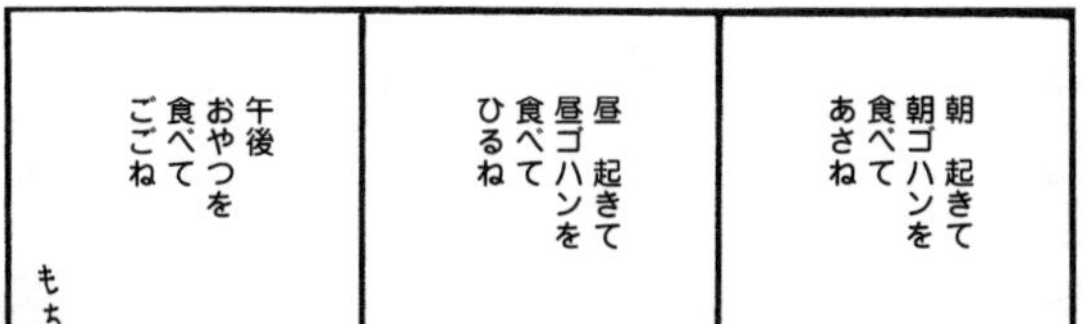
朝 起きて朝ゴハンを食べてあさね
昼 起きて昼ゴハンを食べてひるね
午後おやつを食べてごごね
もちろん夜もねる
こんなボクの生活ただのなまけ病だと思われてもしょーがないよね？
思ってないよ病気なんだからいーんだよっ

©細川貂々／幻冬舎

か」「休み癖がついたら、もう仕事できなくなるのではないでしょうか」。

休むというのは、文字通り休むこと。

再発防止のためにも、上手に休むことは大切である。上手に休むというのは、ただ休むことである。ただ休むとは、ダラダラすることである。

ツレも休むのが下手だ。前ページのコマでは、てんてんが「ダラダラの先生」になっている。

【3】薬プラスの治療

抗うつ薬は、よく効く薬であり、抗うつ薬を飲んで休むというのがうつ病治療の基本である。では、抗うつ薬を飲んで休めば、それでうつ病は治るのか。治ったという人も多い。たとえばこのケースである。

【ケース19】

三〇代の男性です。三年前に転職してから間もなく、何となく体力も気力も落ちていると感じ始め、それがだんだんひどくなるとともに、朝まだ暗いうちに目が覚めて、前のことをすごく後悔したり、これからのことについて訳のわからない不安感に襲われるようになってきたため、近所の心療内科を受診したところ、うつ病と診断されました。そこでは薬での治療を勧められたのですが、当時の私は薬には抵抗があったので、ネットで見つけたカウンセラーを訪れ、週一回一時間のカウンセリングを受けるようになりました。カウンセラーは親身に私の話を聴いてくださり、子供の頃から現在の職場での具体的な仕事・人間関係についても詳しくお話しました。私としては一時間に渡ってそういう話をするのは楽ではなかったのですが、治療のためと思って、一生懸命お伝えしました。一カ月後からは、私の考え方の特徴（偏りというニュアンスだったと思います）の指摘をいただくようになり、うつを治すためにはこの特徴を修正していくことが必要ということで、その方法についてアドバイスをいただくようになりました。

ところが半年たっても症状は悪くなるばかりで、一時間のカウンセリングを苦痛のため途中で中断しなければならない日も出てきたうえ、さらにはカウンセリングそのものにも行かれなかったり、会社も何日も休むようになってしまいました。それも当日になって朝起きられずに休むことで、同僚に多大な迷惑をかけており、これではあまりに申し訳ないと感じ、産業医の指示もあって休職し、実家で休むことになりました。

同時に、実家近くの精神科クリニックでの治療を始めました。今度は私も医師の指示通り薬を飲みました。その医師はカウンセリングは行わず、診察といっても、「これまでどういう仕事をして来たのか?」「今どんな症状で辛い思いをしているのか?」という問診に答えることが中心でした。医師からのアドバイスらしきものは、「あなたは治りますよ」という言葉くらいでした。診察時間も十五分くらいで、この先生を信用して大丈夫なのかなと最初は思いました。

ところが、最初の頃は毎日外出するのも嫌だったのが、そのクリニックへの通院を始めてから

JCOPY 498-12938

少しずつ気持ちが落ち着いてきたのです。一カ月半後にはかなり良くなり、もう治ったのではないかと思うくらいでした。でも医師からはまだ薬も休養も必要だと言われたので、その通りにしておりました。この時点で、うつ病という病気や、抗うつ薬について、医師から説明もありました。それから一カ月後には復職可能の診断書をいただき、実家からですと少し遠いのですが、元の職場に復帰しました。

ここで自己判断で薬を止めてリバウンドしては元も子もないので、薬も通院もきちんと継続しました。医師はあいかわらずカウンセリングは行なわず、診察の時は「職場に怖い上司や先輩はいませんか?」「通勤途中で渋滞でイライラしたりはしませんか?」「家ではどう過ごしていますか?」ということを聞かれるくらいでした。うつ病にあまり関係ないのでは?と思いましたが、今思うとうつ病を悪化させる要因がないかどうかをこういう形で医師は確認していたのではないかと思います。あとは初診時から続いている「治りますよ」という言葉に加えて、私が話した職場や家庭での出来事について、軽くコメントされるようにはなっていましたが。

今では症状はすっかり良くなり、医師の指示で抗うつ薬を減らし始めています。このように、私は薬だけでうつ病が治りました。最初にかかったカウンセラーは、良い先生だと思うのですが、結局カウンセリングでは全く効果がありませんでした。うつ病の治療は何より薬だということが本当によくわかりました。

整理しよう。カウンセリングは効果がなかった。薬を飲んだら治った。だからうつ病の治療は何より薬だとよくわかった。それがこの人の実体験からの結論である。

それはこの人にとっては実感であり、傾聴すべき報告である。

が、どんな実体験報告もそうであるように、ある人の体験をそのまますべての人に一般化することはできない。体験した事実そのものについてもそうだが、その事実からその人なりに出した結論についてはさらにそうである。この人について言えば、彼の言うように、薬だけで治ったと言えるかどうか。薬がとてもよく効いたことは事実である。抗うつ薬がうつ病によく効くことは、たくさんの臨床研究でも、また、実際の臨床でも証明されているから、この点に関しては問題ない。しかし、この人が受けた治療は、薬だけではない。休むということも治療の一つである。それから、この人は「その医師はカウンセリングは行わず」と言っておられるが、ここにカウンセリング（「精神療法」と言ってもよい）についての大きな誤解がある。前に受けていたカウンセリングとは様相が違うことからそのように感じておられると思われるが、日常生活の様子を聴き、うつ病の回復のために好ましくない点は修正し、好ましい点は促していく、それがうつ病への有効な精神療法なのである。さらには、うつ病とは適切に治療すれば治る病気であることを繰り返し伝えることも有効である。ケース19の精神科主治医がこれらをさり気なく行なっていることが読み取れるであろう。逆に、彼が最初にかかっていたカウンセラーがしたように、長い時間をかけて子供の頃からの成長過程や性格などを詳しく聴くなどすることは、うつ病の治療として適切でないばかりか、本人に過剰な負担をかけて逆効果の場合さえある。

うつ病の治療には、休養や、ケース19の男性に精神科医が行なってきたような精神療法（カウンセリング）も必要である。ただしこれらは「薬以外の治療」ではなく、「薬プラスの治療」と言うべきである。これらの治療を加算することで、うつ病の回復はよりスムーズになる。しかし、ベースとしての抗うつ薬治療を省くことはできないのだ。

【4】薬を飲んではいけない人

抗うつ薬はよく効く薬である。ただしそれは、うつ病の人が飲んだ場合である。うつ病でない人が飲んでもほとんど効かない。タミフルはインフルエンザに効くが、風邪には効かない。それと同じである。

それに、仮にうつ病でない人の落ち込みに効くとしても、だからといって飲むべきではないだろう。うつ病は脳の病気だからこそ薬で治すことが必要なのであって、健康な人の落ち込みや悲しみや意欲低下、その他どんな心の問題も、薬で解決することが仮にできたとしても、そんなことはするべきでない。とドラえもんも言っている。それは単行本第二五巻にある『ヘソリンガスでしあわせに』である。ヘソリンガスとは、ヘソリンスタンドから出されるガスで、ヘソから注入することで、こころやからだの痛みを消す作用がある。このガスを注入されたのび太は、母親から零点の答案について叱責されても、ジャイアンからいじめられても、どこ吹く風で、ヘソリンガスがあればこの世は天国、ル

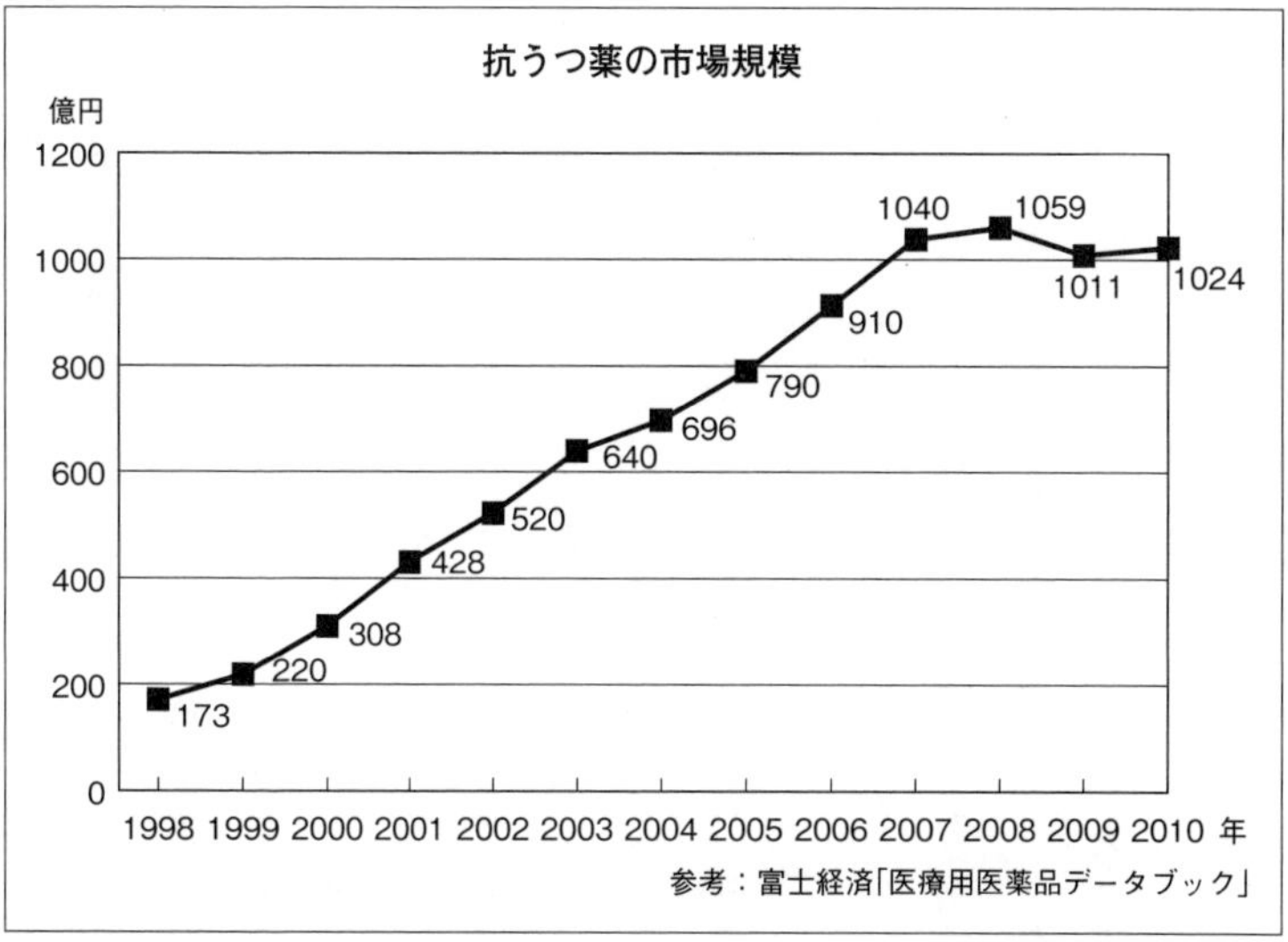
抗うつ薬の市場規模
億円
1200
1000
800
600
400
200
0
173
220
308
428
520
640
696
790
910
1040
1059
1011
1024
1998 1999 2000 2001 2002 2003 2004 2005 2006 2007 2008 2009 2010 年
参考：富士経済「医療用医薬品データブック」

ンルン気分である。さらにはヘソリンスタンドを人に貸してしまう。それを知ったドラえもんは驚愕して絶叫する。

「いたがるってことは、だいじなことなんだ。危険を知らせる信号なんだ。」

「たとえば、火の熱さにへいきだったらやけどする。ひどい病気にかかっても、しぬまで気がつかない。」

「心のいたみだってそうだぞ。しかられても笑われてもへいきなら、どんな悪いことでも…。」

まさにその通り。ヘソリンガスは、健康な人には必要ない。それどころか、禁断の麻薬であるとさえ言える。悩みや苦しみをインスタントに解消する方法は、人を堕落させる。そしてその方法を売って儲けようとする人が現れる。ヘソリンガスに目をつけたジャイアンとスネ夫は、空き地にヘソリンスタンドを持ち込んで商売を始める。うわさが広まり、大勢の人がヘソリンガスを求めて集ってくる。濡れ手に粟の大儲け。これはまさに、現代の日本の状態を反映している。前ページのグラフは、日本の、抗うつ薬の売り上げの推移である。売り上げは年々上昇し、現在は一千億円市場になっている。

薬が本当に必要な人の手に入り、そうした人々が救われるのであれば、薬の売り上げがいくら右肩上がりでも、それは人々のためになっているのであって、批判される筋合いはない。しかし、このグラフは異常である。ここまでうつ病の人が増えるはずはない。つまり本来なら必要ない非常にたくさんの人が、抗うつ薬を飲んでいるのである。健康で薬の必要などないはずの人が。その結果、抗うつ薬の市場はバブルのように膨張している。ヘソリンガスで金もうけ。人生の苦悩を安易に解決する薬で金もうけ。製薬会社がそのように考えているなどと私は露ほども思わない。しかしヘソリンガスのうわさを聞きつけた人々が群がる空き地は、抗うつ薬に非現実的な期待をする人が莫大な数になっている日本社会の縮図である。

人生で誰もが出遭う苦悩を、ヘソリンガスで、いや、薬で解決しようとすることには、ドラえもんでなくても反対するであろう。それが健全な感覚というものだ。けれども病気であれば話は全く別だ。うつ病は脳の病気である。健康な人がストレスなどで落ち込むのとは違う。だからこそ、治療に抗うつ薬という薬が必要なのだ。抗うつ薬を中心とする適切な治療によって、うつ病は治る。

【5】回復の波

適切な治療を受ければうつ病は治る。治るのだが、回復には波がある。一直線に良くなっていくというわけにはいかない。波の中には、せっかく良くなってきたのにまた逆戻りしてしまったのではないかと思われるような波もある。それは「ゆり戻し」と呼ばれることが多い。ツレもそれを経験している。

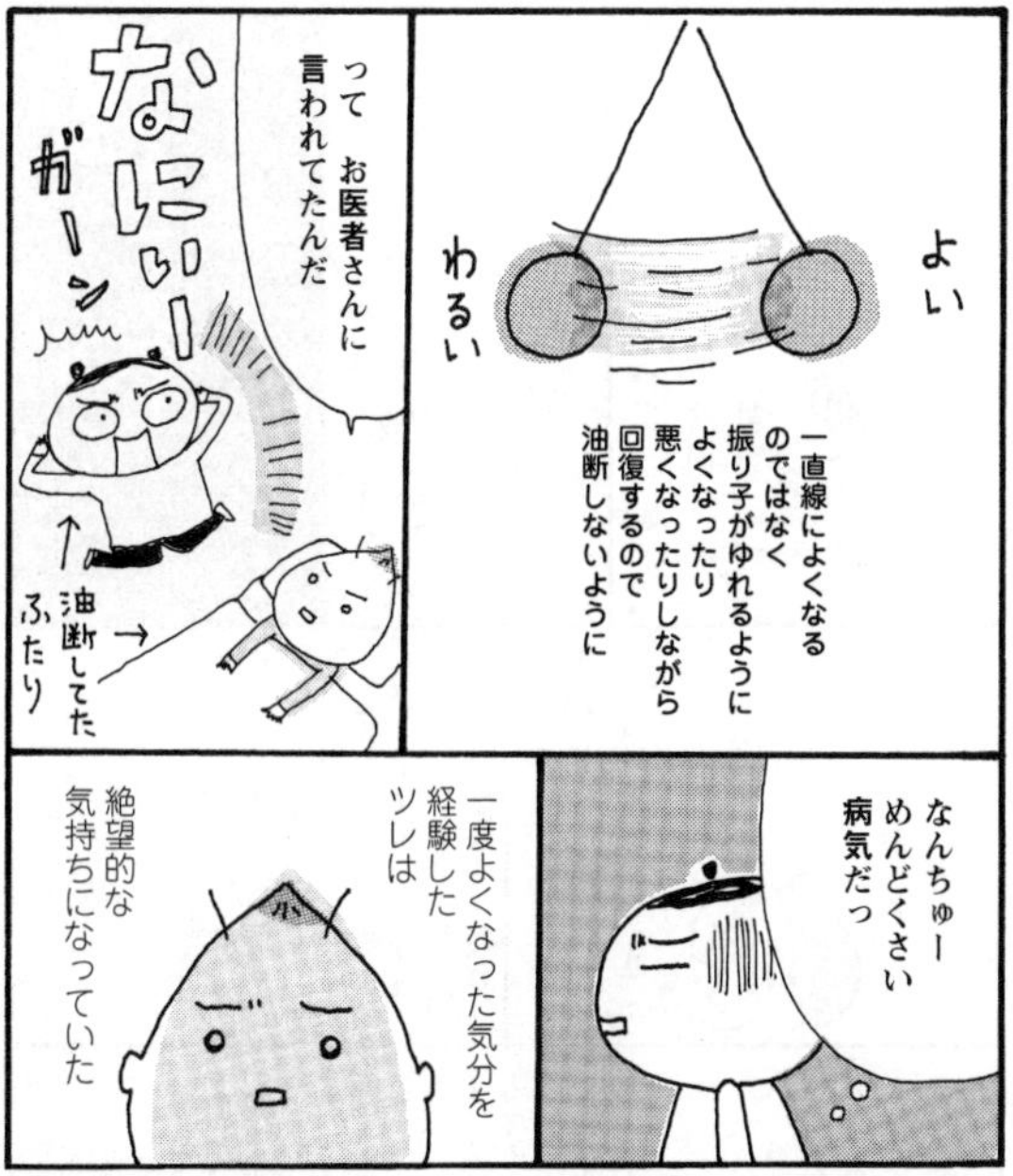

©細川貂々／幻冬舎

しかし、これは心配ない。ゆり戻しは波の一つであり、また間もなく回復の波が来る。それを待つことである。うつ病の精神療法の一つとしても、「ゆり戻しというものがあることを伝える」ことは大切である。そうしないと、ゆり戻しが来た時、本人は「せっかく良くなったと思ったのにまた再発した。やっぱり自分は治らないのではないか」というような強い絶望感を持つことになりかねない。ただの波だとわかっていれば、ゆり戻しが来ても、

JCOPY 498-12938

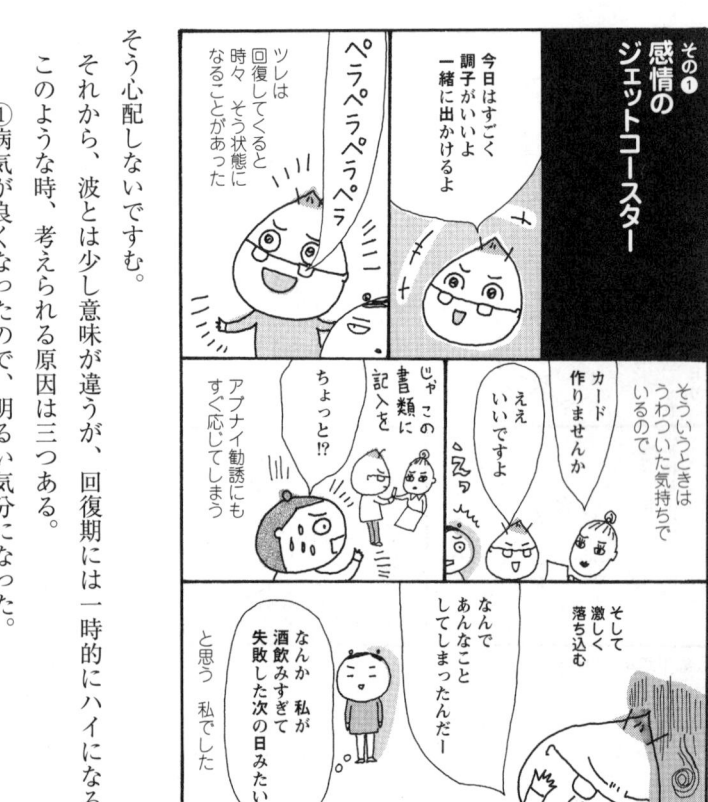

©細川貂々／幻冬舎

そう心配しないですむ。

それから、波とは少し意味が違うが、回復期には一時的にハイになることもある。

このような時、考えられる原因は三つある。

①病気が良くなったので、明るい気分になった。

②抗うつ薬の副作用。

③うつ病ではなく、躁うつ病だった。

普通はまず①だと思う。しかしどうもただの明るさとは違うということになると、今度は②だと思う。しかし③の可能性も常にある。躁うつ病とまでは言えないにしても、躁うつ病の素因がその人にあるという考え方もできる。「躁うつ病の素因」はBipolarityと呼ばれ、最近の精神医学の大きなトピックとなっている。Bipolarityについて、学界はいま議論百出の段階[5]で、結論が出るのはまだまだ先と思われるが、現時点で言えることは、うつ病からの回復期にハイになった時は、この①②③の三つが考えられ、慎重に様子を見ることが必要ということであろう。ツレではこのハイは一時的で、①②③のどれが原因だったかはよくわからない。実際の臨床でもそういうケースが多いものである。

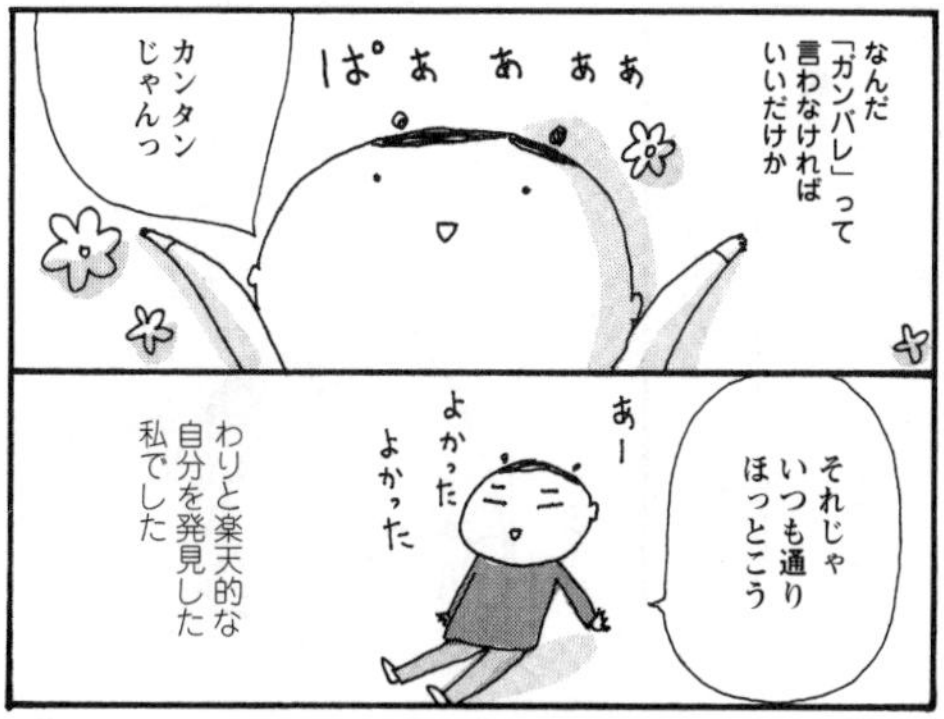
なんだ「ガンバレ」って言わなければいいだけか
ぱあああああ
カンタンじゃんっ
それじゃいつも通りほっとこう
あー
よかった よかった
わりと楽天的な自分を発見した私でした

【6】ガンバレの誤解

うつ病の人にガンバレと言ってはいけないという俗説がある。俗説ではあるが、基本的には正しい。うつ病の人は、がんばるという能力そのものが、病気のために損なわれている。がん

JCOPY 498-12938

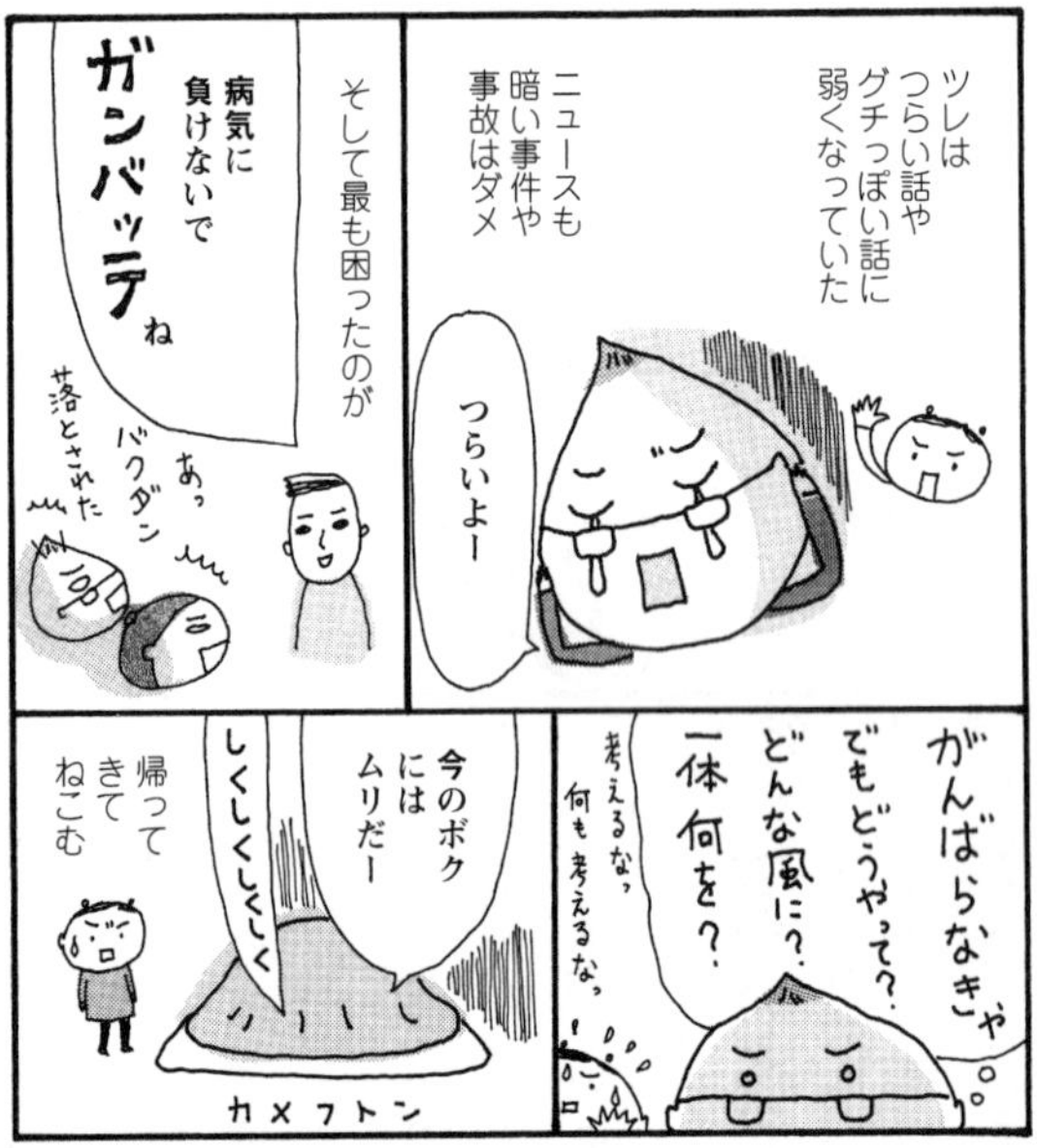
ツレはつらい話やグチっぽい話に弱くなっていた
ニュースも暗い事件や事故はダメ
つらいよー
そして最も困ったのが
病気に負けないでガンバッテね
あっバクダン落とされた
がんばらなきゃ。
でもどうやって？
どんな風に？
一体何を？
考えるなっ何も考えるなっ
今のボクにはムリだー
しくしくしくしく
帰ってきてねこむ
カメフトン
©細川貂々／幻冬舎

ばらなくてはいけないと本人は痛いほどわかっている。なのにできない。それがつらい。そんなうつ病の人が、叱咤激励を受けると、それは追い討ちになり、とどめとなることさえある。とどめとは、自殺である。叱咤激励されたために、自殺への最後の一歩を踏み出してしまうこともあるのだ。これを簡潔でわかりやすいメッセージにしたものが、「ガンバレと言ってはいけない」である。

しかし、「ガンバレと言ってはいけない」は、あくまで単純化した対応法にすぎない。「ガンバレ」という言葉がいけないのではなく、叱咤激励するという文脈がいけないのである。ツレも次のように語っている。

「ガンバレ」という言葉だけを物忌み的に避けても、同じ文脈で迫ってくる人もけっこういてつらかった。

「同じ文脈で迫ってくる」とは具体的にどういうことか。それを示す見事な例が、あの『美味しんぼ』にある。

『美味しんぼ』雁屋 哲・花咲アキラ（小学館）
美食倶楽部を主宰する海原雄山の「至高のメニュー」と、雄山の息子の新聞記者山岡士郎と同僚（後に妻）栗田ゆう子の「究極のメニュー」の料理勝負という設定から始まった作品。一九八三年から続いたこの父子の確執は二〇〇八年で和解となり、以後は勝負を離れ、食をテーマにして様々な問題を解決していくというストーリーが主となる形で存続している。

単行本の売り上げが累計一億冊を超えるというこの超長寿・超人気作品では、その時代その時代のあらゆる社会問題が扱われていると言っても過言ではない。現代病とも呼ばれるうつ病が取り上げられることになったのは、だから必然とも言えよう。そして、取り上げられ方もある意味とても現代的であった。うつ病についての、現代に非常によく見られる誤解が、そのままの形で表れているのである。ストーリーを見てみよう。

うつ病をテーマにしたエピソードは、単行本では第九六巻「究極の料理人〝春編〟」で、うつ病にかかったのは、山岡の長年の友人である料理人の岡星である。

医師からうつ病の診断を告げられた帰路、動揺した岡星の妻が「あなたお願い。がんばって」と思わず励ましたのに対し、山岡は即座に「がんばれとかお願いとか、そういう負担をかけることは禁物」とたしなめていることから、「うつ病の人にガンバレと言ってはいけない」という最低限の知識を山岡は持っていたことがわかる。

けれども、先に説明したように、うつ病の人に対しては、「ガンバレ」が禁句という単純なものではなく、叱咤激励するという文脈が禁じ手なのである。過去に二人の友人をうつ病による自殺で亡くした山岡は、料理によって岡星のうつ病を回復させようと画策する。この時点で、山岡がうつ病という病気を全く理解していないことが暴露されており、山岡の行為が岡星のうつ病を悪化させることは火を見るよりも明らかである。なぜなら、料理にせよ何にせよ、何らかの手段によってうつ病の人を励まして明るくさせようという試みがまさに、ツレのいう「ガンバレというのと同じ文脈で迫ってくる」という禁じ手だからである。ツレは「けっこうつらかった」と控えめに言っているが、本当は死にたくなる程つらかったのかもしれない。このような励ましは、決して回復の助けにはならないばかりか、むしろ病気を悪化させるのだ。では『美味しんぼ』ではどういう展開になったか。順に見ていこう。

まず、「こんなに苦しいのなら死んでしまったほうが楽です」と言う岡星に山岡は、「じゃあ死ねよ」と非情な言葉を浴びせる。もちろん「非情」は、逆説である。いや、逆説のつもりなのであろう。親友である山岡は、あえて非情な言葉を浴びせることで、岡星を励まそうとした。そう解釈できる場面だが、そういう逆説は、健康な人には通用することがあっても、うつ病の人には通用しない。

さらに山岡は追い討ちをかける。「死んだつもりで一年、自分に命を預けよ」と言う。そして、いわば岡星激励計画を披露する。明治生まれの高名な料理人・西音松の息子である西健一郎に、音松の料理を再現させ、その料理の力で「岡星さんの心をうつの底から引っ張り上げ」ようという計画である。山岡は岡星に言う。「一年間、西音松さんの料理の真髄を味わってくれ。それから先は死のうとどうしようと岡星さんの勝手さ。」

これはまさに「ガンバレという文脈で迫る」の見本である。これが自分への激励であることは、うつ病の人には痛い程わかる。そして、せっかくの親友の激励にもかかわらず病気が良くならない自分を責める。自分なんか消えてしまった方が親友のためになる。その先にあるのは、自殺である。

それが現実のうつ病だが、岡星の反応はこれとは違っていた。西音松の見事な料理に、瞬間瞬間ではあるが、明るさが顔を出す。岡星の言葉である。

「四つの蒸し物は日本料理の真髄といえるものですね。豊かな気持ちになって心がくつろぎます。」

「こういう骨太の味のものが出ると食べるほうも力が入ります。」

それぞれに対し山岡は、

「おっ。」

「いいぞ！　気合いが乗ってきたな。」

と快哉を叫ぶ。

食事を終えて店を出る時に岡星は、

「幸い、私の心はちゃんと動きました。」

と礼を述べる。山岡と栗田は
「動いたか！」「やったわ。」

と喜ぶ。


励まされたうつ病の人が、このように明るい反応を示すことは、あることはある。ではそれは例外として喜んでいいのだろうか。そうではない。うつ病の人にこのような反応が見られた時は、ここまで自分のために尽くしてくれている親友に対して、喜んでみせなくては申し訳ないと思って無理に明るくふるまっているのだと考えなければならない。同じような反応は、医師の治療に対してもよくある。せっかく先生が一生懸命治療してくださっているのだから、良くなったと言わなければ先生に申し訳ない、そういう反応がよくあるので、うつ病の臨床では常に注意しなければならない。本気で自分の命を断とうと考えている最中にも、周囲への気遣いを示す。それがうつ病である。そんなうつ病の心理を知らずに、山岡のように単純に喜んでいると、さらに励まして追い討ちをかけ、うつ病患者を崖っぷちに追い詰めることになりかねない。現にそれが、続編にあたる「究極の料理人〝夏編〟」（第九七巻）である。もちろん山岡にはそんな意識はなく、究極の料理が岡星のうつ病を回復させると信じて疑わない。

ところがその後の「究極の料理人〝秋編〟」（第九九巻）では、意外な展開を見せる。

そこには医事評論家・田崎信司なる人物が登場する。田崎は山岡のこれまでの行為を激しく非難する。「素人療法は間違いの元だ！」と山岡を怒鳴りつける。

『美味しんぼ』の主人公は山岡である。だから山岡はこの作品では絶対的に正しい存在だ。山岡の行為を非難するのは悪役という位置づけになる。田崎も例外ではない。風貌も言葉遣いも、憎たらしいイメージ満載である。しかし山岡の行為を難詰する田崎の言葉は、医学的にはすべて正しい。山岡は田崎を「権威主義に凝り固まった人間」で、田崎が山岡の行為を批判するのは「素人相手というだけで何も認めない」姿勢だと切り捨てる。だが、一連の行為の基盤にある山岡の信念、「天性の料理人ゆえにうつ病に落ち込んだ岡星さんを救えるのは料理以外にない。西音松・西健一郎父子の料理は、岡星さんをうつ病の底から引っぱり上げる力があると俺は信じています」こそが、いわば心理主義に凝り固まったドグマであり、脳の病気であるうつ病についての根本的な誤解に基づいているのである。

しかしもちろん『美味しんぼ』では、山岡は医事評論家なんかに敗北しない。田崎に「監督」させるという名目で、西音松の料理を出す店に同行させる。そして田崎も究極の料理に感動し、あくまで精神科の専門医の治療を受けていることを前提に、山岡の行為を容認して「究極の料理人」の春夏秋冬は目出度くお開きとなる。

〝春編〟から〝秋編〟までが雑誌に発表されるまでの間に、数カ月の期間が経過している。これは私の想像だが、〝春編〟が発表された後、激しい批判の投書が、掲載誌のビッグコミックスピリッツに大量に寄せられたのではないか。ここまで解説してきたとおり、山岡の行為は、「うつ病の人に、ガンバレという文脈で迫る」という、最悪のものであり、うつ病の人を自殺にさえ追い込みかねないものだから、批判を受けて当然である。そこで作者は軌道修正として医事評論家・田崎を登場させ、何とか話をまとめようとしたのではないか。〝春編〟の時点でそこまでの計画があったとは思えない。読者というものは必ずしも連載のすべてを読むわけではないのだから、〝春編〟でうつ病を誤解させ、何カ月も後に糾すという計画は不自然で無理がある。

〝春編〟の最後のシーンで山岡は、

「うつ病は恐ろしい病気だよ。しかし的確な治療で必ず治る。」

と正しい言葉を口にするが、直後に

「西さんの料理も岡星さんにはすごく効き目のある薬だぞ。」

とあまりにひとりよがりな信念を表明している。

ひとりよがりであるが、決して悪気はない。中途半端なうつ病の知識から、結果として最悪のことをやっているにすぎない。善意からうつ病の人に対してこのような行為をとってしまう人は、現実にもかなり多い。だから山岡のひとりよがりには大きな意義がある。反面教師として最悪の対応を示したという大きな意義である。

『美味しんぼ』ほどの超長寿・超人気作品で、しかも様々な社会問題を扱っているとなれば、内容について多くの批判を浴びるのは避けられない。事実、酷評も数多く目にする。しかしそれは、決してこの作品の価値を低めるものではないだろう。反面教師も、とてもたくさんの人々が読む超人気作品だからこそ、意義があるのだ。誰も読まないようなマイナーな作品だったら、反面教師的なことが書かれていても、逆にいかに正しく人のためになることが書かれていても、たいした意味はない。おそらくは多数のアドバイザーの意見を傾聴しながら描かれていると思われる『美味しんぼ』。うつ病を取り上げていただいたことに、うつ病を治療する立場にある一人として私は感謝したい。なお、とってつけたような形であるにせよ、「しっかりと専門医の治療を受けているなら…」という田崎のセリフによるフォローも、作者の良心として高く評価したいところだ。

しかしそうは言っても、山岡の行為は、傷口を丁寧に治療している医師の知らないところで、その傷口を消毒しているつもりで塩を塗っているに等しいことは、やはり言っておかなければならないだろう。

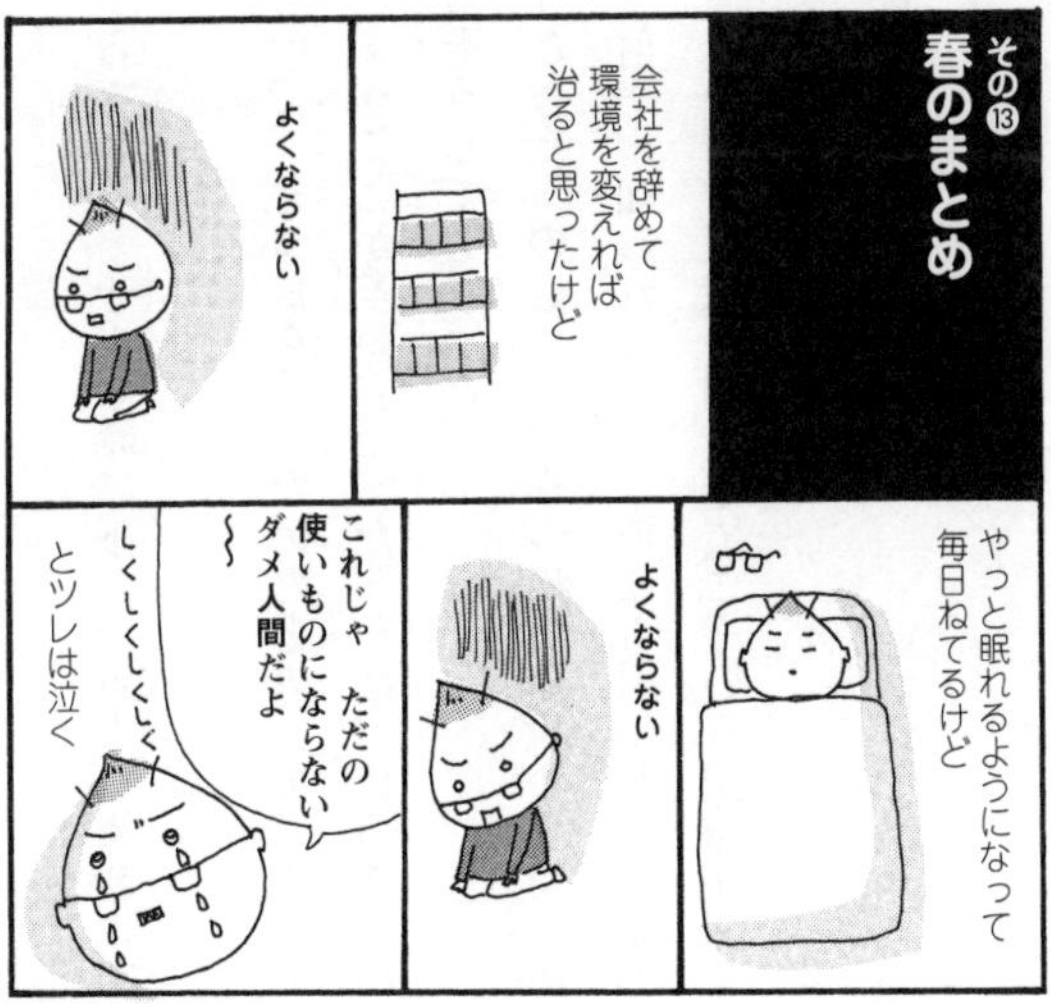

その⑬
春のまとめ
会社を辞めて環境を変えれば治ると思ったけど
よくならない
やっと眠れるようになって毎日ねてるけど
よくならない
これじゃ ただの使いものにならないダメ人間だよ～
しくしくしくしく
とツレは泣く

【7】重大な決断をしない

うつ病の症状がある時、重大な決断をしてはいけない。保留にしなければいけない。その理由は二つある。

一つは、うつ病の時には判断力も損なわれているからである。そんな時に下した重大な決断は、あとあと後悔の種になることが非常に多い。

もう一つは、これもまたうつ病への誤解からくるもので、うつ病を治すためだと考えて、誤った重大な決断をしてしまうことが多いのだ。たとえば、仕事を辞める。

ツレも残念ながらそうしてしまった。

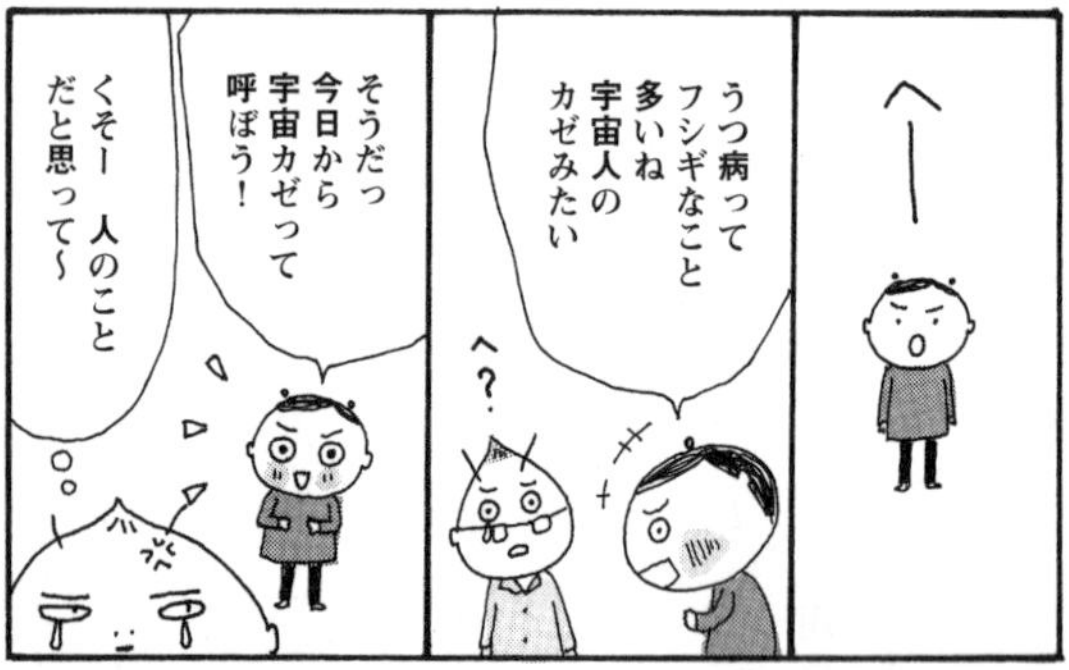
へーー
うつ病って フシギなこと 多いね 宇宙人の カゼみたい
へ?
そうだっ 今日から 宇宙カゼって 呼ぼう!
くそー 人のこと だと思って〜

©細川貂々／幻冬舎

仕事を辞めようと考えるのもまた、うつ病の症状の一つであることは、一世紀も前から知られている。前にも引用したクレペリンの教科書[2]にも、うつ病の症状の例としてこういう記載がある。

職業にふさわしくない、転職しよう、
私の生活をこうするんじゃなかった

その症状の延長上に、「会社を辞めて環境を変える」という決断がある。こういう誤りがどうしても発生する。理由は原因論についての誤解に根がある。うつ病は脳の病気。まずそれを知ることが第一歩だが、言葉のうえで「脳の病気」とわかっていても、

表5　精神科の対象となる疾患の原因

心因（社会・心理的な要因が大きい）	
	ストレスが原因で発症する疾患：適応障害、反応性抑うつ、PTSD　など
内因（本人の内部に、何らかの原因がある）	
	統合失調症、躁うつ病、うつ病　など
器質因（脳にはっきりした病変がある）	
	アルツハイマー病、脳血管障害、脳外傷、脳腫瘍　など

「環境を変えれば治るのではないか」と思ってしまう。そして実行してしまう。もちろん環境も脳に影響を与えるが、決定打にはなり得ない。重大な決定は保留しなければならない。本章の結びとして、うつ病の原因論に立ち返ってみよう。

うつ病の原因としての「内因」

前ページのコマの、「うつ病ってフシギなこと多いね　宇宙人のカゼみたい」というてんてんの素直な感想は、てんてんがいかに親身になってツレに接し、いかに正確にツレを観察しているかを示している。うつ病は、よく見れば見るほど、よく考えれば考えるほど、フシギな病気なのである。なぜか。それは、うつ病が内因性の病気だからである。「内因」という言葉は、前にも紹介した。一章の表を再掲してみよう（表5）。

表5に示した三つの原因のうち、因果関係が最も目に見えてわかりやすいのは「心因」であろう。ストレスが原因で、心が傷ついた。心が折れた。それなら共感できる。理解できる。

「器質因」も、因果関係がわかりやすい。脳にはっきりした病変があれば、それに応じた症状が出る。たとえば記憶に関連する脳の部位が傷つけば、記憶に障害が出る。それなら理解できる。

しかし、「内因」は、フシギである。「本人の内部に、何らかの原因がある」と言われれば、「じゃあ、その何らかの原因って何?」という問いが生まれる。今でこそ、それは脳内のシステムだとわかっている。統合失調症ならドーパミン系。うつ病ならセロトニン系。そこまで単純なものではないが、現代では「内因」の実態は、かなりのところまでわかってきている。

かつては、「何らかの原因」の正体が全く不明だった。人はそういう状態に耐えられない。人間は、「原因不明」には納得しない動物である。理由を求める。わかりやすい理由を求める。理由を棚上げにするのは、すわりが悪い。原因がわからないということを認めることには強い抵抗がある。そこで雄弁に登場するのが、迷信である。

内因性の病気は、何かにとりつかれたのが原因。そういう迷信が、中世の頃までは優勢だった。そこには中世という時代背景がある。オカルト的なものが広く信じられていたという時代背景。そんな時代には、「ある日突然変わってしまった」ように見える人は、何かにとりつかれたに違いないと信じられるのも無理はない。

時代はかわって現代。現代にも迷信はある。内因性の病気の原因についての迷信がある。それは、「ストレス」である。この迷信は根強い。うつ病を治すためだと信じてツレが会社を辞めてしまったのも、てんてんがそれを勧めたのも、根本にはこの迷信があった。中世に「とりつかれる」という迷信が根強かったことの背景には中世という時代があったのと同じように、「ストレス」が強調されることの背景には現代という時代がある。それは、現代が「ストレス社会」であるという風潮である。信仰と言ってもいいかもしれない。

現代人の多くの問題について、ストレスが原因だと説明されれば、多くの人は納得する。しかし、歴史の中の他の時代に比べて、現代を殊更にストレス社会と規定する根拠はきわめて薄弱である。戦争や飢餓のほうがよほどストレスではないのか。

そうは言っても、「現代がストレス社会」は、今や日本人の常識になっており、反論は虚しく響く。そんな現代という時代には、内因性の病気の原因もストレスという迷信がはびこるのも無理はない。何らかのストレスは誰にでもあるわけだし。

それに、ストレスが強調されることには利点もある。わかりやすい。共感されやすい。ストレスが原因なら、誰でもなる病気だ。そう認識されれば、偏見も回避できる。

それならそれでいいじゃないかという考え方もあろう。さしあたってそう大きな問題はなさそうだし。であれば、内因とか脳内システムとか複雑な説明には触れず、わかりやすく説明するほうが、多くの人の胸に届く。

しかし、誤りは誤りであって、大きな問題がないのは「さしあたって」にすぎない。最初の説明の方向に微妙なズレがあれば、その後の話はどんどんずれていき、気づいた時にはとんでもない地点に到達するのは、どんな物事でも同じだ。

うつ病の原因をストレスであるとわかりやすく，しかし安易に説明してしまえば，励まし力づけてうつ病を治そうとしたり，薬を飲まずにうつ病を治そうとしたり，会社を辞めることで治そうとしたりといったことが不合理であるという説明に説得力がなくなる。

病気を理解することは重要だ。しかし，理解できない一線があることを見つめなければならない。強引な理解は，迷信の妄信に等しい。ネガティブ・ホロウやペコペコバッタの作用というたとえを，マンガの中のフィクションとして笑い飛ばすのもいいが，うつ病の症状とはそのように通常の理解を超えたフシギなものだという認識につなげるという意味では，心に留めておいていい。理由なき憂うつという点で，これらはうつ病と共通点がある。てんてんはうつ病を「宇宙カゼ」と表現した。うつ病は，フシギな病気なのだ。てんてんは，ツレのことを心から心配し，親身になってよく観察することで，その実感を得ている。そんなてんてんの洞察力が，『ツレがうつになりまして。』のどのコマにも満ちている。あとがきには次のように書かれている。

私にとってもツレの病気は財産になったのです。

財産になったのは，てんてんにとってだけではない。『ツレがうつになりまして。』は，うつ病の人にとって，うつ病の家族にとって，さらには社会にとって，大きな財産であることは間違いない。そんな名作を世に出してくださった細川貂々氏に，私は感謝したい。

三章 ● 高次脳機能障害

本章でとりあげるマンガ作品

『日々コウジ中』　柴本 礼

『東京怪童』　望月ミネタロウ

『ホムンクルス』　山本英夫

『機動戦士ガンダム THE ORIGIN』　安彦良和

人が倒れる。

急性の脳障害だ。

原因は脳出血かもしれない。脳梗塞かもしれない。交通事故や転落などで頭を打ち、脳が損傷されることも原因になる。

命は助かるのか?

周囲の人々の関心はそこに集中する。

一日。数日。一週間。二週間。時には一カ月。二カ月。

危険な時期は続く。

長いトンネルを抜け、生命の危機がどうやら去った時。

歓喜、そして安堵。

しかしそれも束の間、次の心配は後遺症である。

たとえば、マヒ。

体の半分が動かない、感覚がない、などのマヒが、脳の障害には伴うことがある。

検査と診察の結果、どうやらマヒもなさそうだとわかった時。

ようやく安寧の時間が訪れる。

しかしここに、表面からは見えにくい障害が残っていることがある。

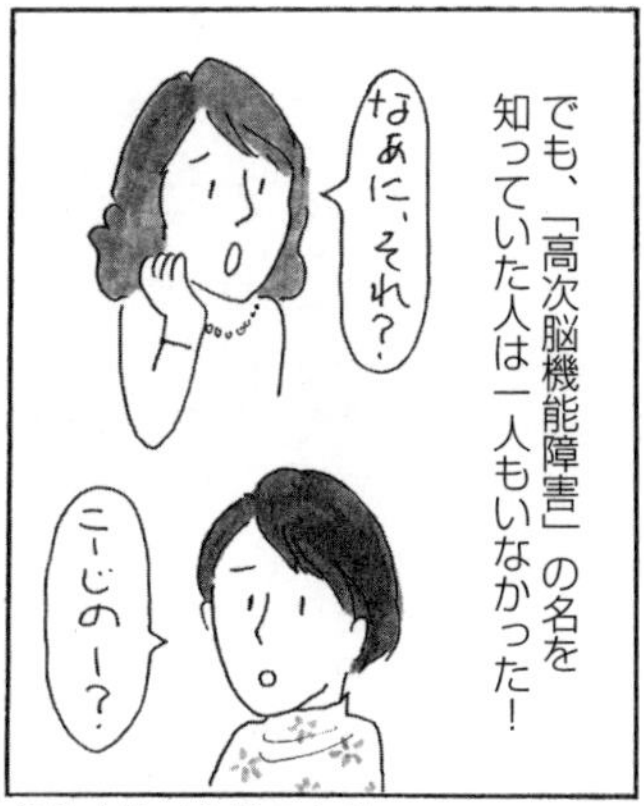
でも、「高次脳機能障害」の名を知っていた人は一人もいなかった!
なあに、それ?
こーじのー?
©柴本礼／主婦の友社

それが高次脳機能障害である。

とは言うものの、コージノーキノーショウガイというものはあまり知られていない。「なあに、それ?」「こーじのー?」という反応が大多数であることが、残念ながら現状である。知られていなければ、共感も支援も得られにくい。しかし、高次脳機能障害の回復のためには周囲からの理解と支援が不可欠である。高次脳機能障害の家族を持った当事者として、この障害のことを少しでもわかってもらいたい、という切実な思いが結晶した作品が『日々コウジ中』である。

『日々コウジ中』 柴本 礼（主婦の友社）

四〇代で起業した実業家のコウジさんは、くも膜下出血で倒れ、後遺症として高次脳機能障害が残った。妻＝柴本礼＝作者が、そんなコウジさんとの日々を綴り、高次脳機能障害の様々な症状や家族の苦悩、感動、そしてコウジさんの社会復帰までを描いた作品である。

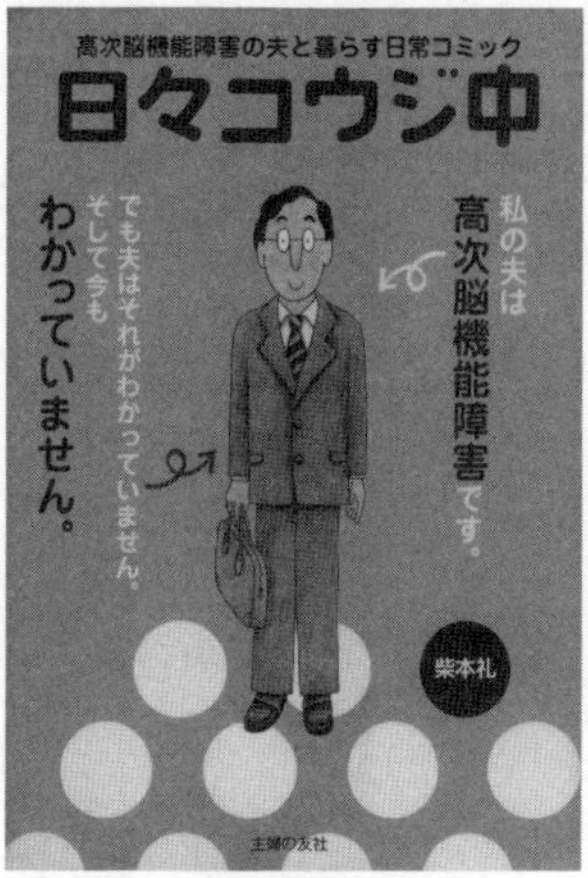
高次脳機能障害の夫と暮らす日常コミック
日々コウジ中
私の夫は高次脳機能障害です。
でも夫はそれがわかっていません。そして今も
わかっていません。
柴本礼
主婦の友社
©柴本礼／主婦の友社

JCOPY 498-12938

表6　精神科の対象となる疾患の原因

心因	（社会・心理的な要因が大きい）
	ストレスが原因で発症する疾患：適応障害、反応性抑うつ、PTSD　など
内因	（本人の内部に、何らかの原因がある）
	統合失調症、躁うつ病、うつ病　など
器質因	（脳にはっきりした病変がある）
	アルツハイマー病、脳血管障害、脳外傷、脳腫瘍　など

高次脳機能障害に苦しむ人は日本全国に約三〇万人存在し、その数は増加しつつある。厚生労働省もこの現実に対処すべく、二〇〇一年に「高次脳機能障害支援モデル事業」を発足させた。この二〇〇一年が、高次脳機能障害支援元年と言えるかもしれない。とすれば、高次脳機能障害は、二一世紀とともにデビューしたのだ。コウジさんがくも膜下出血で倒れたのはそれから三年後の二〇〇四年だから、まだまだこの病名自体を知らない人が多かったことに不思議はない。

ただし、高次脳機能障害そのものは決して新しい概念ではない。

本書の一章、二章でもご紹介した上の表。精神科の対象疾患の原因別分類である。高次脳機能障害は、脳にはっきりした病変があって、それが原因で現れた精神症状だから、この表の中の「器質因」に含まれることになる。

器質因による疾患が精神科の対象と言われると、意外に思われる方も少なくないかもしれない。昨今の精神科のイメージは、町のメンタルクリニックによって形成されている面が大きいから、「ストレスによるうつ病のような、心の悩み」だけが、精神科で扱われると思っている人も増えている。一昔前の、「精神科＝精神病院＝収容所」という、偏見に裏打ちされた連想に比べればはるかに好印象になっているとも言えるが、そうは言ってもこのイメージもいわば逆方向の偏見に基づく大きな間違いで、クリニックで診療されている患者層は、精神科という分野の中のごく一部にすぎない。それに、「ストレスによるうつ病」という言い方自体も、うつ病についての大きな誤解から生まれていることは、二章で解説した通りである。

器質因による精神障害は、精神医学の黎明期ともいえる十九世紀には、精神科の対象として大いに研究されていた。その理由は、「脳にはっきりした病変がある」という、器質因の定義そのものにある。統合失調症やうつ病のような、原因の全くわからなかった病気とは違い、「脳の病変」という目に見えるものがある器質因の精神障害は、その病変の性質や脳内部位と、精神症状との関係を追究することによって、脳の機能や精神疾患全般についての貴重な情報が得られると期待できるからである。

臨床研究における最も重要なデータが臨床症状であることは、今も昔も変わらない。器質因による精神障害の臨床症状の観察によって明らかにされたことは、表7に集約される。すなわち、脳に障害が加わると、急性期は意識障害、慢性期は脳の損傷部位ごとに違った特有の症状が出るということである。

急性期とはどのくらいの期間のことか、はっきりした定義はないが、通常は数日から数週である。それを過ぎた慢性期の症状が、表の記載のように「損傷部位に特異的」ということは、逆に言えば急性期は「非特異的」ということである。非特異的とはどういうことか。実例を見てみよう。

表7　脳の障害（器質因）による臨床症状

急性期	意識障害
慢性期	高次脳機能障害。損傷部位に特異的な症状。損傷が広い範囲にわたれば、認知症になる

JCOPY 498-12938

【ケース20】

二三歳の娘が三週間前より脳挫傷のために入院中です。原因は自転車で転倒して頭を打ったことで、直後はたいしたこともなさそうに見えたのですが、その日の夜になって頭痛と吐き気が出てきたので心配になって脳神経外科を受診し入院したところ脳挫傷との診断でした。

入院して次の日から行動や会話が通常ではなくなり、夜間は点滴で睡眠できるようにしておりますが、眠ることがなかなか難しいのが現状です。昼間はなんとか会話が成立しますが、妄想も多く突然会話の内容が飛んだり急に怒ったりします。先日は夜に備品を使って病院のガラス扉を割ったりもしました。わずかな時間なら正常な思考もできますがすぐに非現実的な会話に戻ってしまいます。誰もいない所に人が見えるなどの幻覚もあるようです。この症状は今後少しでも回復していくことは可能なのでしょうか。心配でたまりません。

【ケース21】

七〇歳の母が、軽い脳梗塞になりました。その後症状は安定していましたが、「看護婦さんが、皆で自分の噂話をしている」とか、幻覚症状のようなものが出て不穏になり、看護婦さんの注射や医師の意見も聞けなくなり、二週間後に退院させられました。それから二日が経ちどんな様子か電話をしたところ、「家の中に近所の人が盗聴器を仕掛けてすごいことになっている」と母は言い張るのです。もちろんそんなはずはないのですが、母は耳を貸しません。こういう症状の場合、少し様子を見たほうがいいのでしょうか？　母のような症状が少しでも軽くなるような薬などの治療法はあるのでしょうか。

【ケース22】

五九歳の父が一週間前に発熱し、風邪かインフルエンザだと思っていたのですが、なんだか話すことがおかしくなってきたので病院を受診したところ、脳炎と診断されて入院になりました。現在は、言っていることのつじつまが合わない、同じことを何度も言う、などの症状が出ています。また、夜になると病室に何人もの殺し屋が入ってくると、幻覚のようなことを言ってすごく脅えていることもあります。父は認知症になってしまったのでしょうか。

以上の三例、それぞれ、外傷、脳梗塞、脳炎と原因は違うが、症状はとてもよく似ている。すなわち、話がまとまらず、興奮し、幻覚や妄想が見られることである。原因にかかわらず同様の症状が出現する、これが「非特異的」という言葉の意味である。原因は違うといったが、共通する点はある。それは、「脳に急性の障害が起きた」ことである。そして結果としての症状は同様でも、それを表す用語は研究者によって色々なものがつけられてきた。その用語のひとつである「外因反応型」を提唱したボンヘファー（Bonhöffer 1868-1948 ドイツの精神医学者）は、急性期の症状に共通する法則と

は「非特異的の法則」であると逆説的に表現している。(1)

また、この症状は回復することが一つの大きな特徴で、その経過に着目したヴィーク（Wieck ドイツの精神医学者）は「通過症状群」と呼んだ。(2) 回復までの通過の時期の症状という意味がこめられた命名である。

これらの名称は、しかし、二〇世紀後半からはあまり用いられなくなり、現代においては、脳障害の急性期は、「意識障害」という言葉に集約されるようになっている。そして、意識障害をベースにして現れる精神症状は「せん妄」としてまとめられている（ヴィークは通過症状群を、意識障害とは別のものとして記載している。しかし原著に記されている通過症状群は、現代でいう意識障害と重なる部分が多々ある）。

意識障害は、現代ではJapan Coma Scale（「日本昏睡尺度」が直訳だが、「ジャパンコーマスケール」とか「ＪＣＳ」と呼ばれている）にしたがって、表8のように0から300までの10段階に分類されるのが普通である。

ジャパンコーマスケール（ＪＣＳ）が最もよく用いられるのは、精神科ではなく、脳外科や救急医療場面である。ＪＣＳ100から300は昏睡であり、「ＪＣＳ三桁の意識障害」と表現される。生命の危険が切迫していることも考えなければならない意識障害である。

精神科の対象になるのは、一桁の意識障害（ＪＣＳ 0〜3）の時の精神症状である。

一桁だからもう安心ということはないが、相対的には意識障害が重ければ重いほど危険な時期であ

表８　Japan Coma Scale

覚醒している（起きている）	
0	意識清明
1	意識清明とは言い切れない
2	見当識障害がある
3	自分の名前・生年月日が言えない
刺激に応じて一時的に覚醒する（起こせば起きる）	
10	普通の呼びかけで開眼する
20	強く揺するなどで開眼する
30	痛み刺激を与えつつ呼びかけを続けると辛うじて開眼する
刺激しても覚醒しない（起こしても起きない）	
100	痛みに対して払いのけるなどの動作をする
200	痛み刺激で手足を動かしたり、顔をしかめたりする
300	痛み刺激に無反応

表９　せん妄の診断基準（DSM-IV-TR）

A. 注意を集中し、維持し、転導する能力の低下を伴う意識の障害（すなわち、環境認識における清明度の低下）。
B. 認知の変化（記憶欠損、失見当識、言語の障害など）、またはすでに進行し、確定され、または進行中の認知症ではうまく説明されない知覚障害の発現。
C. その障害は短期間のうちに出現し（通常数時間から数日）、１日のうちで変動する傾向がある。
D. 病歴、身体診察、臨床検査所見から、その障害が一般身体疾患の直接的な生理学的結果により引き起こされたという証拠がある。

るとは言える。

外因反応型や通過症状群はＪＣＳ一桁の時期の精神症状を表す言葉と言えるが、現代の診断基準であるＤＳＭでは、せん妄という言葉でまとめられている。診断基準は表９の通りだが、臨床的な定義としては、**軽い意識障害に、興奮・錯覚・幻覚妄想などを伴い、不安のような情動変化や奇異な言動もある**のがせん妄である。右に紹介した三症例の精神症状はいずれもせん妄である。

この時期のコウジさんは、

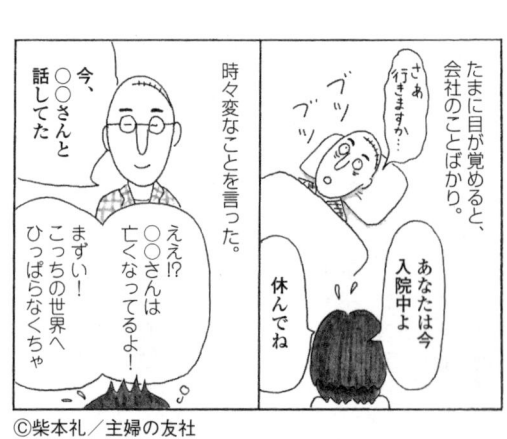

©柴本礼／主婦の友社

眠っていることが多く（二桁の意識障害）、たまに目を覚ますと（一桁の意識障害）、このような言動が認められている。せん妄の一種である。

せん妄そのものは、ほぼ間違いなく回復する。紹介した三つの実例のように、この時期の家族の不安感はとても大きいのが常だが、せん妄になる前のＪＣＳ三桁や二桁の意識障害が生命にかかわる最も危険な状態なのであって、せん妄はそこからの回復過程に見られる一過性の症状なのである。

そして、本章の冒頭に記したように、高次脳機能障害は、回復後に明らかになる。高次脳機能障害の患者数が増加しつつあることの背景には、医療技術の目覚しい進歩がある。

たとえば、コウジさんは急性のくも膜下出血だった。発症直後の次ページ右下のコマの時期。家族が祈る、手術室の扉の向こう側では、救命に向けて、脳外科医をはじめとする医療者が必死の努力を続けている。ひと昔前であればこの時期に失われてしまったであろう多くの命が、医療技術の進歩により（その進歩も彼らの努力によるのだ）、現代では救われるようになっている。そのデータは、交通事故による死亡者と負傷者の数の推移に如実に表れている。グラフのように、平成五年頃から、死亡者はどんどん減り、他方、負傷者は増え続けている。救命さ

交通事故死者数・負傷者数の推移

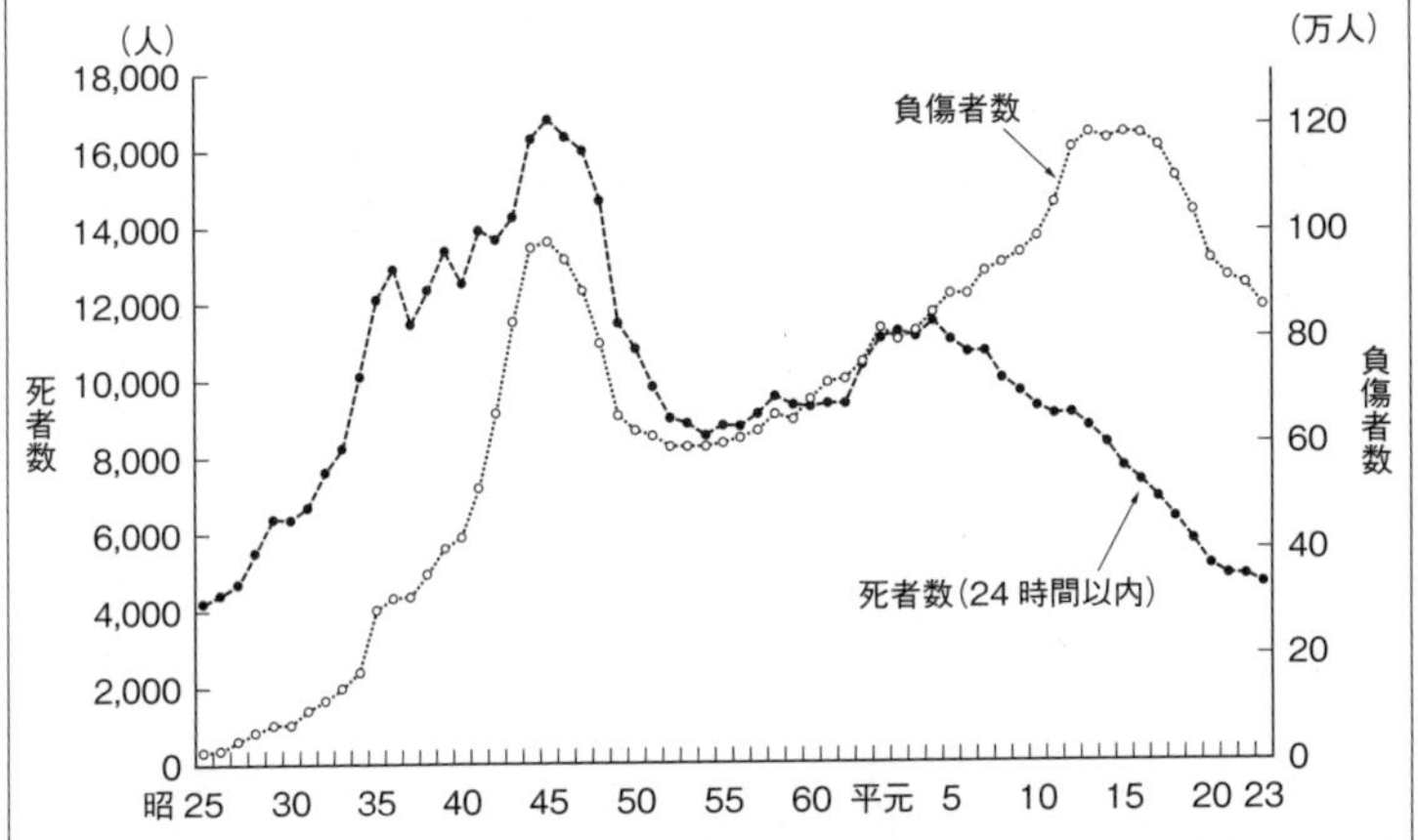
(人)
18,000
16,000
14,000
12,000
10,000
8,000
6,000
4,000
2,000
0
死者数
(万人)
120
100
80
60
40
20
0
負傷者数
負傷者数
死者数(24 時間以内)
昭 25
30
35
40
45
50
55
60
平元
5
10
15
20
23

出典：交通局交通企画課「平成 23 年中の交通事故死者数について」

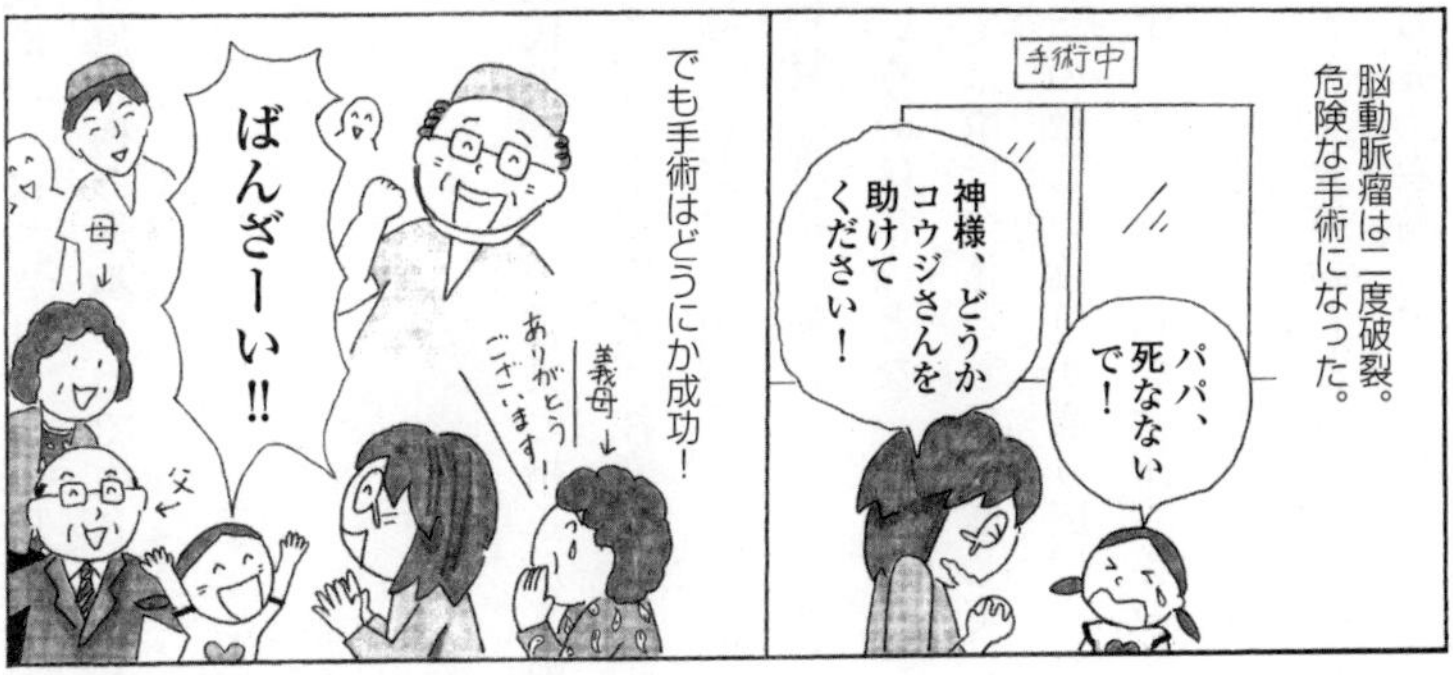
脳動脈瘤は二度破裂。
危険な手術になった。
手術中
神様、どうかコウジさんを助けてください！
パパ、死なないで！
でも手術はどうにか成功！
ばんざーい!!
義母
ありがとうございます！
母
父

れた人々が、負傷者となって生存していることが、この統計からはっきりと読み取れるであろう。この歓喜を光とすれば、光をもたらした輝かしい救命医療技術の進歩の陰で生じているもの、それが、脳損傷による高次脳機能障害の増加である。

高次脳機能障害とは何か　その一

高次脳機能障害という言葉自体は昔からあった。ただ現代では、この言葉の指し示す範囲は変わりつつある。もともとは高次脳機能障害とは、失語、失行、失認、記憶障害、注意障害（半側空間無視など）を指す用語であった。これらの症状は、脳のある一部（局所）の損傷によるものなので、「局所症状」「局在症状」「巣症状」などとも呼ばれている。「神経心理学的症状」という呼び方もある。今でこそ、脳とはその部位ごとに機能が分担されているというのは常識となっているが、これが常識として根づいたのは十九世紀後半になってからで、それまでは脳は全体として機能していると主張する「全体論者」と、脳内の機能分担を主張する「局在論者」の激しい論争が繰り広げられていた。

人間の精神機能が、脳の部位ごとの機能に解消できるはずがない。それが全体論者の主張で、彼らの主張根拠は、動物実験による実証的なものと、哲学に近い思弁的なものに大別できる。それぞれについて雄弁な論者が存在し、精神分析の創始者であるフロイトも全体論者としてこの議論に加わっていたことはあまり知られていない。フロイトの全体論は彼の失語症論に示されている。フロイトの根拠は思弁的なもので、言語という人間の精神活動の本質にかかわる機能が脳の局所の機能に還元できるはずがないというのがその中心論拠であった。

この全体論者 vs 局在論者の論争は、一八六一年、パリ人類学会におけるブローカ博士（Broca 1824-1880 フランスの外科医）の「症例タン」の報告によって、ほぼ終止符を打たれることになる。

タンの最初の症状は、何を質問されても「タン、タン」と繰り返すだけというものだった。重度の失語症である。それから数年の経過で、タンには右半身のマヒが出現し、最終的には身体的な合併症で死亡した。そして脳の解剖により、左半球前頭葉の局所に病変があることが確認された。これが現代医学の教科書にも運動性言語中枢として掲載されているブローカ領野であり、症例タンの症状がブローカ失語の原型である。(3)

症例タンの学会発表を機に、流れは大きく局在論者優勢に傾いた。この流れは現代まで続いており、今では日常会話の中にも「前頭葉の働きで……」とか、「右脳を使え」などの表現が普通に現れるようになっている。

これは、局在論に傾きすぎた状況であると言える。

脳に機能の局在があること自体は疑う余地のない事実であるが、脳の特定部位と特定の精神機能が「密接に関連している」とまでは言えても、そこが「中枢である」とまでは言えないことが大部分である。このあたりの事情は、医学書では慎重かつ厳密に記載されているが（たとえば、特定機能と密接に関連する脳の部位やシステムは、中枢 center ではなく、関連神経機構 neural correlates というように記述されるのが通例である）、脳科学ブームの現代日本では、局在論があまりに万能のような情報が蔓延し、社会に誤解が浸透しているという現実がある。「過剰な局在論」の時代と言えるかもしれない。

脳科学の見る夢

その点、フィクションであることを前提として読めるマンガは、脳科学への誤解の心配はなく、むしろファンタジーとして楽しむことができる。高次脳機能障害に関連する作品もいくつかある。

『東京怪童』　望月ミネタロウ（講談社）

脳の障害を持つ四人と、その主治医をめぐって物語が展開される。

十九歳のハシ。感じたこと思ったことを何でも全て口にしてしまう。

二一歳のハナ。場所や時にかかわらず、人前でも突然勝手にオーガズムが来てしまう。

六歳のマリ。人間の存在を認識できない。後に、

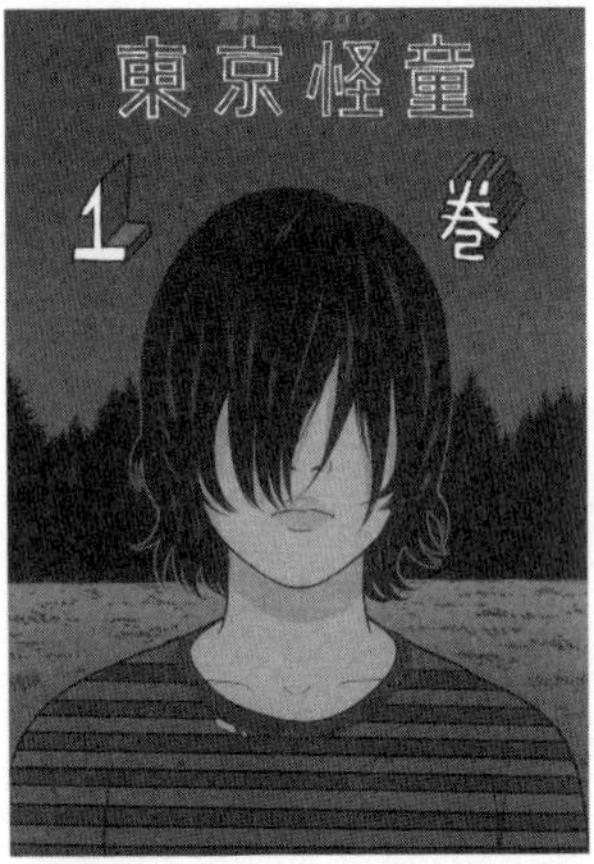

©望月ミネタロウ／講談社

JCOPY 498-12938

外界の左半分すべてが認識できなくなる。
十歳の英雄。自分は神や宇宙人ともコンタクトできるスーパーマンと信じている。
そして彼らの主治医の玉木健一郎は若くして高名な脳科学者だが、実は女装趣味を持っている。

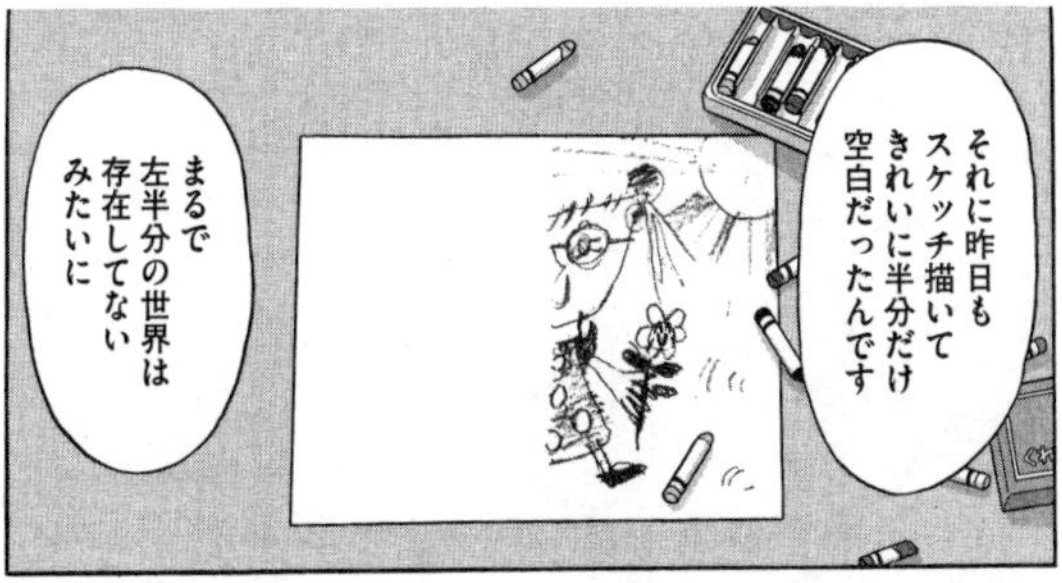
それに昨日も
スケッチ描いて
きれいに半分だけ
空白だったんです
まるで
左半分の世界は
存在してない
みたいに

©望月ミネタロウ／講談社

主人公格であるハシの症状は、事故で車の小さな破片が脳に刺さったことが原因なので、明らかに器質因の精神障害である。他の三人は先天性という設定だが、高次脳機能障害をベースに創作された症状であると見ることができる。

まず最年少のマリからいこう。

マリは、当初は人間の存在だけが認識できないという症状だったが、徐々にそれが進行して、外界の左半分のすべてが認識できないという症状にまで発展した。そのため、絵を描いてもこのように右半分だけしか描かず、左半分が欠損している。

このような絵を描くのは、半側空間無視と呼ばれる高次脳機能障害の症状の一つである。[(4)] 一見するとこの症状は、視野の半分が欠損していることによると思われるかもしれない。しかし半側空間無視は、視野欠損とは全く異質のものである。視野の半分が欠損するの

視覚の経路

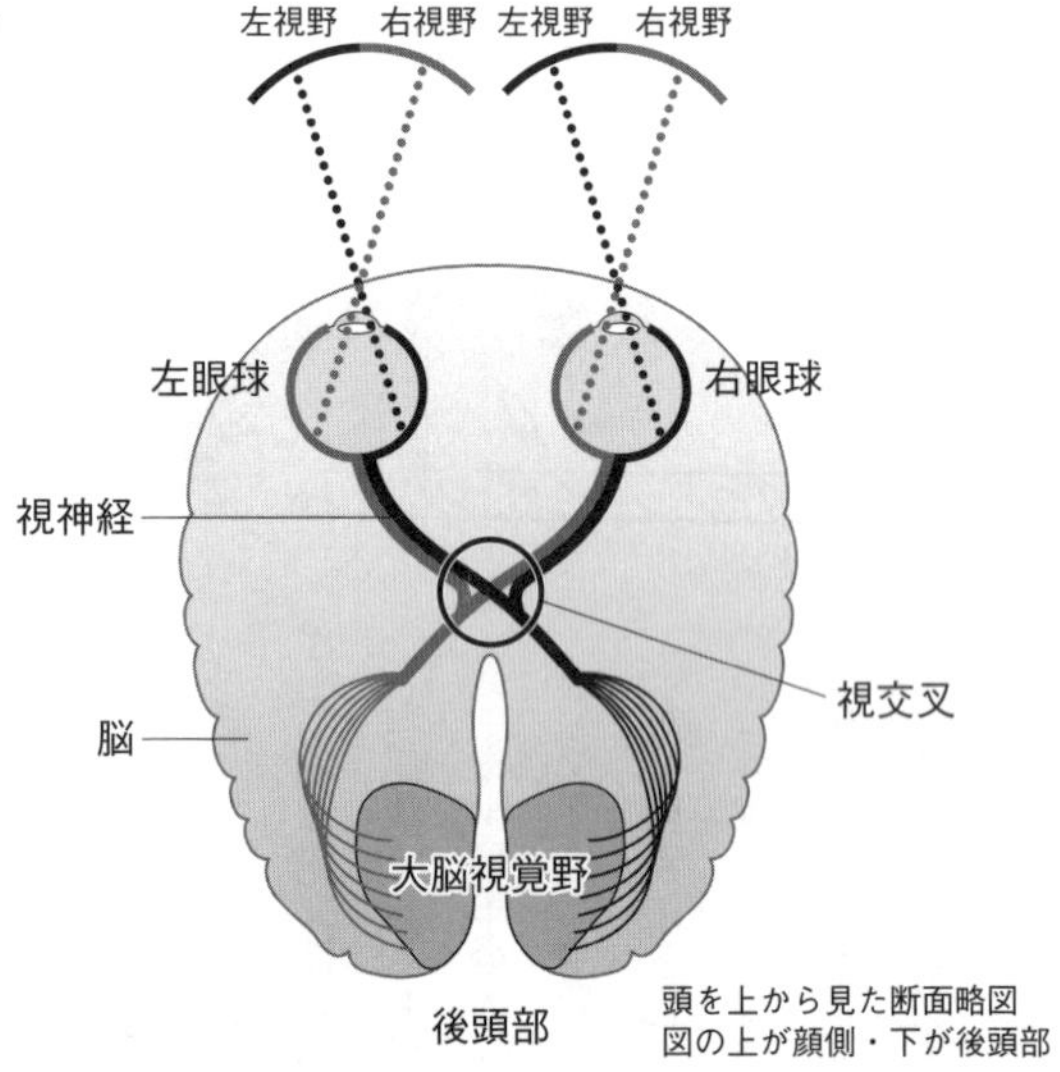
左視野
右視野
左視野
右視野
左眼球
右眼球
視神経
視交叉
脳
大脳視覚野
後頭部
頭を上から見た断面略図
図の上が顔側・下が後頭部

は、網膜から後頭葉までの経路、すなわち、目から脳の視覚中枢までの経路の一部が損傷された時に生じる、半盲と呼ばれる症状である。この場合、本人は自分の視野の欠損に気づくのが普通で、絵を半分しか描かないということはない。顔や目を動かすことで、見えなかった部分に積極的に目を向けることで、視野の欠損を代償することができる。

それに対して半側空間無視では、視覚経路にはどこにも損傷はない。目は普通に見えているのだ。ところが、自分が半側を見ていないことに気づかない。この絵を描いたマリは、自分が左半分を描いていないことに気づいていないのである。

半側空間無視が「高次」脳機能障害に分類される理由はここにある。視力や視覚経路の障害であれば、それは「低次」の脳機能障害

表 10　高次脳機能障害（「学問的な」定義）

失語：話す、話を聞く、読む、書く、など、言語の障害。 失行：身につけた動作の障害。 失認：見る、聞く、触る、ことで認知することの障害。 注意障害 　全般性注意障害：周囲のことがはっきりわからない。 　方向性注意障害：半側空間無視など。 <重要な注意> 上記のいずれも、脳の器質因によることが、高次脳機能障害と診断する必要条件である。すなわち、たとえば舌の異常により話せないといった症状は、失語症とは言わない。また、手の運動障害で動作ができないといった症状は、失行とは言わない。目の障害で見えないのは失認とは言わない。これらはいずれも「低次」機能の障害だからである。

である。半側空間無視という症状は、決して視野欠損が原因であるわけでもなければ、視力が落ちていることによるわけでもない。自分を取り巻く空間の半側に、注意を向けることができず、無視してしまうのである。このことから、半側空間無視は、注意障害の一種に分類されている（表10）。

半側空間無視は、大脳の右半球損傷によることが大部分である。その場合、損傷とは反対側の左半側空間無視になる。『東京怪童』のマリの描いた絵はおそらく、現実の半側空間無視患者の描いた絵をもとにしたものであろう。マリの半側空間無視はさらに、外の世界にまで発展する。

半側空間無視の人が、絵を描く時だけでなく、外の世界についても、半側を無視してしまうのは事実である。左側にある道や店などに気づかない。だから左折するということができず、右折を繰り返して堂々巡りとなり、道に迷うこともよくある。けれどもこの症状は基本的には注意障害だから、次ページ右上のコマのように、見えるところと見

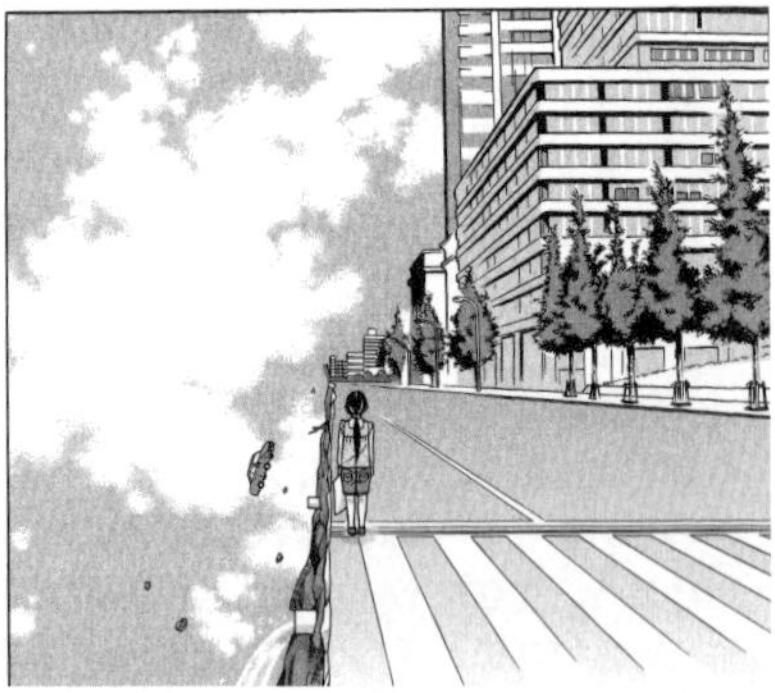

©望月ミネタロウ／講談社

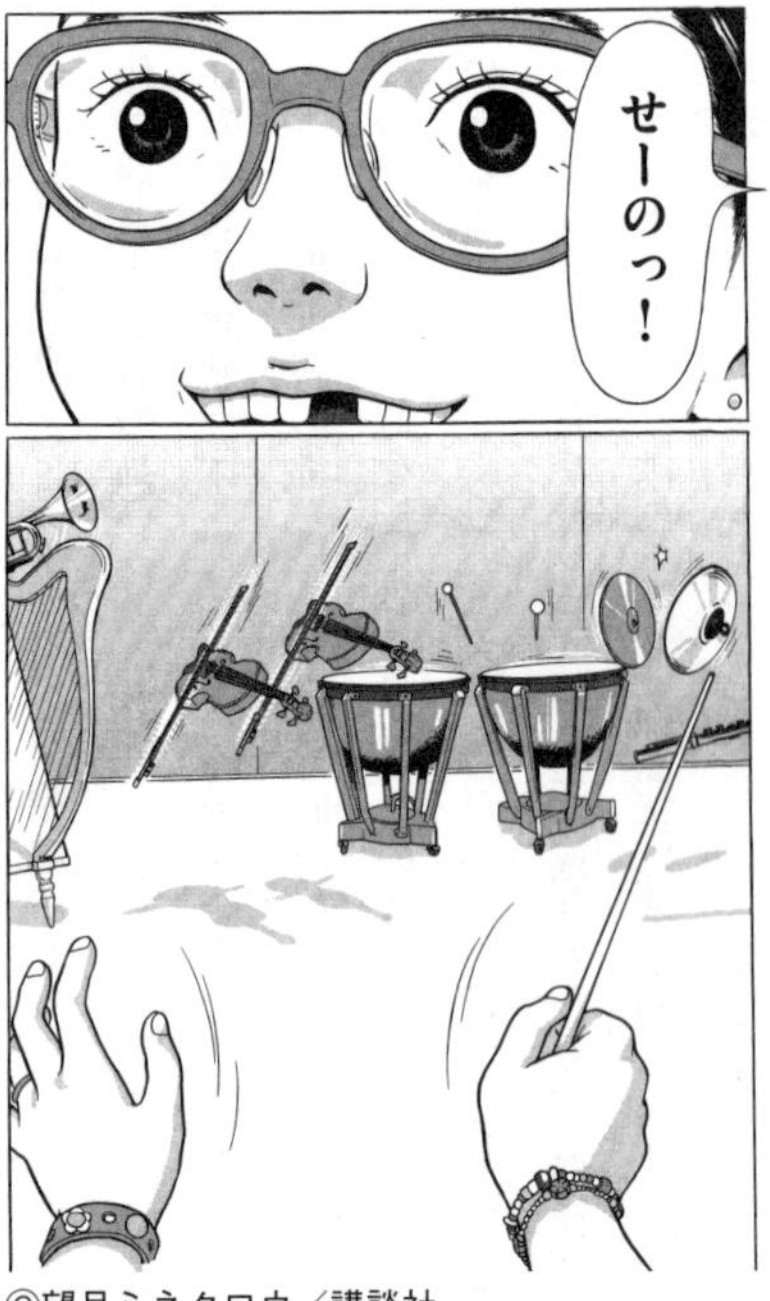

©望月ミネタロウ／講談社

えないところの境が断崖絶壁のように「見える」ことはあり得ない。このコマは作者の創造力によって描かれた風景である。

さらには、マリの当初の症状である、「人間だけが見えない」というのも、高次脳機能障害としてはあり得ない。が、心因性の症状としてなら考えられないこともない。「人間を見たくない」という心理機制が働いて、人が見えなくなるという解釈である。あえて病名をつければそれは解離性障害の一種である。さすがに下のコマのような見え方はファンタジーであるが、発想としては興味深いものがある。

もう一人の女性、ハナの症状は、性感発作である。

ハナは、人前であろうと何だろうと、時と場所に関係なく、発作的に性感が絶頂にまで達してしまうのである。

これこそマンガならではのフィクションで、セクシャルな絵は読者サービス……と思われるかもしれないが、実は性感発作という症状は非常に稀ながら存在する。日本でも精神医学の専門誌に症例報告が一例だけある。[(5)]

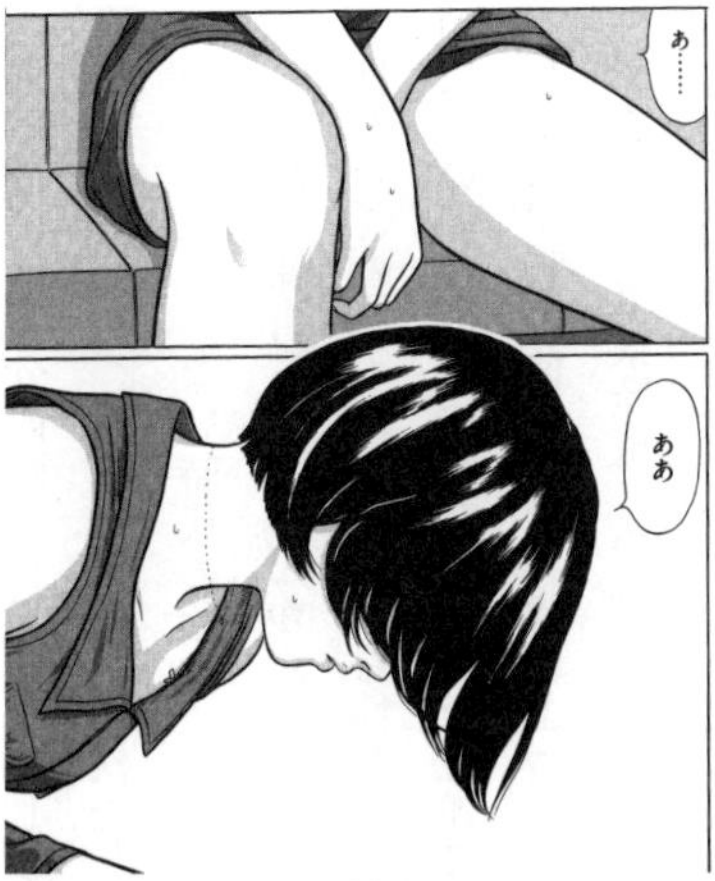

©望月ミネタロウ／講談社

症例は女性で、ある時、性行為に関する記事を雑誌で読んでいたところ、次のような体験をしたと論文に記載されている。

「自然に左腰から下がだるく、さらにとくに左足に強い倦怠感を感じた。この感じはさらに、左側外陰部において麻痺したような、性交をしたあとのような快感になり、思わず自慰を行なった」

この快感は十分くらい続き、自然に消失したが、その後、この性感発作が一日に何回も起きるようになり、

JCOPY 498-12938

一週間後には五分間隔にまでなってしまったという。彼女はまず婦人科を受診したが、検査では全く異常は見られず、脳をレントゲン検査したところ側頭骨の一部に異常が認められた（まだＣＴスキャンが普及していない時代の論文である）。脳波ではこの異常部位付近の脳から異常な波が出ていた。海外の症例報告には、てんかん発作の一型として性感発作が生じたという論文が複数存在する。すると日本のこのケースもてんかん性とも考えられるが、そこまでの確証は得られず、この論文では原因論については慎重に明言を避けた記述になっている。

しかし、脳の何らかの異常によって性感発作が起こるという事実は争えない。

すると、『東京怪童』のハナも、マンガだけのフィクションと断ずるわけにはいかない。作者はこの論文を知っていたのか、それとも漫画家としての独創なのか、興味深いところではある。知っていたとすれば勉強熱心さに敬服、知らなかったとすれば想像力に敬服せざるを得ない。

十歳の英雄は、自分には超能力があると信じ、いつもスーパーマンのコスチュームをつけている。自分は空を飛べると信じて、ビルの屋上からダイビングしたこともある。

英雄の症状は、誇大妄想と言えるだろう。誇大妄想と言えば、現代の臨床場面では統合失調症や躁うつ病（躁状態）といった内因性精神障害の症状であることが大部分だが、器質因としては、梅毒によるものが有名である。それも、かなり進行した場合で、梅毒性精神病、進行麻痺などと呼ばれる病期である。自分は神で、あらゆる人間を救済する使命を持っているとか、大富豪であるなどという妄想が出てくる。かつて梅毒性精神病はとても多く、ニーチェやモーパッサンもこの病気に罹患していた。ニーチェの晩年の著作には、誇大妄想の影響が見られるという見解もある。昔は「誇大妄想狂」という言葉があったが、その多くは梅毒性精神病であったと考えられる。

しかし十歳という英雄の年齢でこの疾患は考えられないし、一方、統合失調症や躁うつ病は稀には子供も発症するものの、その場合このように誇大妄想だけが前景に出ることはまずあり得ないので、英雄という症例はフィクションと言わざるを得ないが、英雄の症状そのものは十分に実在し得るものである。

日本でも昔は、梅毒性精神病が精神病院入院患者の多くを占めていた時期もあった。器質因の精神障害であること、そして症例数が多かったことから、梅毒による精神障害は当時は多くの医師が精力的に研究していた。その結果、梅毒による精神障害については、原因・精神症状・脳の所見という一連のデータが得られたから、精神障害という病気の、いわばモデルという位置づけになった。そして、他の精神障害も、梅毒のように、原因から脳の所見までを明らかにすることが研究のゴールとされたのである。いや、ゴールはさらにその先、脳の所見に基づいた治療法の開発である。現に、一九一三年に野口英世が梅毒患者の脳からスピロヘータという病原体を見出したことが治療法の急速な開発に繋がり、梅毒性精神病は激減し、現代に至っている。

ではその他の精神障害も、梅毒をモデルに研究することで、原因療法を発見し、完治させることができるようになるのではないか。そういう期待は当時、統合失調症にも向けられていた。梅毒性精神病でも、統合失調症によく似た症状が出ることがあるのがその期待を生んだ大きな理由である。明治四二年（一九〇九年）の精神医学教科書である『新撰精神病学』（石田昇著）には、次のような梅毒性精神障害の症例記述がある。(6)

例へば夫は其実母と通じたり、情婦ありの類なり、其他種々なる被害妄想現はれ、幻聴を供ふ、例へば医師は己れを毒殺せんとす、兄弟は我を迫害すの類なり、時には罪障妄想の起ることもあり、其他被害妄想に兼ぬるに誇大妄想を以てすることあり。

幻聴と被害妄想。統合失調症の症状そのものである。当時の精神科医はこの点に注目したのである。しかし残念ながら梅毒性精神病の研究からは統合失調症が解明されることはなかった。が、やはり器質因（外因）による精神障害で、統合失調症と似た症状を呈するものに、覚せい剤精神病があり、その研究は統合失調症の病態解明に大きく貢献した。現代では統合失調症の脳ではドーパミン系が過剰に活動していることが証明されており、それを抑える有効な薬物療法がきわめて有効な治療法として一般的になっているが、そのベースとなったドーパミンセオリーは、覚せい剤精神病の研究から生まれたものである。

さて、『東京怪童』の四人の患者のうち、主人公格のハシの症状は、思ったことを何でも口にしてしまうというものである。

　この症状のためハシは対人関係のトラブルが絶えず、それが彼の大きな悩みになっている。ハシのこの症状は、脳に刺さった破片によるとされているから、脳の局在症状である。すると損傷部位はどこかという問いが生まれる。

　最も考えられるのは、前頭葉損傷による抑制障害ということになろう。人間にはさまざまな欲望があるが、通常はそれに抑制がかけられている。この抑制は前頭葉の機能によるところが大きい。そのため、前頭葉が損傷されると、衝動コントロールの障害が生ずることがある。

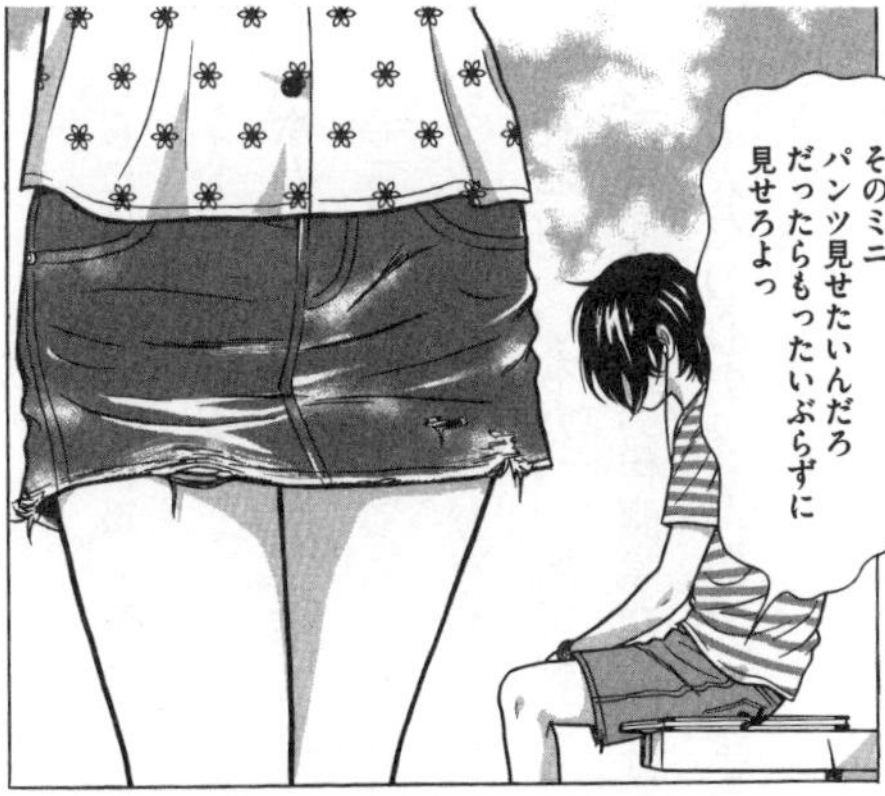
そのミニ
パンツ見せたいんだろ
だったらもったいぶらずに
見せろよっ

　ただしハシのように、言葉だけに関する抑制障害が出るというのは現実の症例では考えにくく、行動面にも抑制障害が現れるのが通例である。

　作品中、ハシと病院の警備員が、売り言葉に買い言葉で取っ組み合いの喧嘩になっている場面があるが、あれは必ずしも言葉だけの抑制障害がすべての発端とも言い切れず、ハシには行動の抑制障害ありとみるのが妥当ということになるのかもしれない。

さらに理論構成が精緻で創造性に富んだ作品に、『ホムンクルス』がある。

『ホムンクルス』　山本英夫（小学館）

頭蓋骨に三ミリほどの穴を開ける「トレパネーション」という手術がある。それによって、これまで使われていなかった脳の機能が活性化される。この手術を医大生の伊藤学から受けた三四歳の名越進は、人々の心の深層に沈んだ歪みが見えるようになった。

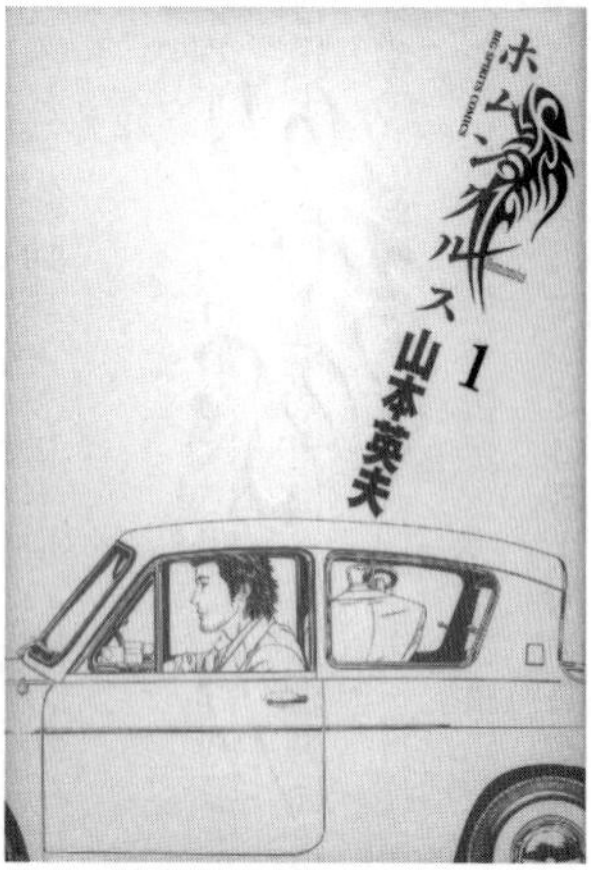

©山本英夫／小学館

最初に断っておかなければならないが、この「トレパネーション」は、トンデモ手術であって、決して能力開発に有効なものではない。それどころか大変危険である。あくまでフィクションの中の手術である。

とわざわざ断らずにいられなかったのは、この『ホムンクルス』という作品が、絵も、内容も、迫真性に溢れているからである。原作の単行本にも作品中の『トレパネーション』は極めて危険な行為です。絶対に真似をしないでください。

という警告が書かれている。

そんなふうに注意しておかないと、もしかするとトレパネーション手術を受ければ本当に人生が変わるのではないかと思ってしまう人が出てくるのではないか、そんな心配をさせるくらい、この作品には一種独特の説得力がある。そのベースには、作者による精密な医学文献のリサーチがあると思われる。

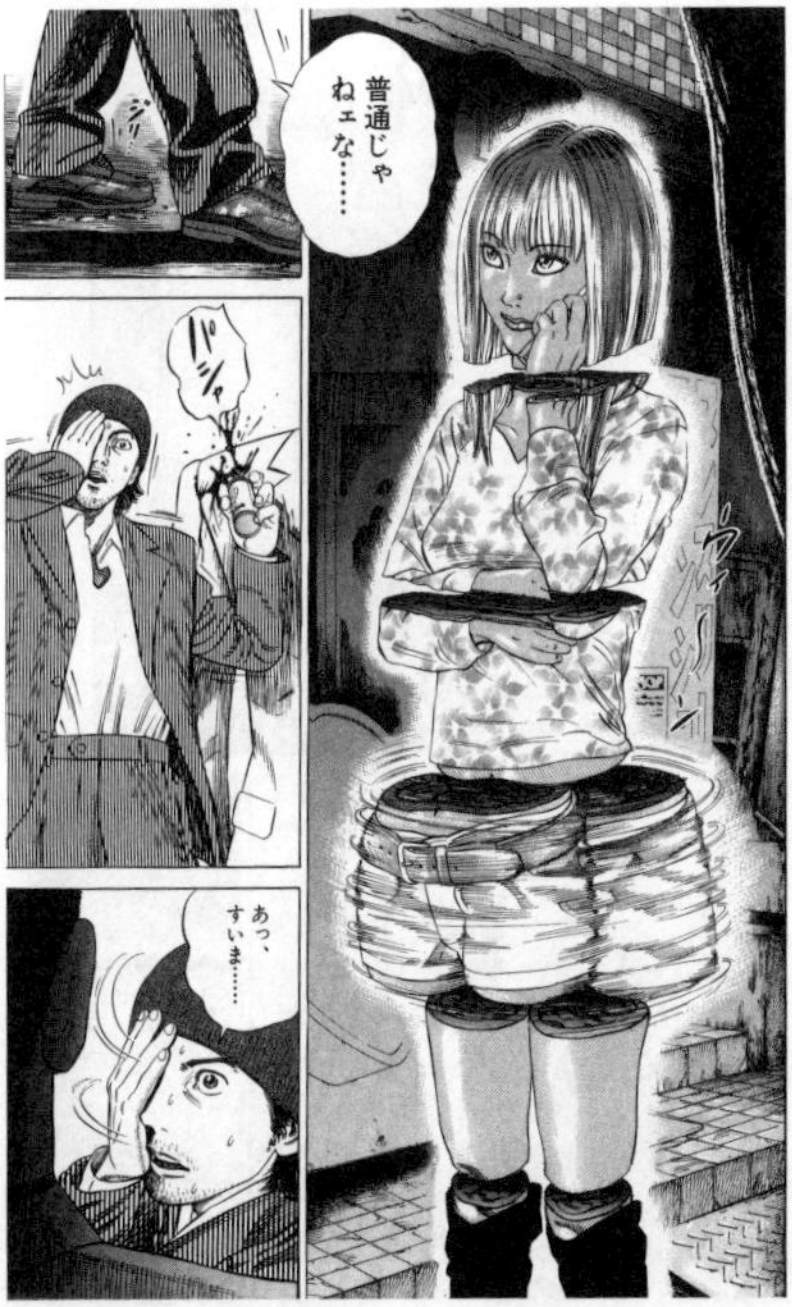

©山本英夫／小学館

トレパネーション＝頭蓋骨に小さな穴を開ける手術を受けた名越は、当初は何の変化もなかったように思われたが、ひょんなことから、片目で人を見ると、とても奇妙な姿に見えることがあることに気づいた。そしてその姿とは、その人物の心の歪みが可視化されていることにほかならなかったのである。名越の片目に映る人間達、それはたとえば次のような姿であった。

自分の体を商品のようにバラ売りしている少女。携帯で男と会話を始めた途端、その話の内容に対応するパーツが活発に回りだしている。話の内容とはつまり〝商談〟なのであろう。

やくざの組長。少年時代にトラウマがあり、そのトラウマの記憶から自分を守るために、鎧のような心を作り上げ、このような姿になった。

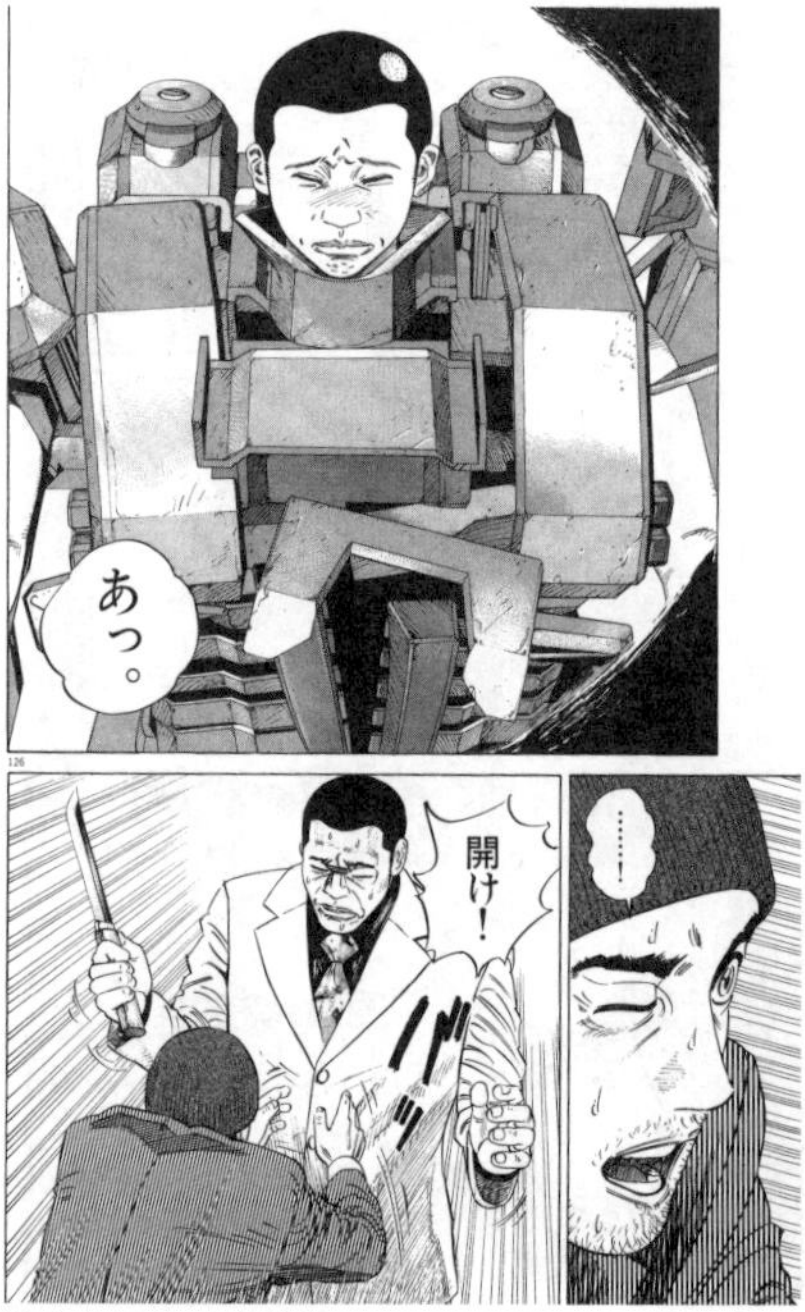

©山本英夫／小学館

親に内緒で風俗系の店でバイトをする女子高生。砂漠のように乾いた心を持ち、また、本当の自分というものがなく、砂のようにどんな形にも変化する。次ページのコマは、コンビニで自分の後ろに気を配りながら万引きしている場面である。

トレパネーション手術を受けた名越は、このように、人の心の歪みがありありと見えてしまう。さすがにこんな症状は現実には存在しないが、空想の世界に遊ぶという前提つきで考えれば、名越の症

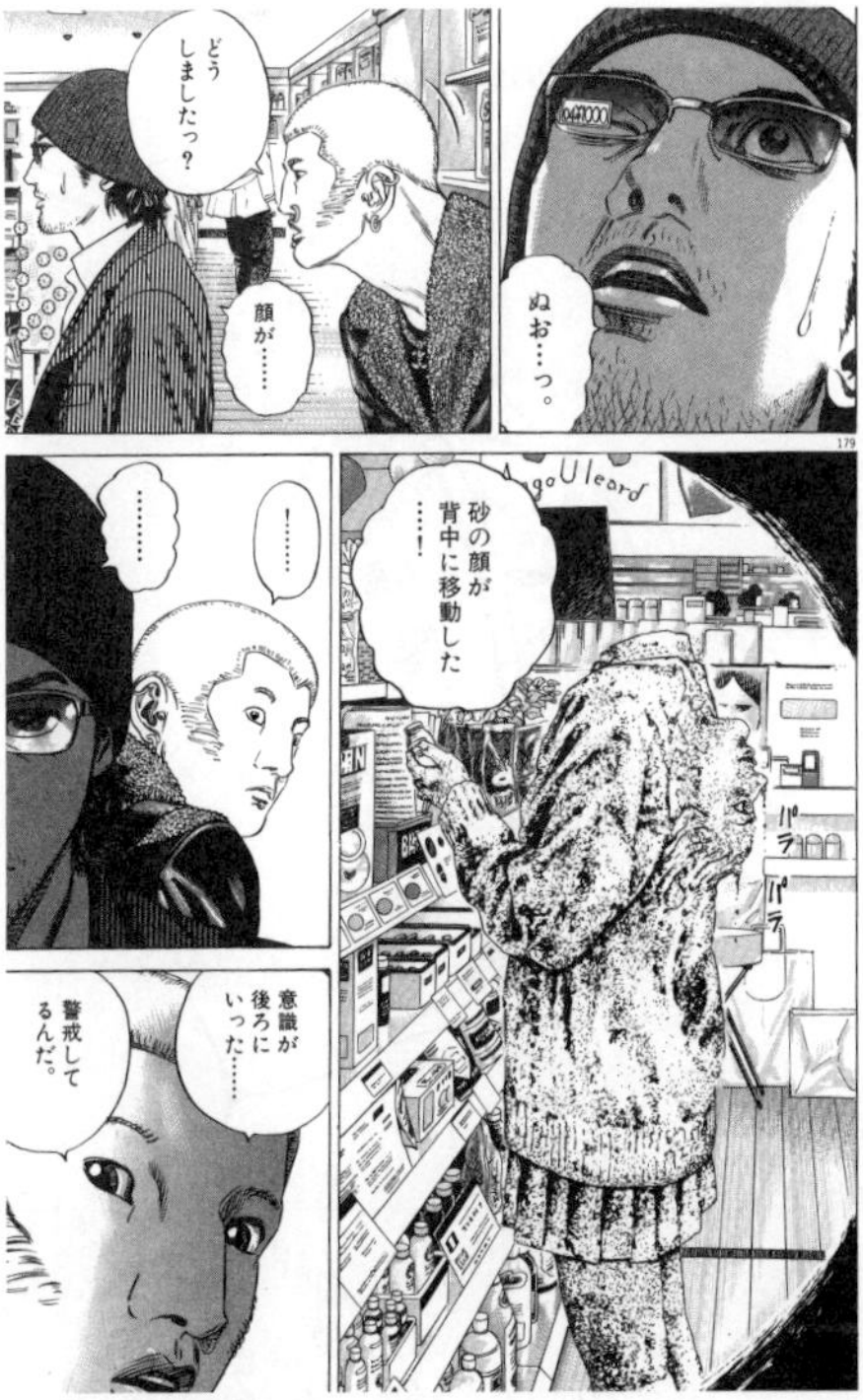
ぬお…っ。
どうしましたっ？
顔が……
砂の顔が背中に移動した……！
！……
……
意識が後ろにいった……
警戒してるんだ。

©山本英夫／小学館

状には精神医学的にも示唆に富むところが少なくとも五つある。以下、学術的なスパイスをつけてこの作品を分析してみよう。

【1】局在症状ではない

脳の機能については、過剰な局在論が世に蔓延していると先に述べた。それに対して『ホムンクルス』は、頭蓋骨の一部に穴をあけるというだけで、脳全体の機能に影響が出ている。つまりこれは、全体論者の学説を支持する近い現象である。

脳に機能局在があること自体はもはや動かせない事実であるが、だからといって、局在論で脳の働きがすべて説明できるわけではない。臨床的にも、脳のある一部が損傷された時、その損傷部位からは離れた脳の部位の機能障害が現れることがある。これは diaschisis（ディアスキーシス＝遠隔効果）と呼ばれている。(7)

名越の症状を diaschisis として見ることには無理があるが、頭蓋骨の小さな穴という侵襲によって

JCOPY 498-12938

ペンフィールドの地図

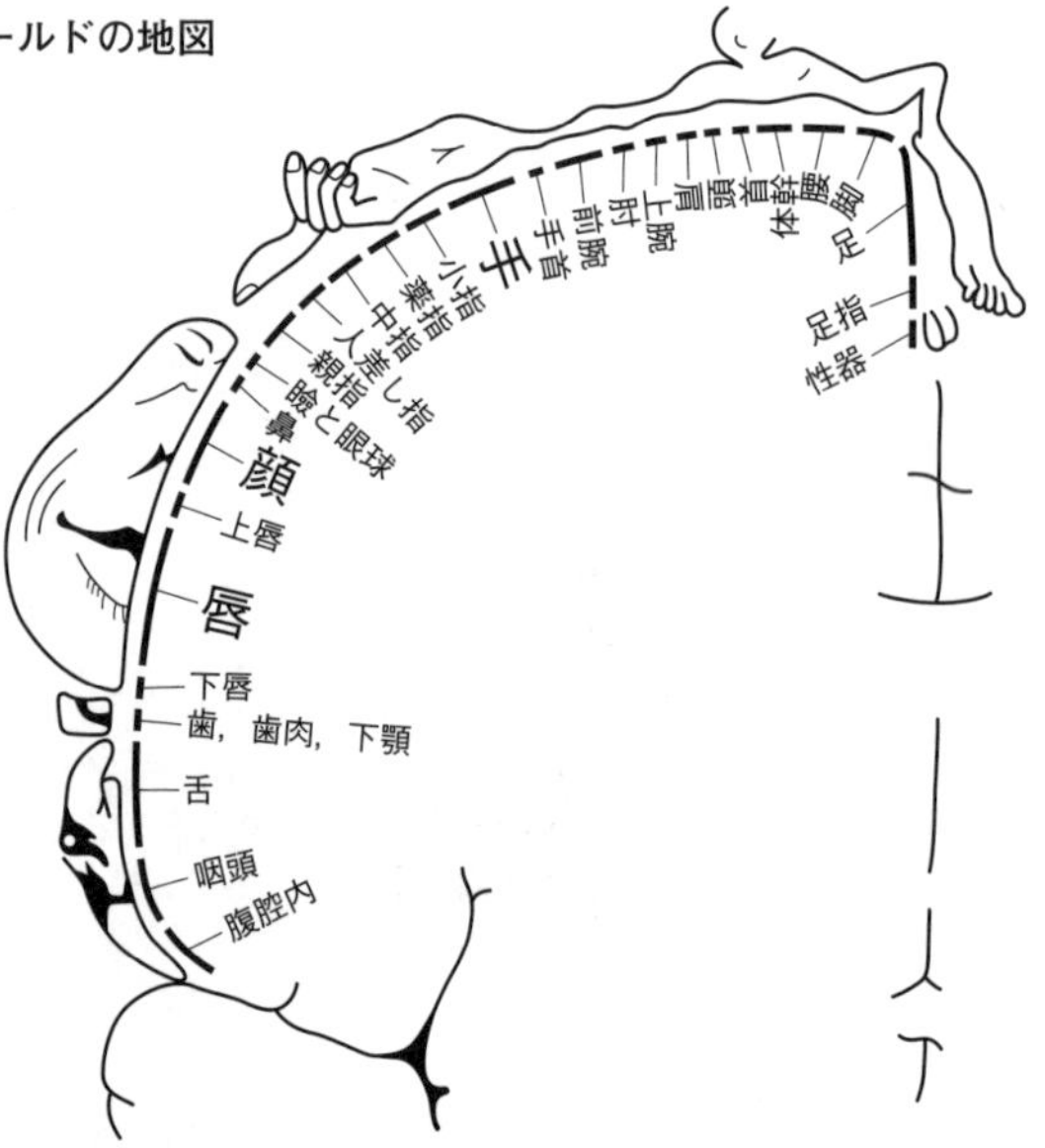

性器
足指
足
脚
腰
体幹
首
頭
肩
上腕
肘
前腕
手首
手
小指
薬指
中指
人差し指
親指
瞼と眼球
鼻
顔
上唇
唇
下唇
歯，歯肉，下顎
舌
咽頭
腹腔内

脳に微妙な影響がおよぼされ、「人間の本質を見抜く目」という潜在的な脳機能が解放されるという想定は、アンチ局在論であり、現代日本の脳神話への警鐘と見ることもできる。

【2】ホムンクルス

「ホムンクルス」とは、ペンフィールド(Penfield 1891-1976 カナダの脳外科医)による「地図」を指すのが通例で、体の各部位の感覚に対応する脳皮質を示したものである。微妙な感覚を区別できる指先や唇は、たくさんの神経が投射するため広く、感覚が鈍い背中などは狭くなっている。

したがってこの地図から人体を再構成すると、手や唇が異常に大きい奇態な姿になるが、これはヒトの体性感覚を正確に反映した像ということになる。

作品『ホムンクルス』では、名越の片目に映った人物の像を「ホムンクルス」と呼んでいる。これは、それぞれの人物の主観的な像、それも、心の深層にあって普段は意識されていない主観的な像を指している。ペンフィールドのそれを「体性感覚ホムンクルス」と呼ぶとするならば、この作品のそれらは「深層心理ホムンクルス」と呼ぶことができよう。

【3】医学生・伊藤学による解説

右のような解説は、トレパネーションを施術した伊藤学の口からも述べられている。そしてこのホムンクルスという現象（もちろん「深層心理ホムンクルス」の方である）をどのように本人のために生かすかという、伊藤の説示がまた秀逸である。

伊藤はホムンクルスを、「無意識をさまよっている生き霊」と表現している。そして、この生き霊にたとえられた心の歪み、意識の深層に位置する心の歪みによる問題を解消するには、「凍った感情を意識の上まで引っ張り出し、解凍させればよい」と説明している。

これは、フロイトの理論そのものである。フロイトの精神分析の骨子は、精神症状の原因は無意識の領域に隠された葛藤であり、それを意識化して処理することが、治療につながるというものである。

ホムンクルスについての伊藤の説示は、それだけならよくある精神分析的解釈にすぎないが、この作品の白眉は、そこに脳手術を関連させたことである。すなわちそこには、器質因と心因の接点が描かれている。

フロイトの精神分析は、心因論である。そして、一五四ページの表6に記した通り、心因性精神障害と器質因性精神障害は、互いに一線を画した病態として理解するのが、精神医学の一応の考え方である。

けれども、「心」という精神現象もまた、脳の機能の産物である以上、心因と器質因には密接な関係があるはずである。両者を移行する病態があって当然である。もちろんフロイトもそんなことは百も承知だった。

いや、そもそもフロイトは、心理学的研究ではなく、生物学的研究に携わる医者だったのである。しかし、生物学的研究と臨床の精神症状にはあまりに大きな隔たりがあると感じて、心理学的研究に転じ、あの精神分析を創始したのである。

そんなフロイトは、晩年には、若き日の夢に立ち戻る論文を残している。『科学的心理学草稿』と題されたその論文の序文は、次のように始まっている。(8)

この草稿の意図は自然科学的心理学の提示である。すなわちそれは、心的な諸過程を、限定可能な物質的諸要素によって量的に規定される諸状態として記述し、この試みを通して心的諸過程を具象的でしかも一貫性のあるものとして把握することを意図している。

ややわかりにくい文章だが、要するに、人間の心を物質に還元して理解しようという試みということである。そして本文には、神経活動を記号化した独自の理論が展開されている。それはよく言えば独創的、悪く言えば空想の産物といった内容だが、それなりに当時の科学的事実に基づいた空想である。すると現代の科学的事実に基づいた空想である『ホムンクルス』は、二一世紀における『科学的心理学草稿』に位置づけられると言えるかもしれない。言いすぎかな。

ついでに述べると、体性感覚ホムンクルスの原著者ペンフィールドは、晩年には脳と心は全く別物であるとするかなり極端な二元論に傾き、オカルト的な理論を真剣に提唱したことでも知られている。これは人間の精神についての科学的事実からは遠ざかるものであり、『ホムンクルス』の中で展開されている理論のほうが、よほど正確に科学的事実に接近したものであると言える。これは言いすぎではないと思う。

【4】片目をつぶると真実が見える

脳手術後の名越は、両目で見ている限りは、なんでも普通と同じように見える。しかし、片目で見ると、その人の心の歪みがありありと見えてしまう。

これは、人間の認知機能というものの実態についての、一種象徴的な現象である。

そもそもわれわれ人間がしばしば本質を見落とす原因は、非本質からの攪乱情報がたくさん入ってくるからであることは、認知心理学が教えるところである。したがって、余計な情報をシャットアウ

JCOPY 498-12938

トすれば、本質が見えてくる。日常でもよくあることだ。外見にだまされるというのがその典型であろう。

片目で見るという行為による視覚情報の遮断。実際には片目をつぶっても立体視と視野が変化するだけだが、そうカタいことは言わずに、ここは空想を楽しみたい。

【5】脳損傷の結果としての潜在能力の解放

トレパネーションは、脳に対して、物理的に何らプラスの操作をするものではない。つまり、何か特殊なものを埋め込んで、脳に超能力を生み出そうとするものではない。その逆、頭蓋骨に穴を開けるというだけの、マイナスの操作である。脳に加わるのは、一種の損傷である。

脳の損傷によって、それまでになかった才能が目覚めることは、実際にあり得る。たとえば認知症。脳が萎縮する疾患である。脳が萎縮すれば、脳の機能はどんどん損なわれていくというのが常識である。ところが、きわめて稀ではあるが、逆にそれまでになかった機能が現れることがある。権威ある医学雑誌にも、そのようなケースレポートが掲載されている(9)。それまで全く絵心がなかった人が、認知症の進行に伴って、芸術の才能が開花し、見事な絵が描けるようになったというものである。

「障害」といえば、ネガティブなイメージである。しかし、脳の障害は、必ずしもマイナスの効果をもたらすのではないのである。脳の機能には、脳自体によって、様々な抑制がかかっている。その抑制が、脳のある一部の損傷によって解除され、それまで潜在していた才能が顕在化することが現にあり得るのだ。

高次脳機能障害とは何か　その二

長らくフィクションの世界に遊んでしまった。このあたりで実世界の高次脳機能障害、『日々コウジ中』に戻ろう。

『東京怪童』や『ホムンクルス』の症状が魅力的なのは、フィクションとはいえ、脳科学の知見を確固たる出発点として、作者の自由な想像力を発展させて創り上げられた症状だからであろう。そして、現実の高次脳機能障害も、その分析から逆に脳の機能にアプローチすることができることから、古来、多くの人々を魅了してきた。神経心理学（高次脳機能障害学）という興味深い学問分野も発展してきた。

しかし、高次脳機能障害の当事者が、家族が、本当に苦悩するのは、それらとは異なる次元にある。これは統合失調症をめぐる事情ともよく似ている。

一章で紹介したように、統合失調症では、当事者が苦労されるのは、幻覚妄想といった目立つ症状や、自我障害という人間の本質を考えさせる症状よりもむしろ、社会復帰を目指す地道な道のりである。高次脳機能障害においても同様で、症状にしてもフィクションに見られるようなカラフルなもの

表11　高次脳機能障害（「行政上の」定義）

記憶障害、注意障害、遂行機能障害、社会的行動障害などの認知障害を主たる要因として（中略）日常生活および社会支援等の手法が確立しておらず早急な検討が必要なことが明らかとなった。そこでこれらの者への支援対策を推進する観点から、行政的に、この一群が示す認知障害を「高次脳機能障害」と（中略）呼ぶことが適当である。

よりも、病気の症状とは一見みえないようなものの方が、苦悩の種になることが多い。高次脳機能障害が「見えない障害」と呼ばれることがあるのはそのためで、『日々コウジ中』には、実体験した当事者でなければ決して描けない真実が溢れている。

もちろんこの真実は、厚生労働省も前々から認識していた。そして、「見えない障害」を、まず少しでも見えるものにすることで支援しやすくするべく、二〇〇五年（平成十七年）に高次脳機能障害というものを表11のように定義している。[10]

これは高次脳機能障害の「行政上の」定義と呼ばれている。それに対応して、本章の「高次脳機能障害とは何か　その一」で挙げた失語・失行・失認などは、「学問上の」高次脳機能障害と呼ばれるようになっている。あえて伝統的な学問上の定義を越えて、広く高次脳機能障害を定義したのは、支援の幅を広げて一人でも多くの障害者を救おうという、日本の医療・福祉を支える行政の気概が反映していると思われる。

この「行政上の」定義の指し示す内容「記憶障害、注意障害、遂行機能障害、社会的行動障害」のうち、「記憶障害」は言葉の通りの意味であり、「注意障害」は半側空間無視のマリのところで解説した。「社会的行動障害」とは表12に示された症状である。[11]

表12　社会的行動障害

1. 依存性・退行：すぐに他人を頼るようなそぶりを示したり、子供っぽくなったりすること。
2. 欲求コントロール低下：我慢ができなくて、何でも無制限に欲しがること。好きなものを食べたり、飲んだりすることばかりでなく、お金を無制限に遣ってしまうことにもみられる。
3. 感情コントロール低下：場違いの場面で怒ったり、笑ったりすること。ひどい場合には、大した理由もなく、突然感情を爆発させて暴れることもある。
4. 対人技能拙劣：相手の立場や気持ちを思いやることができなくなり、良い人間関係をつくることが難しいこと。
5. 固執性：一つのものごとにこだわって、容易に変えられないこと。いつまでも同じことを続けることもある。
6. 意欲・発動性の低下：自分では何もしようとはしないで、他人に言われないと物事ができないようなボーとした状態。
7. 抑うつ：ゆううつな状態が続いて、何もできないでいること。よく尋ねれば、何をするかはわかっている。

この社会的行動障害の記述をお読みになって、どう思われただろうか。これらが脳の障害による症状だとスムースに納得していただけただろうか。なかなかそう納得できないのが正直なところというのが大部分ではないだろうか。

そこで、コウジさんに如実に現れている具体的な描写をご覧いただきたい（一八六〜一八八ページ）。

文章で書かれただけの「社会的行動障害」を読んでもなかなかぴんとこない「症状」が、これらのコマからは生き生きと伝わってくる。コマの絵を見ることで、障害を持った人間が、血の通った人間が、私たちの目の前に現れる。そうなって初めて、本人や家族のおかれた状況に共感することができるのである。社会的行動障害を説明する公文書にも、ぜひこれらのコマを掲載するといいのではないかと思う。

依存性・退行

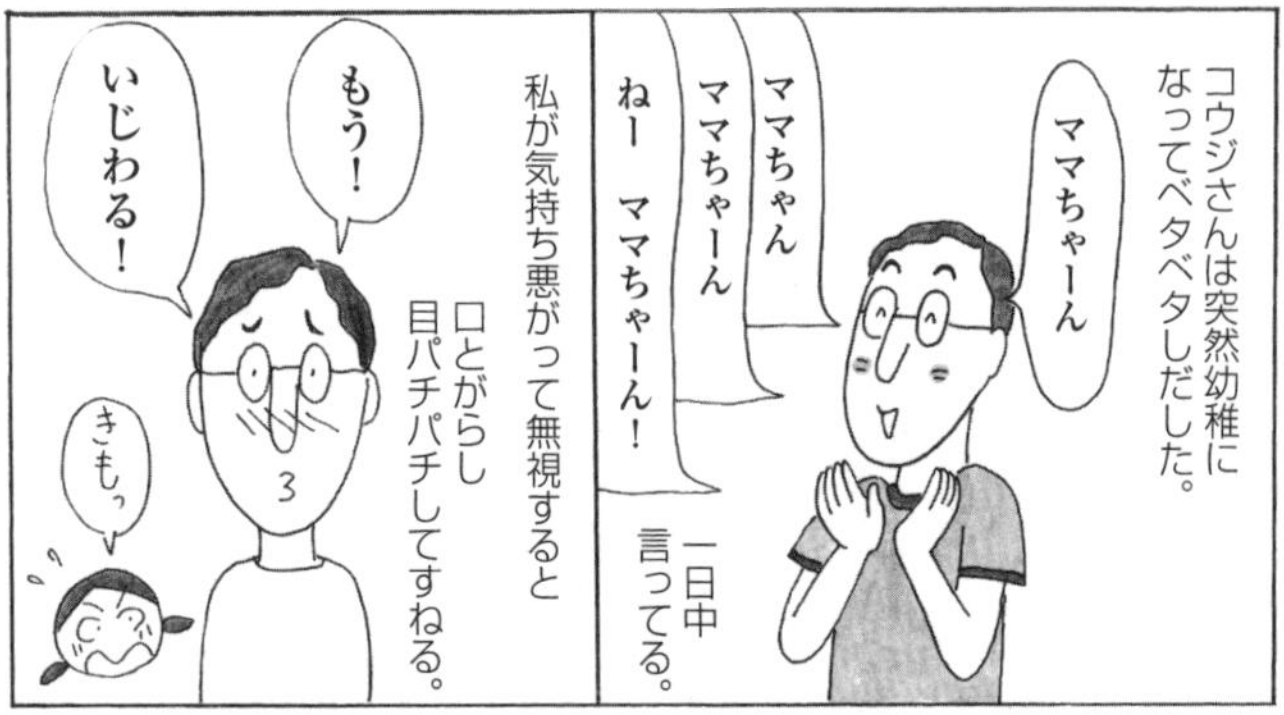

コウジさんは突然幼稚になってベタベタしだした。
ママちゃーん
ママちゃん
ママちゃーん
ねー　ママちゃーん！
一日中言ってる。
私が気持ち悪がって無視すると
口とがらし目パチパチしてすねる。
もう！
いじわる！
きもっ

©柴本礼／主婦の友社

欲求コントロール低下

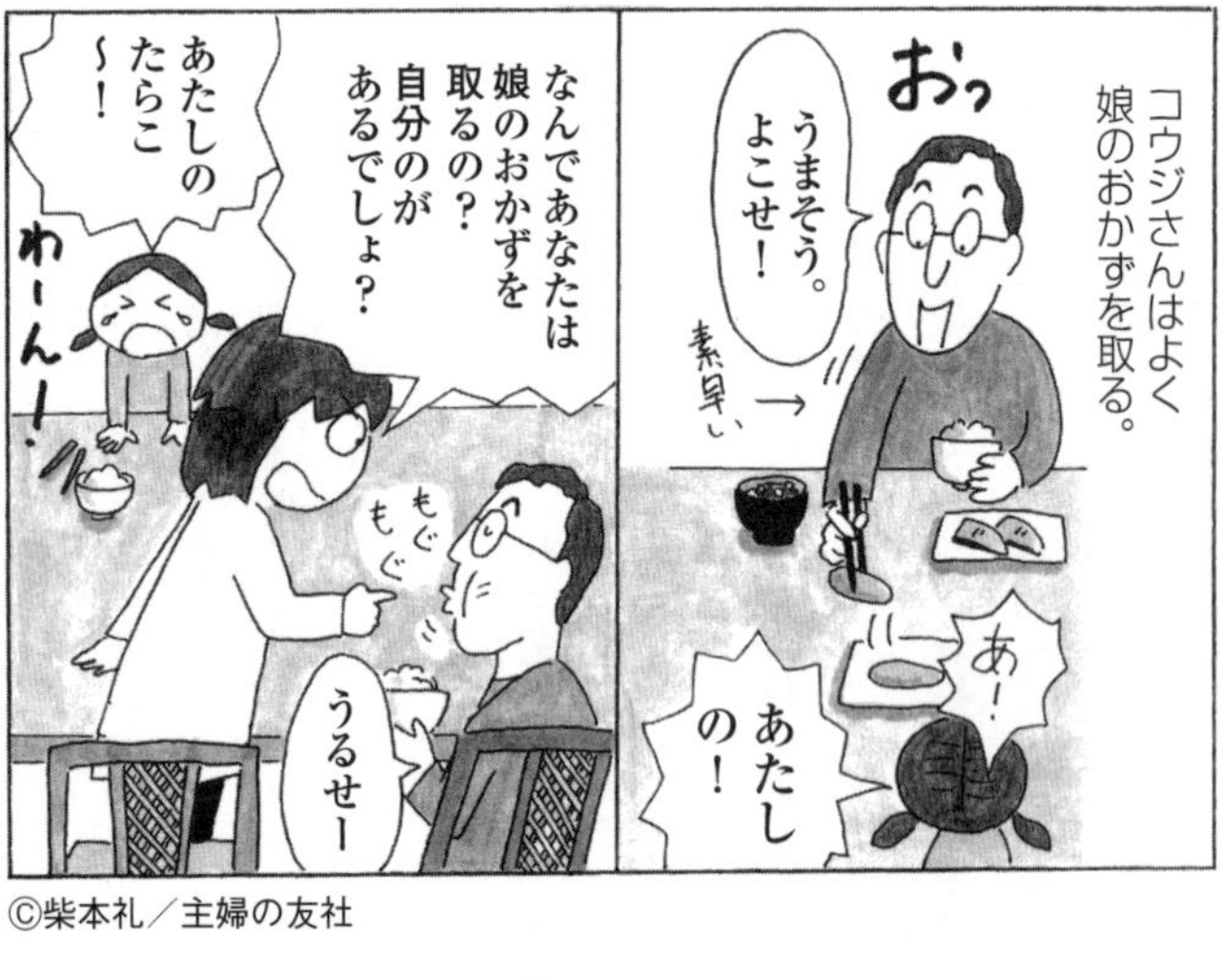

コウジさんは娘のおかずをよく取る。
おっ
うまそう。よこせ！
素早い
あ！
あたしの！
なんであなたは娘のおかずを取るの？自分のがあるでしょ？
あたしのたらこ～！
わーん！
もぐもぐ
うるせー

©柴本礼／主婦の友社

対人技能拙劣

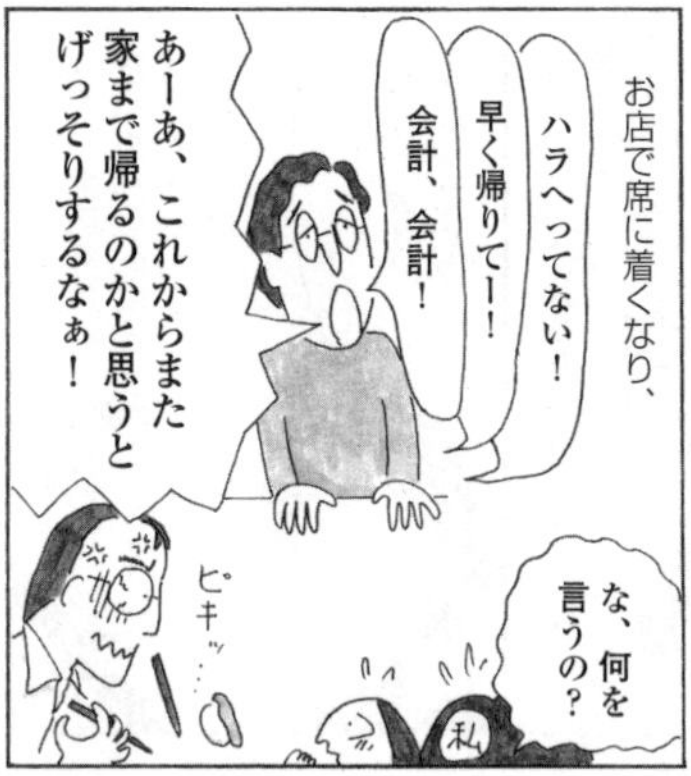
お店で席に着くなり、
ハラへってない！
早く帰りてー！
会計、会計！
あーあ、これからまた家まで帰るのかと思うとげっそりするなぁ！
ピキッ…
な、何を言うの？
私

©柴本礼／主婦の友社

感情コントロール低下

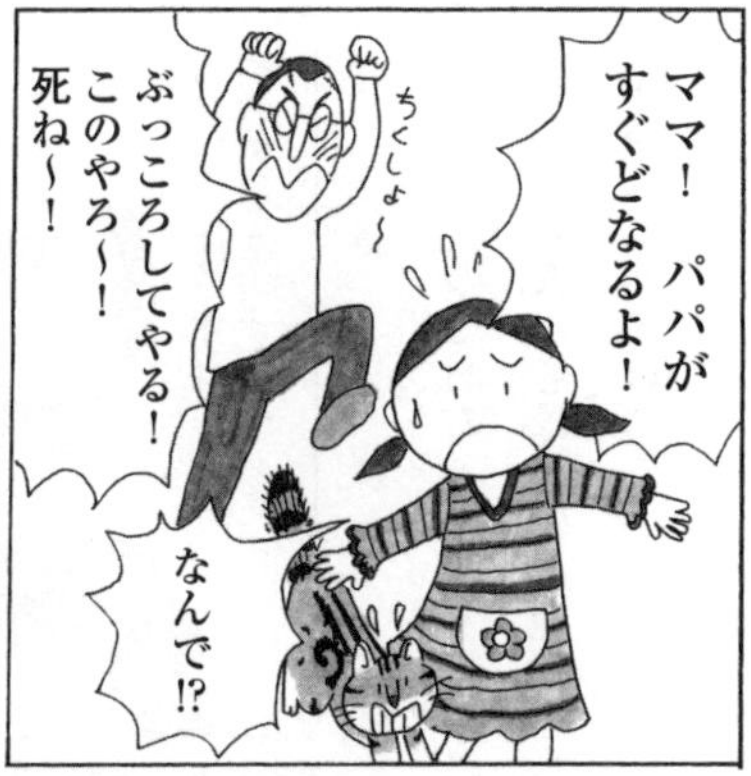
ママ！パパがすぐどなるよ！
ちくしょ～
ぶっころしてやる！このやろ～！死ね～！
なんで!?

©柴本礼／主婦の友社

固執性

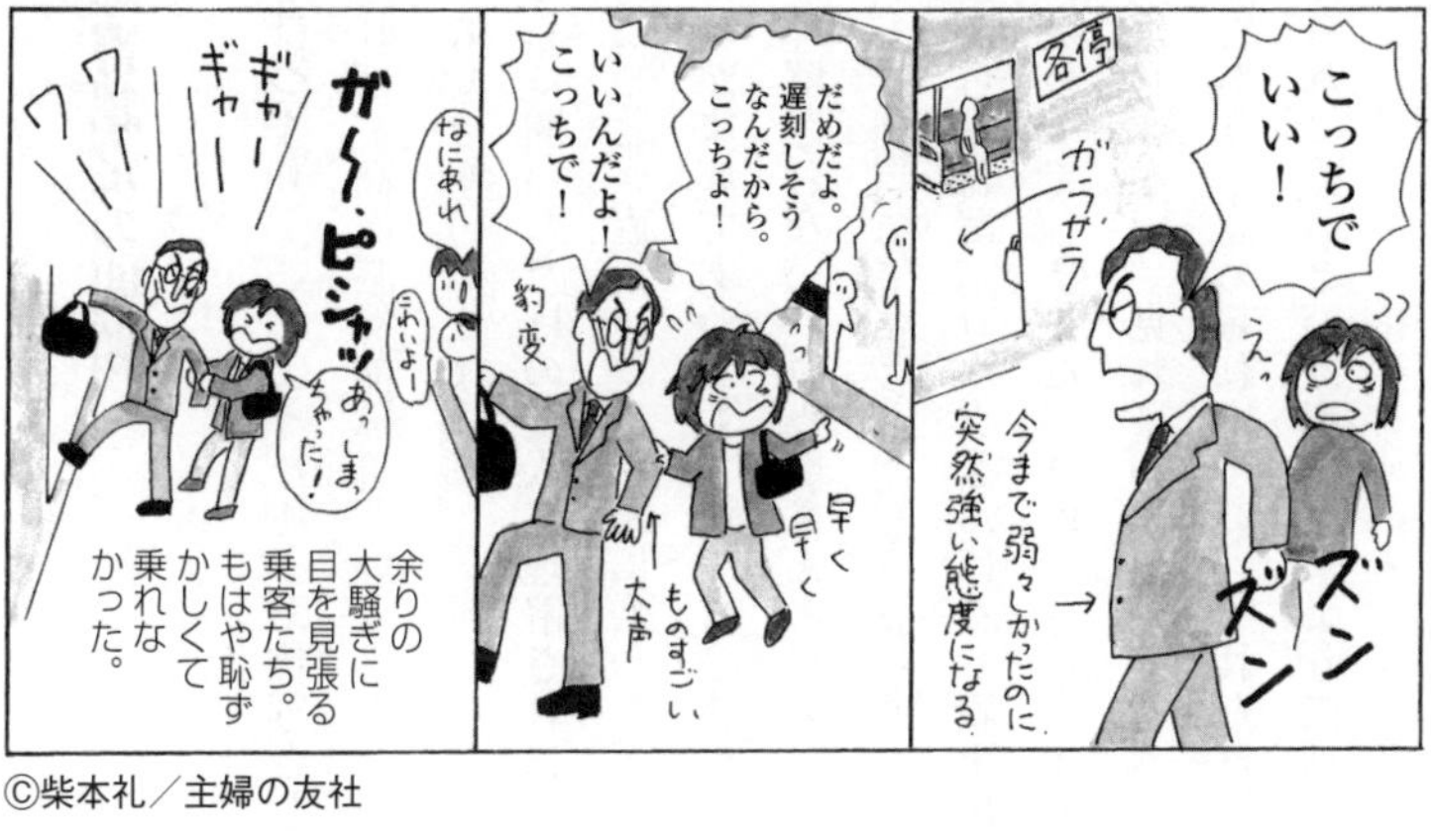
各停
こっちでいい！
ガラガラ
えっ
今まで弱々しかったのに突然強い態度になる。
ズン
ズン
だめだよ。遅刻しそうなんだから。こっちよ！
いいんだよ！こっちで！
豹変
早く
早く
ものすごい大声
なにあれ
こわいよー
ガラ～、ピシャッ！
あっ、しまっちゃった！
ギャー
ギャー
ワー
ワー
余りの大騒ぎに目を見張る乗客たち。もはや恥ずかしくて乗れなかった。

©柴本礼／主婦の友社

意欲・発動性の低下

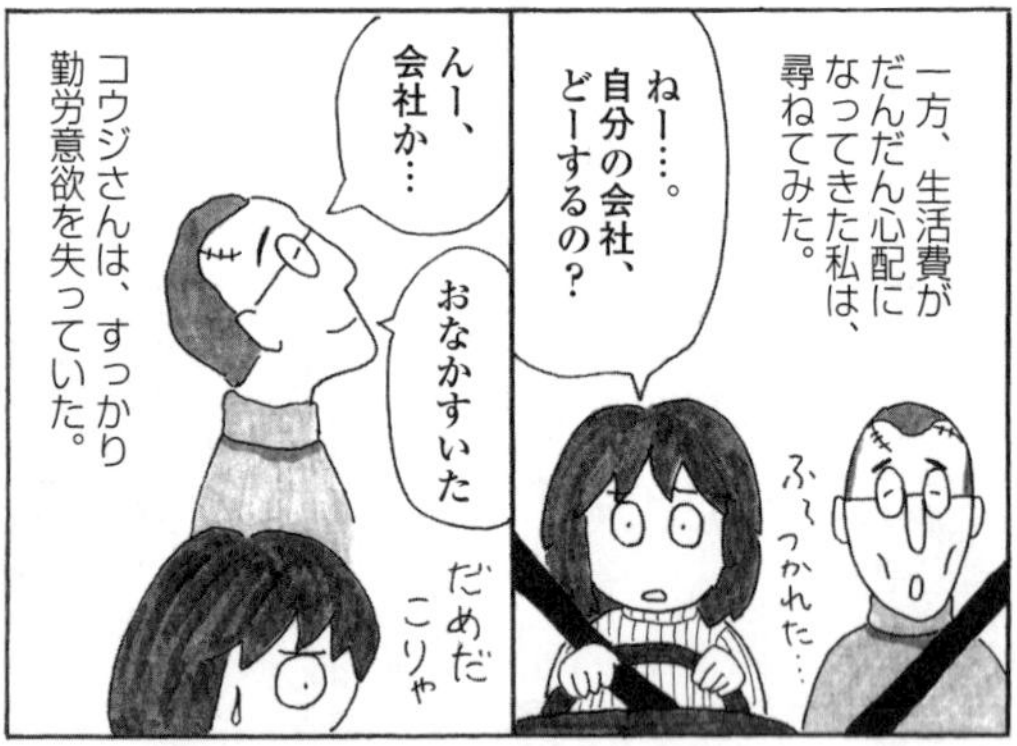
一方、生活費がだんだん心配になってきた私は、尋ねてみた。
ねー…。自分の会社、どーするの？
ふ〜 つかれた…
んー、会社か…
おなかすいた
だめだこりゃ
コウジさんは、すっかり勤労意欲を失っていた。
©柴本礼／主婦の友社

障害認定の問題

と言うことはつまり、このような生きた描写として見せられなければ、高次脳機能障害というものはなかなか理解されないということである。

症状を話として聞いただけの友人に理解されにくいのはもちろんのこと、直接コウジさんに会ったとしても、そしてそれが家族であっても、いつも一緒にいないとなかなか理解されない。コウジさんの母親は、彼の様子を見てもう治ったと思っている。作者＝同居している家族から見れば、コウジさんはくも膜下出血後に明らかに変わってしまった。コウジさんの状態が脳の障害によるものであると理解するのに、特別な専門知識は必要ない。見ればわかるのである。

それなのに、友人にも母親にも理解されない。つまり、障害ありと認められにくい。それだけでも家族や当事者にとってはつらいことだが、公的機関にも認められにくいという現実は、より深刻である。

公的な支援を受けるためには、障害として認定されなければならない。それには当然、手続きが必要である。山のような書類。書類の山ということ自体が、当事者にとっては大変な負担だが、認定されるかどうかは、経済的な支援や生活に直結するから、死活問題とも言える。

認定や支援は、法律に基づいて行われるわけだが、高次脳機能障害に特化した支援の法律は存在しない。だから、既存の障害認定にあてはめる必要がある。現代の日本では、それは障害者自立支援法である。この法律には批判も多いが、どんな障害も遺漏なく支援しようという姿勢は評価できよう。そこには、障害者に対する官僚の人たちの福祉・支援への思いがこめられている。そんな思いを象徴するキーワードは、「三障害横並び」である。三障害とは、精神障害・身体障害・知的障害を指す。これらを分け隔てなく支援しようというのが、この法律の理念である。

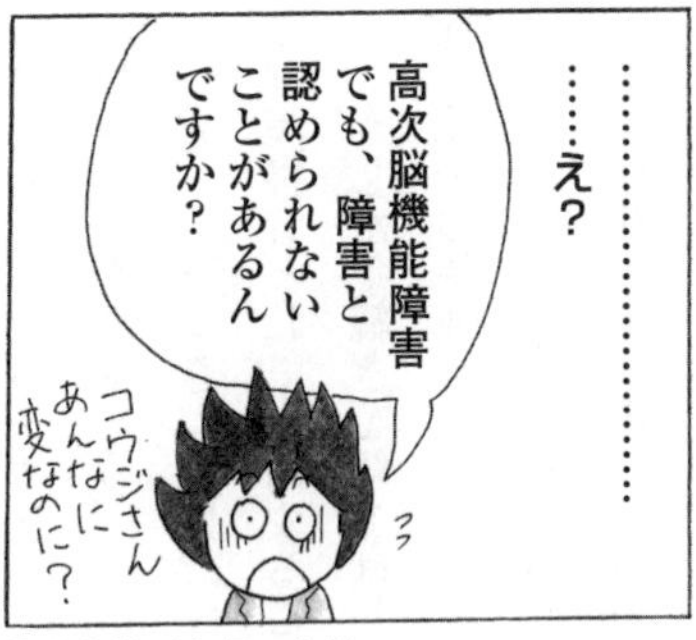
……………え?
高次脳機能障害でも、障害と認められないことがあるんですか?
コウジさんあんなに変なのに?
©柴本礼／主婦の友社

では、高次脳機能障害はこの三障害のどこに分類されるか。マヒのような運動障害を伴っていれば、身体障害者手帳を取得することによって、身体障害者としての申請が可能である。たとえば、前に挙げた歴史的な症例タンは、失語症に運動マヒを合併していた。ブローカ領野は前大脳動脈の支配領域にある。脳の運動野もそうである。したがって脳の左半球のこの血管系に脳梗塞が起きると、しばしばブローカ領野と運動野が同時に損傷されるので、ブローカ失語では右半身の運動マヒを伴いやすい。現代であればタンは身体障害者手帳を取得できたであろう。

一方、コウジさんには、マヒは一切ない。高次脳機能障害だけが存在する。このような場合には、精神障害者として申請することになる。そのためには精神保健福祉手帳などが必要である。

こうした手続きを経てはじめて、障害者自立支援法に基づく支援が受けられるようになる。高次脳機能障害の特性に応じた支援は、その先にある。そこに至るまで、何段階もの手続きがあり、その度に書類が必要になるのである。

精神保健福祉手帳のための診断書は、精神科医なら書き慣れていてスイスイ書いてもらえるのが常だが、そんな診断書も高次脳機能障害のために書くとなると、多くの精神科医がペンを止めてしまう。それは高次脳機能障害の診断書を書く機会が、他の精神障害に比べて著しく少ないためもあるが、そもそもの診断書が高次脳機能障害を想定した書式になっていないということも大きな理由である。

たとえば、診断書には症状を記載しなければならないが、そのための「現在の病状、状態像等」の欄は、表13のように定められている。コウジさんのような状態は、この欄のどこにどう書いたらいいか、困惑せずにはいられない。

まず、コウジさんの症状の中心である記憶障害からして、書く欄がない。いちばん近そうなのは「⑽知能障害」だが、「⑽-1知的障害（精神遅滞）」は先天的なものだから当てはまらないし、「⑽-2認知症」は全般的な知的機能の低下だから、記憶障害だけのコウジさんは認知症ではない。しかし

表 13　現在の病状，状態像等（精神障害者保健福祉手帳用診断書）

(1) 抑うつ状態
1 思考・運動抑制　2 刺激性、興奮　3 憂うつ気分　4 その他（　）
(2) 躁状態
1 行為心迫　2 多弁　3 感情高揚・刺激性　4 その他（　）
(3) 幻覚妄想状態
1 幻覚　2 妄想　3 その他（　）
(4) 精神運動興奮および昏迷の状態
1 興奮　2 こん迷　3 拒絶　4 その他（　）
(5) 統合失調症等残遺状態
1 自閉　2 感情鈍麻　3 意欲の減退　4 その他（　）
(6) 情動および行動の障害
1 爆発性　2 暴力・衝動行為　3 多動　4 食行動の異常　5 その他（　）
(7) 不安および不穏
1 強度の不安・恐怖感　2 強迫体験　3 その他（　）
(8) けいれんおよび意識障害
1 けいれん　2 意識障害　3 その他（　）
(9) 精神作用物質の乱用および依存
1 アルコール　2 覚せい剤　3 有機溶剤　4 その他（　）
(10) 知能障害
1 知的障害（精神遅滞）
ア　軽度　イ　中等度　ウ　重度
2 認知症
ア　軽度　イ　中等度　ウ　重度

そんなことを言ったらもうこの診断書は書けないということになるので、認知症に半ば強引にマルをつけてしまうのが唯一とも言える方法である。そして具体的程度を記入する別欄に、記憶障害の内容について記すのである。

それから社会的行動障害は、「(6) 情動および行動の障害」に記す。ただし(6)-1～4のどれにも当てはまらないことも多く、「(6)-5 その他」とすることになろう。

このように、症状の記載も悩ましいのだが、それより何より、診断名をどう書くかという根本的な問題もある。この診断書は、国際的な診断分類であるＩＣＤにそって診断名を記すことが要求されているのであるが、高次脳機能障害という診断名は、ＩＣＤには存在しないのだ。

すると実地では、「器質性精神障害」と書くか、あるいはＩＣＤにはないことを承知のうえで「高次脳機能障害」と書くことになる。そしてＩＣＤコードの欄にＦ06と記入する（Ｆ06は器質性精神障害を示す）。

他の病気についてならスイスイと書ける診断書も、高次脳機能障害について書くとなると、このように急に滞ってしまう。書く医師の個人的見解も反映される。いま説明した書き方にしても、他の書き方のほうが正しいという考え方もあるだろう。しかしどれが正解とは、今のところは言えない。大量の書類のひとつひとつにこのような問題があるから、最終的な認定までのどこかの段階でひっかかっても不思議はない。

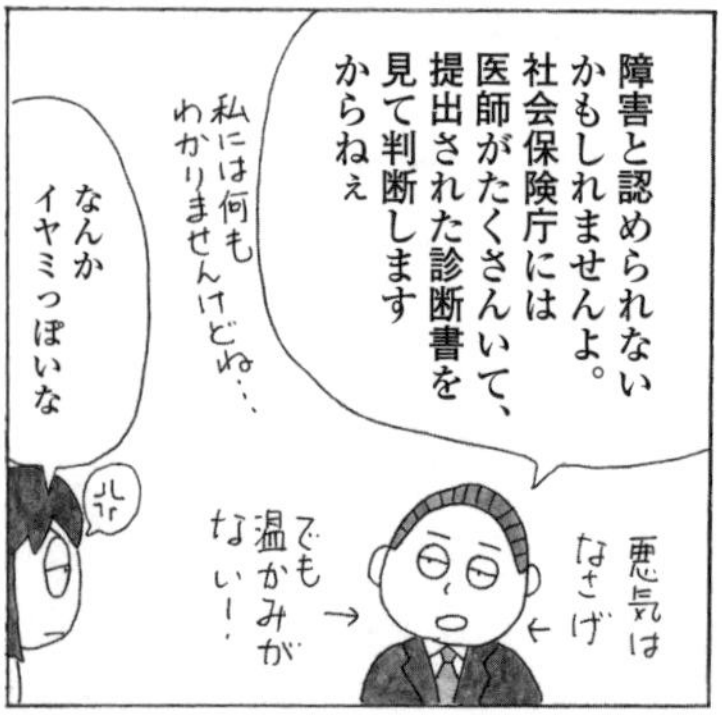

©柴本礼／主婦の友社

上のコマのようなことを言われては家族としては憤慨されるのも無理はない。とは言え、事実を伝えるメッセージは、どこか冷たく感じられることも避けられない。事実は事実である。役所の担当者としては、根拠のないその場限りの希望を口にして安心させるわけにもいかないのであろう。

このように、高次脳機能障害の支援を受けようとするのは、手続きの荒波の中に出て行くようなものである。そんな中、専門知識を持つ医師には、家族のサポート役が大いに求められる。自立支援の診断書もそうだが、保険会社からいかにして保険金を獲得するかについても、素人では難しいことがある。

作者はコウジさんが失語症だと主張されたとのことだが、それは得策ではなかった。ここは、医師がきちんとアドバイスしてあげてほしかったところである。コウジさんは、明らかに失語症ではない。コウジさんは確かに言語によるコミュニケーションの障害ありとまでは認められるが、言語機能そのものの障害はないから、失語症という診断はあり得ない。ではどのようにしたら障害を主張できるかは、コウジさんの保険契約書の詳細を見なければ、具体的な戦略を呈示することは不可能だが、少なくとも言えることは、失語症であると主張してもそれは医学的にも誤りだから、保険会社との交渉は徒労に終わるということである。高次脳機能障害の認定・支援に到達するまでの荒波は、当事者家族だけで乗り越えて行くのはあまりに大きく激しすぎる。それをサポートするのは明らかに専門家の義務である。

認知リハビリテーション

高次脳機能障害が認定され、経済的その他の社会的支援や医療を受けることができるようになったら、次のステップは回復と社会復帰になる。この回復のための技術が、認知リハビリテーション（高次脳機能リハビリテーションと呼ばれることもある）だ[12][13]。

JCOPY 498-12938

高次脳機能障害には、器質因がある。すなわち、脳にはっきりした損傷があることによる症状である。この脳の損傷自体は、完全に元に戻すことはできない。そのため、器質因による症状は、回復の見込みはないと単純に考えられることもあるが、そんなことはない。脳には損傷が残っていても、症状が改善することは臨床的にはしばしば観察される。その背景には、神経の再建や再編がある。再建とは、いったん損傷された神経細胞が復元することを指す。かつては、神経細胞の復元はほとんどゼロであると言われていたが、実際には従来考えられていた以上の復元率があることがわかってきている。また、再編とは、障害された機能が元通りの形で元に戻るのではなく、障害前とは異なったシステムを用いる形で、結果としては機能が回復されたのと同じ効果が達成されることを指す。こうした神経系の性質を利用して、また、臨床的経験や神経心理学の知見をベースにして、開発されているのが認知リハビリテーションの技法である[(14)]。

コウジさんには、認知リハビリテーションの効果が期待できる。意欲があるからだ。神経の再建がどうこうというような理論ももちろん重要だが、理論を生かす前提として、本人にリハビリテーションに対する意欲がなければ、どんなリハビリ技術も役に立たない。そして高次脳機能障害では、意欲の障害自体が、その一つの症状としてあるため、リハビリテーション開始が困難であることも少なくない。

コウジさんは、意欲そのものはある。病気になった娘が食べたいと言った栗ごはんを、一生懸命に作ったりする。もっとも、実際にはうまく料理できず、コウジさんの意欲は空回りしているように見えるが、たとえ空回りであっても、意欲がないよりはずっといいのである。
作者はコウジさんの空回りする意欲もうまく活用し、リハビリテーションに役立てているが、なかなかそうは行かないケースも多い。そんな例を、『機動戦士ガンダム』に見出すことができる。

『機動戦士ガンダム THE ORIGIN』　安彦良和（角川書店）

人類が増えすぎた人口を宇宙に移民させるようになって半世紀以上が過ぎた宇宙世紀0079。地球から最も遠い宇宙都市サイド3はジオン公国を名乗り、地球連邦政府に独立戦争を挑んできた。連邦軍の圧倒的戦力に対してジオン軍は人型機動兵器「モビルスーツ（MS）」をはじめて実戦投入し、やがて戦争は膠着状態に陥る。

偶然が重なり、父テム・レイが開発に関わった連邦の新型MSガンダムのパイロットとなった少年アムロ・レイは、ジオンの攻撃によって壊滅したサイド7を新造艦ホワイトベースで脱出する。その後各地を転戦し、「赤い彗星」シャア・アズナブルらジオン軍エースパイロットの猛攻に苦しみ、戦いの中で仲間や家族を失い悩み傷つきながらも、ホワイトベースの若い乗組員たちは逞しく成長していく。

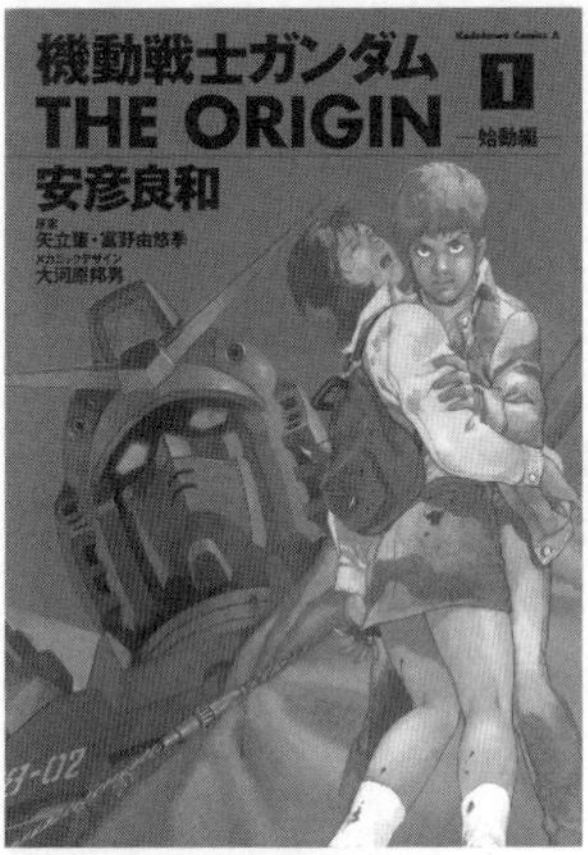

安彦良和（角川書店刊）より
©創通・サンライズ

JCOPY 498-12938

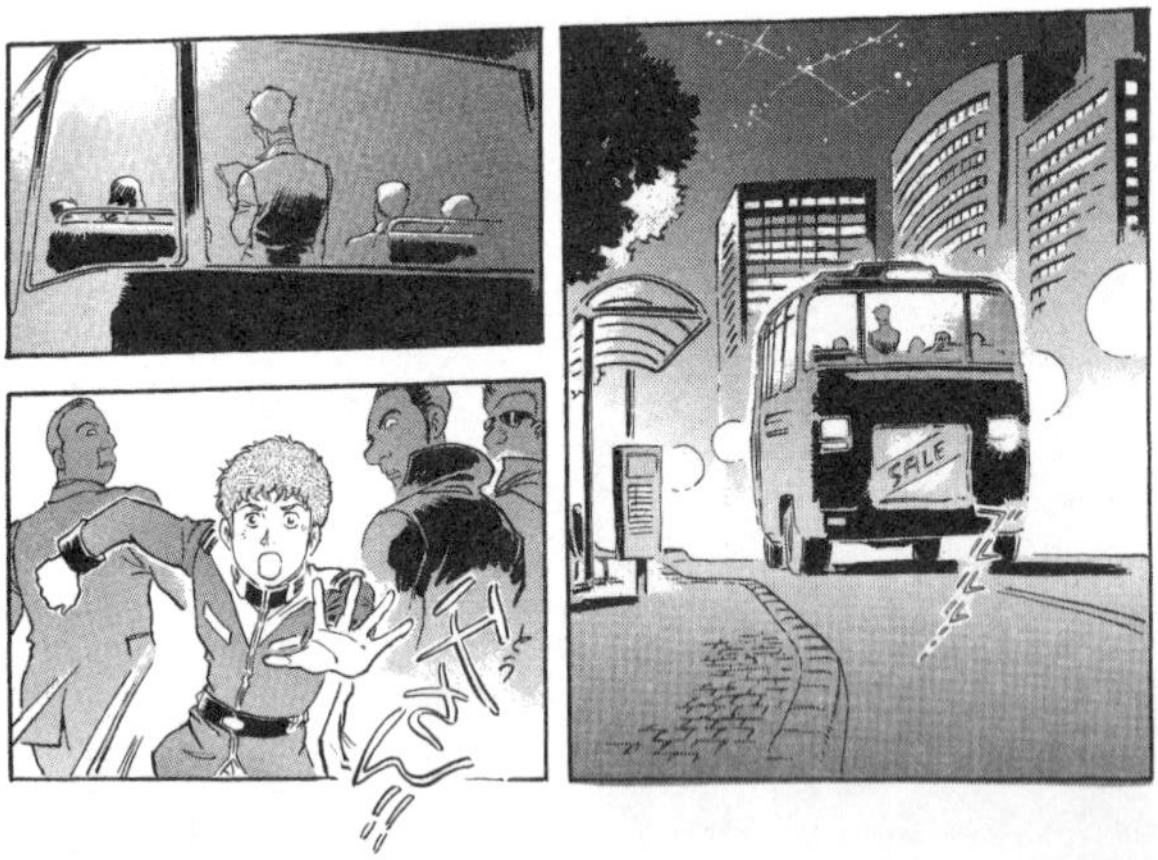
SALE
父《とう》さん!!

安彦良和（角川書店刊）より©創通・サンライズ

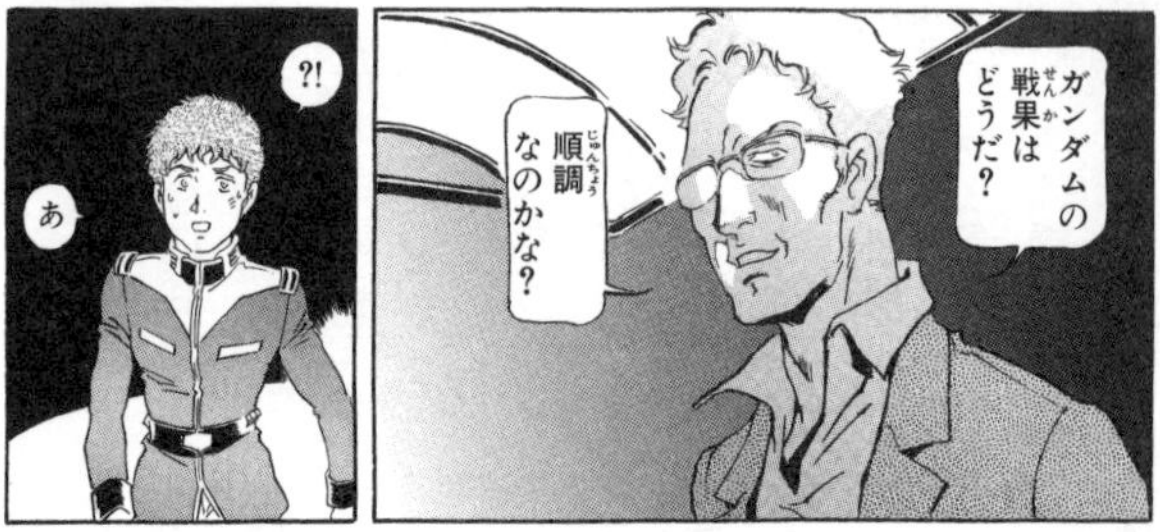
ガンダムの戦果《せんか》はどうだ?
順調《じゅんちょう》なのかな?
?!
あ

安彦良和（角川書店刊）より©創通・サンライズ

アムロ・レイの父親は、ガンダムの開発技術主任であるテム・レイである。戦闘に巻き込まれ行方不明となっていたテムの姿を、アムロはサイド6の雑踏の中で偶然発見する。

テムの乗ったバスを必死に走って追いかけたアムロは、ついにバスを降りたテムとの再会を果たす。感激するアムロ。ところがテムは、「おう。アムロか」と全く無感動に応じ、ごく自然のことのようにガンダムの戦果を尋ねる。テムは、酸素欠乏症の後遺症で高次脳機能障害になっていたのである。

脳の酸素欠乏による脳症状は、「低酸素脳症」と呼ばれている。低酸素脳症の症状は多彩で、一定期間後に何の後遺症も残さず回復するケースもあれば、記憶障害をはじめとする高次脳機能障害や運動障害が永続的に残るケースもある。この多彩さの背景にあるのは、脳が酸素欠乏にさらされた持続時間や、その結果としての脳損傷の部位や重症度のケースごとの違いである。

テム・レイは、そもそもなぜ低酸素脳症になったかが不明である。居住するスペースコロニーの隔壁が戦闘によって破壊された場面に遭遇したというところまではわかっているが、この時、呼吸できなくなる何らかの事情があったのか（瓦礫による窒息や空気中の酸素不足など）、あるいは心臓の停止や血圧の低下が発生し脳への血流が途絶えたのか。このあたり、推定に推定を重ねてもあまり意味はあるまい。それよりリハビリテーション計画のために重要なことは、テムには「意欲」があるということである。

　テムの意欲は、しかし、現実か

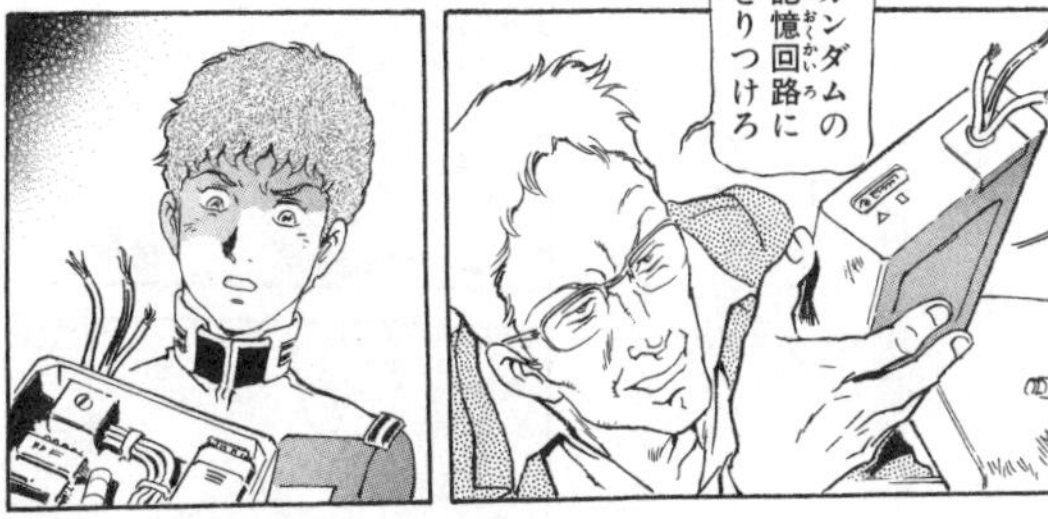
こいつを
ガンダムの記憶回路《きおくかいろ》にとりつけろ

安彦良和（角川書店刊）より©創通・サンライズ

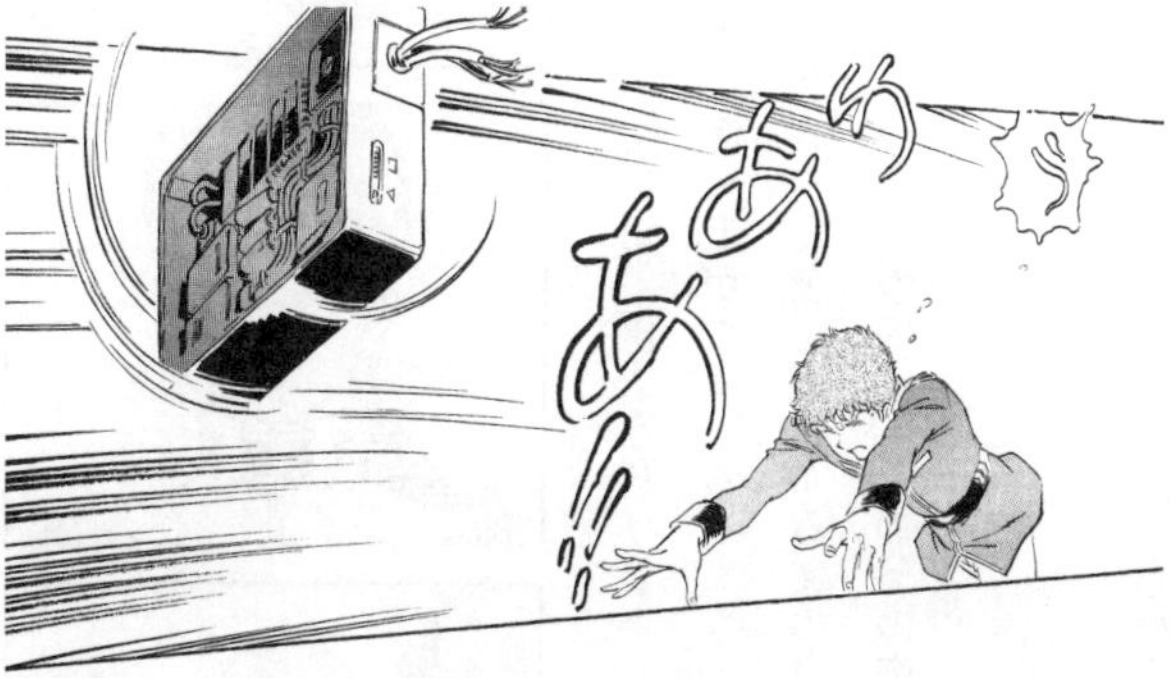
ああ!!!

安彦良和（角川書店刊）より©創通・サンライズ

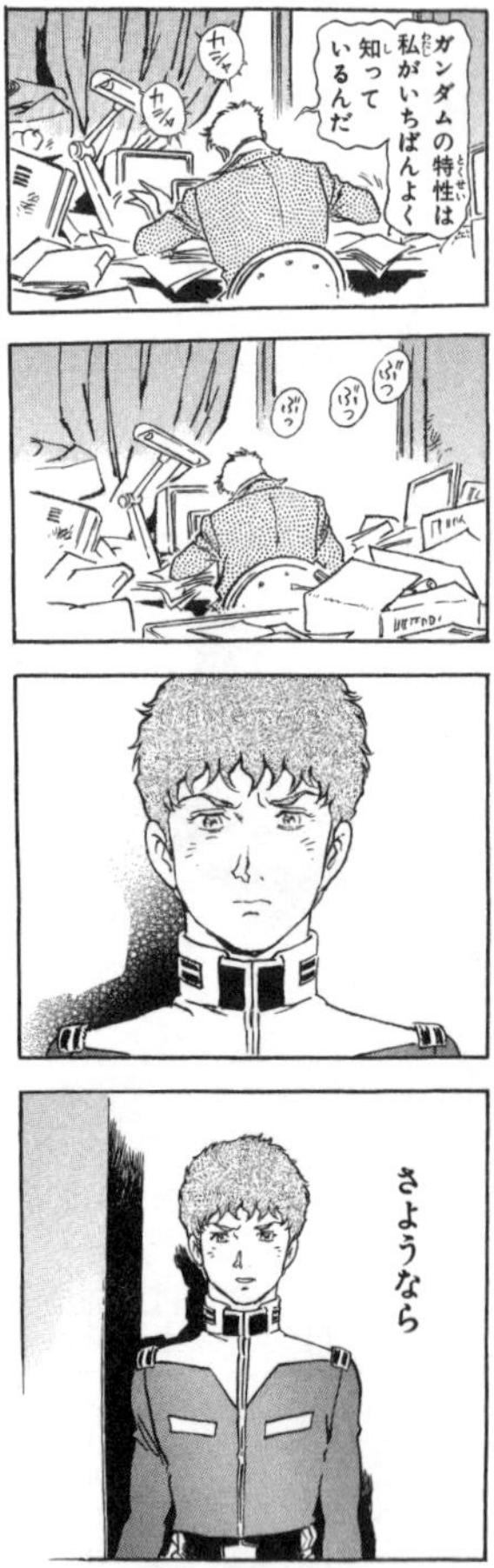

安彦良和（角川書店刊）より
©創通・サンライズ

らかけ離れた非生産的なものになっている。優秀な科学者としての能力はすでになく、ガンダム開発者としてのプライドだけが心の中で燃え上がっている。

かつて、避難する人々よりガンダムの安全を優先する父の鬼のような科学者の姿に強く反発したアムロが、今度は高次脳機能障害になった父の姿に、その父の姿の中になお科学者としての執念が燃え盛っているのを見て慟哭する。

そして、アムロは父のもとを去る。

だが、父テムには、少なくとも意欲はあるのだ。向上心があるのだ。空回りしているそれらを、少しでも現実的・生産的なものに向けさせるよう支援する。それが認知リハビリテーションの第一歩になる。リハビリをしてもテムは、元の優秀さを取り戻すには至らないであろう。しかし故郷の妻と穏やかに暮らしていくことならできるかもしれない。そういう現実的なゴールを定めることも、リハビリテーションでは重要である。再会した父の変わり果てた姿を見たアムロが絶望感にかられることはよく理解できる。だがアムロには、テムの脳に残された意欲を最大限に活用してほしかった。父を見捨てないでほしかった。無理だったのだろうか。ジオン公国との激戦が続いているうちは無理な要求なのだろうか。

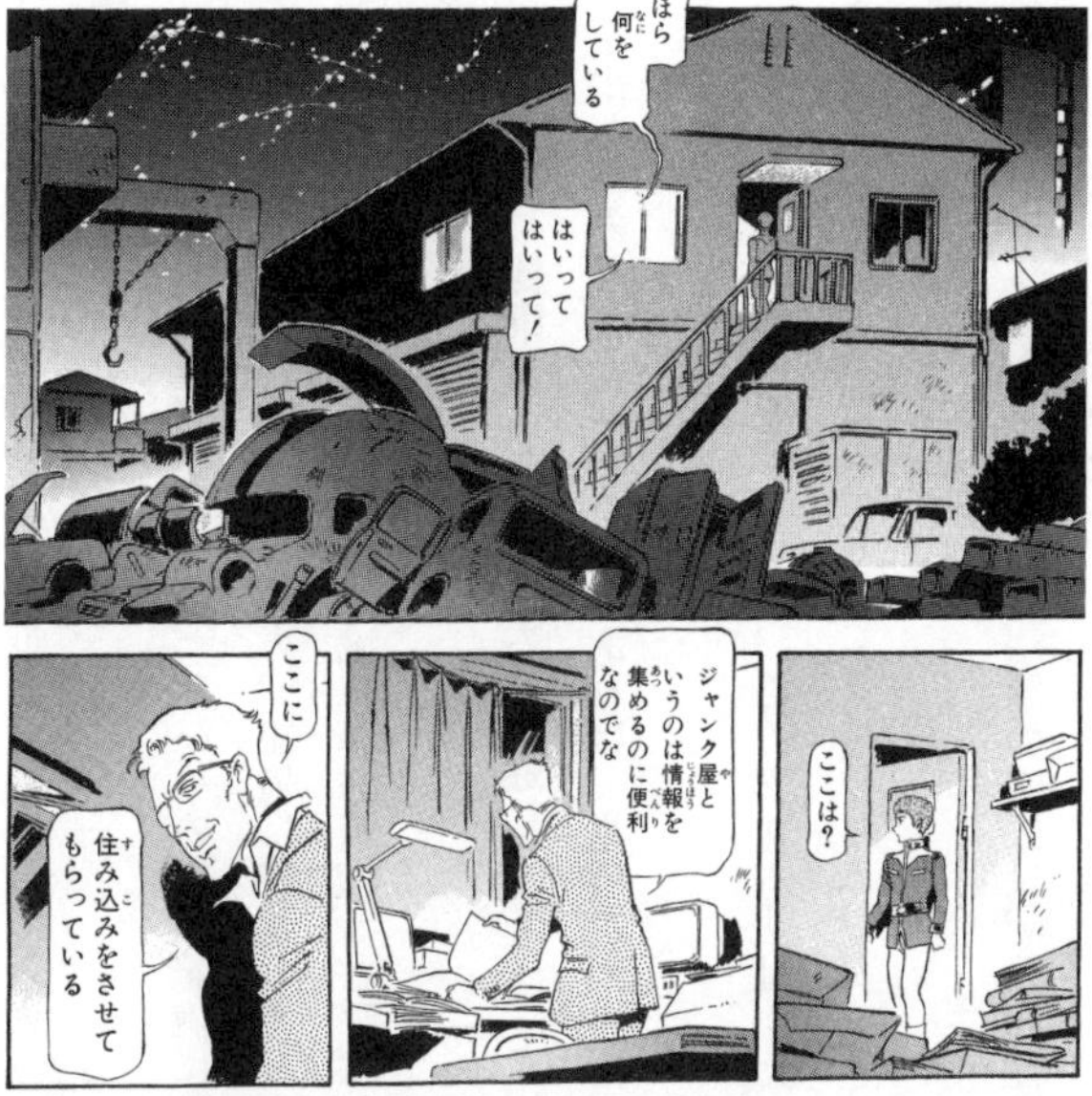

ほら 何《なに》を している
はいって はいって!
ここは?
ジャンク屋《や》というのは情報《じょうほう》を集《あつ》めるのに便利《べんり》なのでな
ここに
住《す》み込《こ》みをさせてもらっている

安彦良和（角川書店刊）より©創通・サンライズ

現代の地球に話を戻そう。

認知リハビリテーションの方法論の第一は、神経の再建を直接目指すものである。

コウジさんで最も目立つ症状の一つは、記憶障害である。記憶に関する神経の再建のためには、そこに刺激を与えるというのがまず考えられる方法である。これはごく自然な考え方でもあり、作者はコウジさんに外にどんどん出て刺激を受けることを勧めている。

逆にテム・レイのように、アパートの

一室に閉じこもり、自分だけの世界にひたってしまうのは回復の妨げになるばかりか、障害の進行を促すことにもなりかねない。

「外でたくさん刺激を受ける」というのは、記憶に限らず、脳の機能全体を活性化するための認知リハビリテーションである。他方、記憶に特化したリハビリテーションもある。このようにある機能をターゲットにしたものは「領域特異的訓練」と呼ばれているが、ここには健康な人とは違った方法が必要である。

たとえば、健康な人なら、「失敗を通して学ぶ」という方法がある。すなわち、まず自分の力で答えを出してみて、それが誤りであれば、指導者から訂正されることで学習するのはごく普通の方法である。

しかし、高次脳機能障害では、この学習方法はかえって混乱を増すことがわかっている。逆に有効なのは「誤りなし学習（エラーレス・ラーニング errorless learning）」といって、正解だけを何度も頭に入力するという方法である。

認知リハビリテーションの方法論の第二は、残存能力の活用である。神経の再建を目指すと言ってもそれは長い時間がかかるプロセスであるから、それと並行してこの方法が行なわれる。すなわち、脳損傷によって失われた機能については、とりあえずは失われたものとして、残された機能の活用による社会適応を目指すのである。

残存能力の活用のためには、まず、どんな能力が失われていて、どんな能力が残存しているかを評

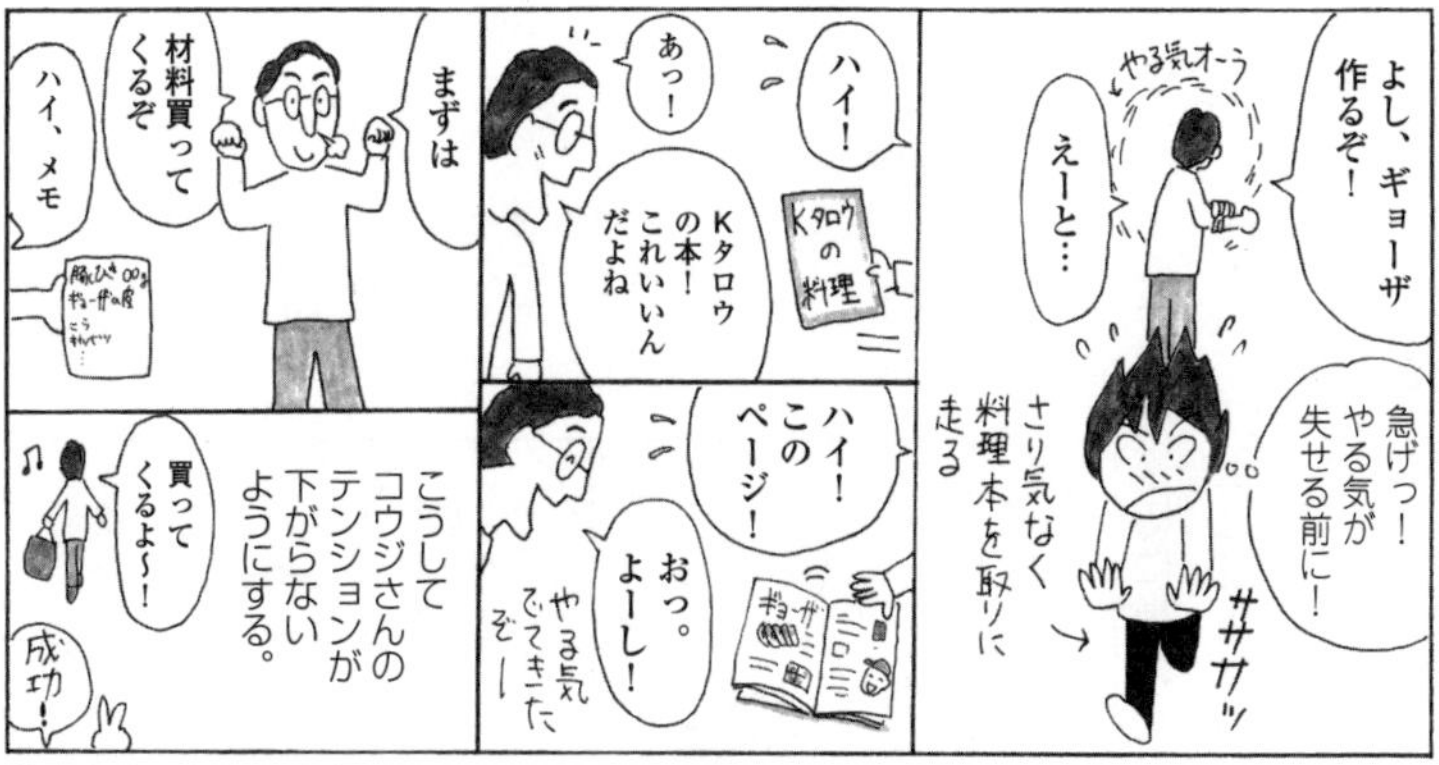
よし、ギョーザ作るぞ！
やる気オーラ
えーと…
急げっ！やる気が失せる前に！
さり気なく料理本を取りに走る
ササッ
ハイ！
Kタロウの料理
あっ！
Kタロウの本！これいいいんだよね
ハイ！このページ！
ギョーザ
おっ。よーし！
やる気でてきたぞ！
まずは
材料買ってくるぞ
ハイ、メモ
こうしてコウジさんのテンションが下がらないようにする。
買ってくるよ〜！
成功！

©柴本礼／主婦の友社

価する必要がある。

身体のリハビリテーションに置き換えてみるとわかりやすいかもしれない。たとえば片足がマヒしている人に、いくらその足を使って歩くよう練習させても徒労である。足の機能である「移動」を、マヒした足以外の機能を活用して達成することを目指さなければならない。そのためには、代償として、車イスや松葉杖を用いることも考慮される。この時、車イスや松葉杖を「外的代償」という。その際、もう片方の足や腕の筋力がどの程度かによって、松葉杖が使えるかどうかが判断される。それが残存能力の評価ということである。マヒなら目に見えるが、見えない障害である高次脳機能障害では、マヒした足で歩く練習をさせるような誤りをしかねない。失われた機能には、外的な代償が必要なのである。

たとえば、上のコマ。料理はとてもリハビリに良いと作業療法士に言われたことが別のコマに記されているが、その通りである。料理とは、計画し、計画にそった材料をそろえ、手順に従って料理という作業をする、という一連の行為で、

JCOPY 498-12938

表14　遂行機能

1.	目標の設定
2.	計画の立案
3.	目標に向かって計画を実際に行なうこと
4.	効果的に行動を行なうこと

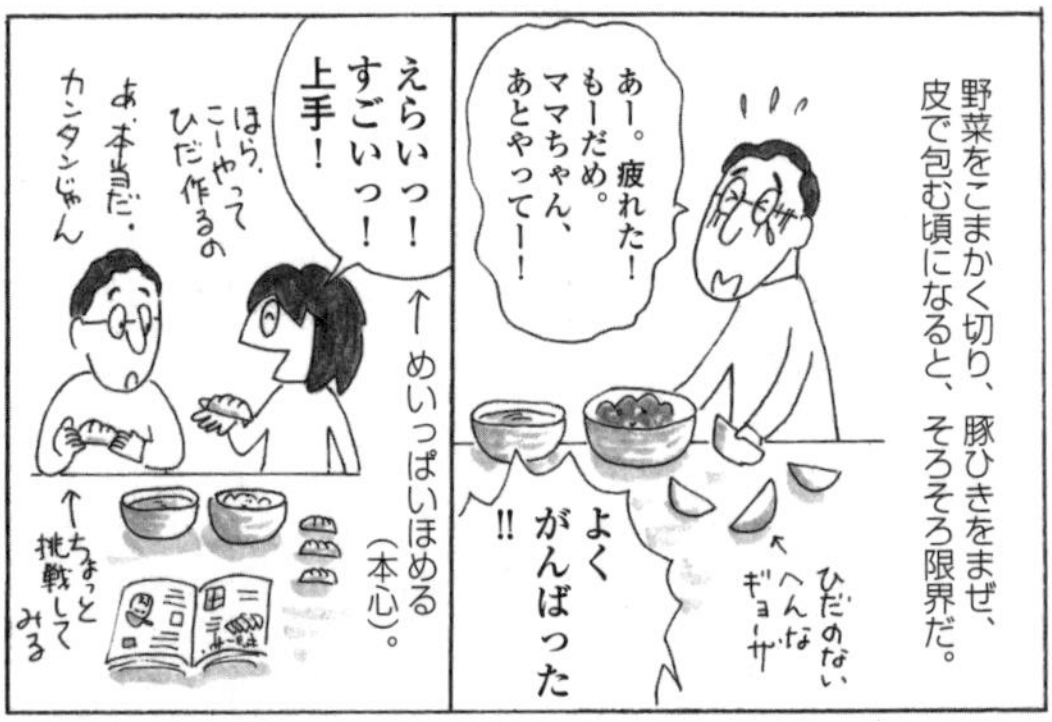

野菜をこまかく切り、豚ひきをまぜ、皮で包む頃になると、そろそろ限界だ。
あー。疲れた！もーだめ。ママちゃん、あとやってー！
ひだのないへんなギョーザ
よくがんばった!!
えらいっ！すごいっ！上手！
↑めいっぱいほめる（本心）。
ほら、こーやってひだ作るの
あ、本当だ。カンタンじゃん
↑ちょっと挑戦してみる

©柴本礼／主婦の友社

これは高次脳機能の中の「遂行機能」にあたる（表14）。しかも、目的が達成されれば、「美味しく食べる」という報酬効果もある。家庭内でできる認知リハビリテーションとしては、かなり理想に近いものであると言える。

ただし、ただやればいいというものではない。脳損傷により「失われた機能」があるのだから、その部分は家族による補助が必要である。これが、松葉杖や車イスのような「外的代償」にあたる。このような補助があって初めて、「残存能力」が活用できるのである。前ページのコマには妻（＝作者）によって実に適切に補助がなされている様子が描写されている。

また、料理（という認知リハビリテーション）が完了したら、美味しく食べるだけでなく、結果をほめることも大切である。報酬効果が、次の行動のモチベーションにつながるからだ。それはさらなる進歩への予感である。

なお、一八四ページの高次脳機能障害の定義（表11）では、遂行機能障害と社会的行動障害は別々のものとして記されているが、本来両者には深い関連がある。たとえば社会的行動障害の中の「意欲・発動性の低下」の中には、目標設定や計画の能力が損なわれたことによる（すなわち、遂行機能障害による）結果としての無気力にほかならないケースもある。依存性、固執性、抑うつなどについても同様の要因があり得る。だから、遂行機能障害のリハビリテーションが、結果的に社会的行動障害の回復につながることもしばしばある。

また、社会的行動障害の中で、周囲を悩ませる最も大きな問題の一つに、「感情コントロール低下」があるが、これは遂行機能障害との関係は希薄であり、別のアプローチが必要である。その中には、本人自身の中にも洞察がありながら、その場においては感情を抑えられず、後になって反省するというケースが含まれている。このような場合のリハビリテーションとしては、認知行動療法がある。

他方、本人自身の洞察が乏しい場合には、タイムアウトという技法がある。これは「立ち去り」ともいって、当事者から一時的に離れることを指す。周囲の人々が、数秒間でも本人を無視して離れることを指すこともあれば、逆に感情の発作を自覚した本人がその場を立ち去ることを指す場合もある。これは表面上は消極的な手法に見えるが現実的にはかなり有効である。タイムアウトをせずに、感情の発作の最中に説得などのアプローチを試みることは多くの場合不毛な試みとなる。タイムアウトを取れば、それに引き続き落ち着いた後に問題を洞察させる機会を持つことも可能である。

次のコマはタイムアウトの実例になっているが、作者は認知リハビリテーションの知識を持ってい

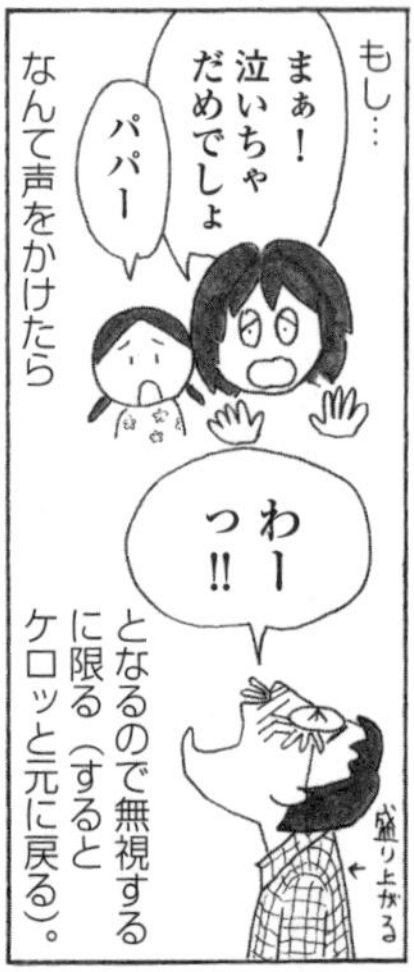
もし…
まぁ！泣いちゃだめでしょ
パパー
なんて声をかけたら
わーっ!!
となるので無視するに限る（するとケロッと元に戻る）。
盛り上がる
©柴本礼／主婦の友社

てこのようにしているのではなく、経験的にこの方法が適切であると学んだのであろう。作者の鋭い観察力と努力が読み取れるエピソードである。

とは言え、あらゆる認知リハビリテーションの技術を、経験だけをもとに編み出していくのはいくら何でも不可能である。高次脳機能障害の職業センターで、コウジさん夫妻は、メモリーノートというものを教えられた。

これは、記憶障害の認知リハビリテーションとして、広く利用されている技法である。端的にいえば、脳に記憶できないのなら、他のものに記憶させようという手段で、これも外的代償の一種である。健常人でもスケジュールなどを忘れないように手帳に記入する。メモリーノートはその応用拡大である。

メモリーノートは、記憶のリハビリアイテムとしては確かにスグレものなのではあるが、実地での活用はそう簡単ではない。コウジさんは、作者の再三の促しにもかかわらず、なかなかメモリーノートの記入そのものをしようとしない。このようなケースは稀ではなく、むしろ普通である。ノートを開かない。ノートに書くことを忘れる。ノートに書いてもそれを見ることを忘れる。などなど、問題は山積である。そこで、アラーム付きノートを使って、見るタイミングをビープ音で知らせるようにセットするなど、電子機器を使った方法が工夫されている。しかし今度はそれらの機器の使用法を覚えられるかという問題が発生する。このように、メモリーノートにしても何にしても、記憶障害については、どんな工夫を用いても、その工夫自体を覚えることが記憶障害のために困難という難題がどこまでもつきまとうのである。とは言え、文字通りいかなる学習も不可能という記憶障害は存在しないから、可能な方法をケースごとに模索していくことが大切である。この意味で、認知リハビリテーションはいつもオーダーメイドと言えるかもしれない。

コウジさんはメモリーノートを与えられても、ほとんど何も書くことができなかった。けれども、今は使えなくても将来は使えるようになるという希望はある。これは決して気休めではなく、高次脳機能障害についての厳然たる事実である。今できないことは、決して永遠にできないということではない。経過は長い。常に希望はある。機能の回復を期待し続けていいのだ。

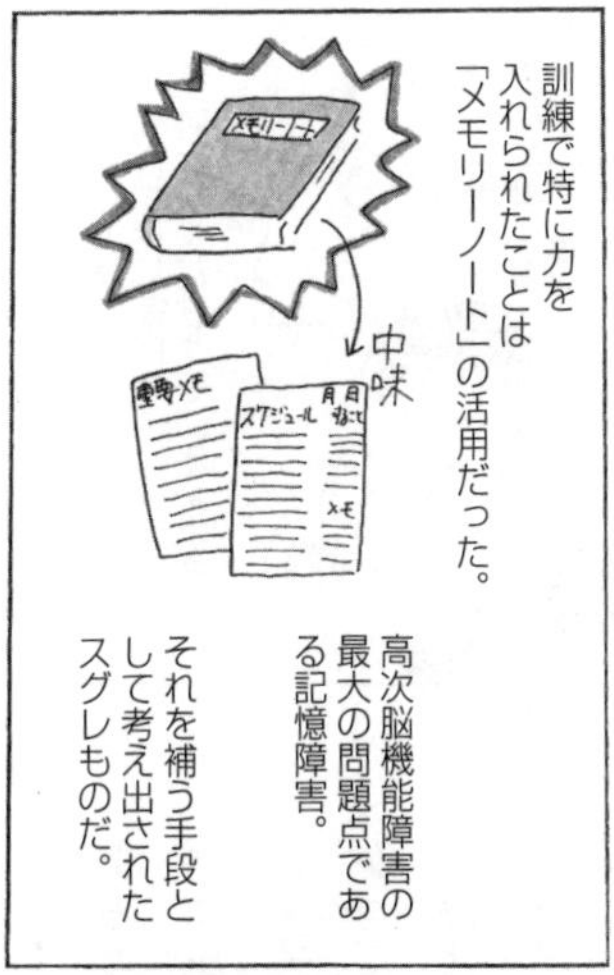
訓練で特に力を入れられたことは「メモリーノート」の活用だった。
メモリーノート
中味
スケジュール
メモ
高次脳機能障害の最大の問題点である記憶障害。
それを補う手段として考え出されたスグレものだ。

が、その経過中の家族の苦労は並大抵でない。作者も心因性の皮膚炎や肩や腰の痛みに悩まされ、さらには死にたくなった時期があることが記されている。家族にこのような症状が出るのは決して例外的なことではない。だから認知リハビリテーションでは、家族の支援も重要な事項の一つである。本人を支援する家族あってのリハビリテーションである。家族が倒れたら、回復への希望は著しく小さくなる。

JCOPY 498-12938

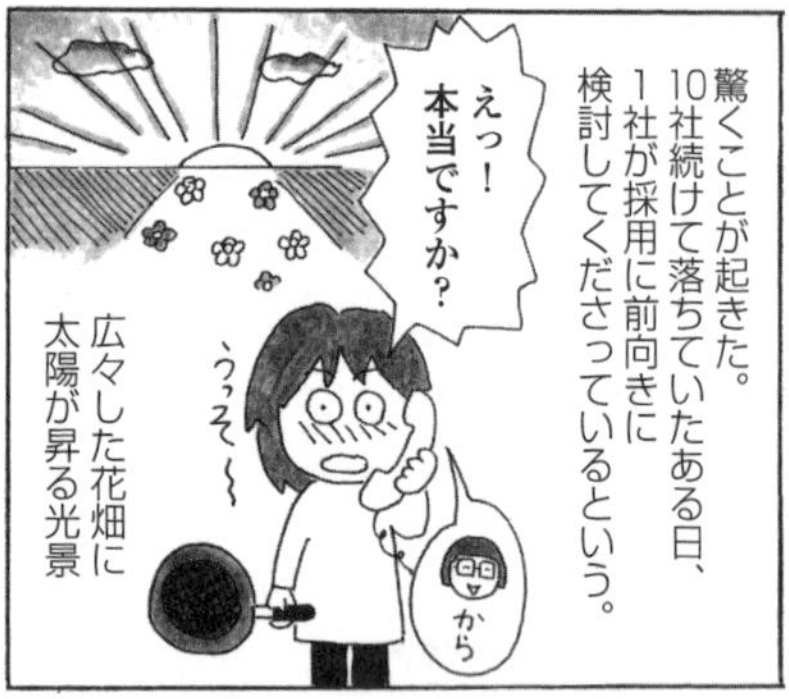
驚くことが起きた。
10社続けて落ちていたある日、
1社が採用に前向きに
検討してくださっているという。
えっ！
本当ですか？
うっそ～
広々した花畑に
太陽が昇る光景
から
©柴本礼／主婦の友社

『日々コウジ中』は、高次脳機能障害の真実を伝える物語であるとともに、希望の物語でもある。くも膜下出血からの生還。高次脳機能障害の顕在化。家族の支え。周囲の理解。行政からの支援。そして職業訓練。どれも決してスムースな過程ではなかったが、これらを経て、ついにコウジさんは社会復帰する。会社からの採用決定通知。就労である。

就労は、リハビリのひとつの目標でもあると同時に、就労自体が認知リハビリテーションになる。就労によって得られるものははかり知れない。自分が社会から必要されているという誇りが得られる。障害のレベルに合った労働は、生活を規則正しいものにさせる。それは情緒の安定にもつながる。職場での他人とのコミュニケーションは、脳に刺激を与え、活性化させる。

とは言うものの、ここまでの道のりが、決して理論通りにはいかない困難なものであったのと同様かそれ以上に、職場という新たな環境への適応は、高次脳機能障害の人にとって容易でない。ここでも認知リハビリテーションの原理に従って、失われた機能の補助と、残存する機能の活用が適切に行なわれる必要がある。そこで登場するのがジョブコーチである。コウジさんもジョブコーチに助けられている。ジョブコーチは、職場での作業手順を、障害の程度に応じて細分化、簡略化し、マニュアルやチェックリストを作り、さらにそれを活用する中で、達成度に応じて内容を調整していく。家庭内での認知リハビリテーションである料理の補助と同様のことを職場で行うのである。

コウジさんの損傷部位

ここで視点を変えて、症候学（症状論）からコウジさんを見てみよう。症候学とは、患者を綿密に観察することによって培われてきた、精神医学の本道とも言える学問分野である。ところが最近では、診断基準や数値データという表面上は科学的に見える方法論に押されて、精神科診断学の中で占める症候学の割合は小さくなりつつある。この状況はいわば本末転倒であって、人間を見つめる精神医学の診断では、症候学が最も重んじられなければならないはずである。

『日々コウジ中』の描写から、コウジさんを症候学的に分析することが可能である。なぜならそこにはコウジさんの人間そのものが描かれているからである。

結論を先に言ってしまうと、コウジさんの症状は、前頭葉眼窩面の損傷によるものである。そしてそれはおそらく右側か、あるいは両側であっても右が左より大きく損傷されていると思われる。また、その原因となったくも膜下出血は前交通動脈瘤の破裂によることは間違いないと言える。以下、診断根拠を順に述べていく。

【1】記憶障害が特に目立つ

コウジさんで最も目立つ症状は、記憶障害である。記憶障害といえば、普通なら認知症がまず連想されるが、コウジさんは認知症ではない。ＩＱ（知能指数）が正常だからである。認知症とは、全般的な知的機能の低下だから、ＩＱが低くなるのが診断の必要条件である。コウジさんは、ＩＱが低くないのに、記憶障害は著しい。このような病態は、健忘症候群と呼ばれている。

健忘症候群の原因となる疾患は限られており、以下のように数えるほどしかない。

①アルコールコルサコフ症候群

アルコール多飲と、それに伴うビタミンＢ１欠乏によって起こる脳障害である。

②両側海馬の損傷

ヘルペス脳炎後遺症として、両側の海馬を含む側頭葉が損傷され、健忘症候群になることは多い。また、稀ではあるが、両側海馬の梗塞や出血による場合もある。

③両側視床の損傷

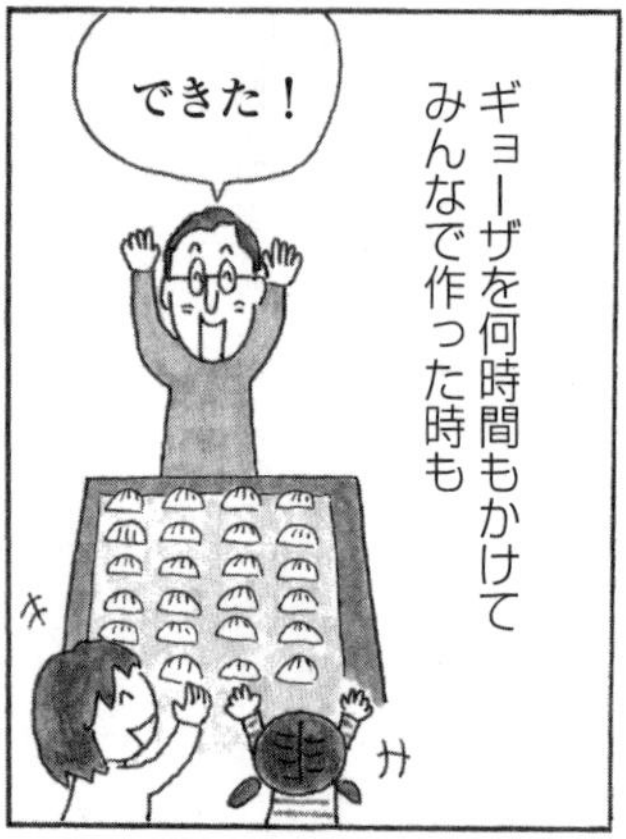
ギョーザを何時間もかけて
みんなで作った時も
できた！

Ⓒ柴本礼／主婦の友社

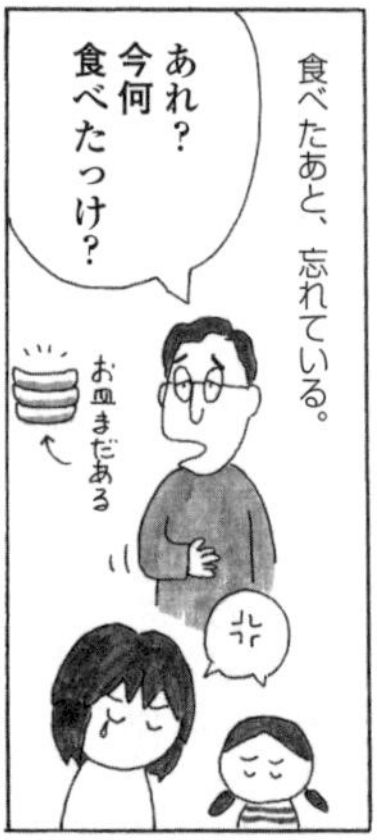
食べたあと、忘れている。
あれ？
今何
食べたっけ？
お皿まだある

Ⓒ柴本礼／主婦の友社

これも稀ではあるが、両側の視床の梗塞や出血によって起こる。

コウジさんは、①～③のどれにもあたらない。アルコール依存症ではないし、原因は脳炎でも梗塞でもない。くも膜下出血である。

くも膜下出血で健忘症候群になるほとんど唯一と言っていいものは、

④前交通動脈瘤の破裂

である。

前交通動脈とは、前頭葉の下側に位置する血管で、動脈瘤が比較的できやすい。それが破裂すると、近接する脳の部位が損傷される。前頭葉の下側とはすなわち目のすぐ上なので、前頭葉眼窩面と呼ばれる部位になる。

コウジさんがくも膜下出血を起こしたのは四〇代である。このような若い年代でのくも膜下出血の原因は、交通事故などの外傷を除けば、動脈瘤の破裂か、動静脈奇形からの出血のどちらかであることが大部分である。

前交通動脈瘤の破裂による健忘症候群は、「前脳基底部健忘」または「前交通動脈瘤破裂によるコルサコフ症候群」と呼ばれる。どちらもほとんど同じ意味である。ただし、「コルサコフ症候群」という用語の使い方は専門家の間でもやや混乱しており、アルコールが原因のものに限って使われることも多い。そこでコウジさんのようなケースは「前交通動脈瘤破裂によるコルサコフ症候群」と原因の断りをつけて呼ぶことが多いが、この呼び方は長くて煩雑であるので、前交通動脈は英語では

JCOPY 498-12938

Anterior Communicating Arteryと言い、ACoAとかAcomなどと略称されることから、「エーコムのコルサコフ」と呼ばれることもよくある。

なお、コルサコフ症候群をはじめとする健忘症候群では、大部分の場合、発症前の過去についての記憶障害も同時に存在する。これを逆向性健忘という。コウジさんでは、昔のことはよく覚えている様子が描かれている。するとコウジさんは逆向健忘がない稀な健忘症候群ということも考えられるが、詳しく検査すれば、逆向健忘も存在する可能性の方が高い。

【2】作話がある

作話、すなわち作り話と書いて、「さくわ」と読む。が、これは日常的に言うところのいわゆる作り話ではなく、高次脳機能障害の一症状である。認知症でも見られるが、特によく見られるのはやはり健忘症候群である。

作話は、現象としては記憶の欠損を埋める形で表れる。このことから、作話とは健忘症候群の患者が、自らの記憶障害を取り繕うために故意にやっていると考えられていたこともあった。実際に作話をしている様子からは確かにそんな印象は受けるのだが、現代ではそのような考え方は否定されている。柴本礼が作品の中で推定している「かすかな記憶がつなぎ合わされ一つの話になっている」が正解で、これを学術的に言うと「長期記憶痕跡の時間的文脈の混乱」ということになる。

健康な脳では、貯蔵されている記憶内容は、いわば時間と場所のタグがつけられている。「昨日」

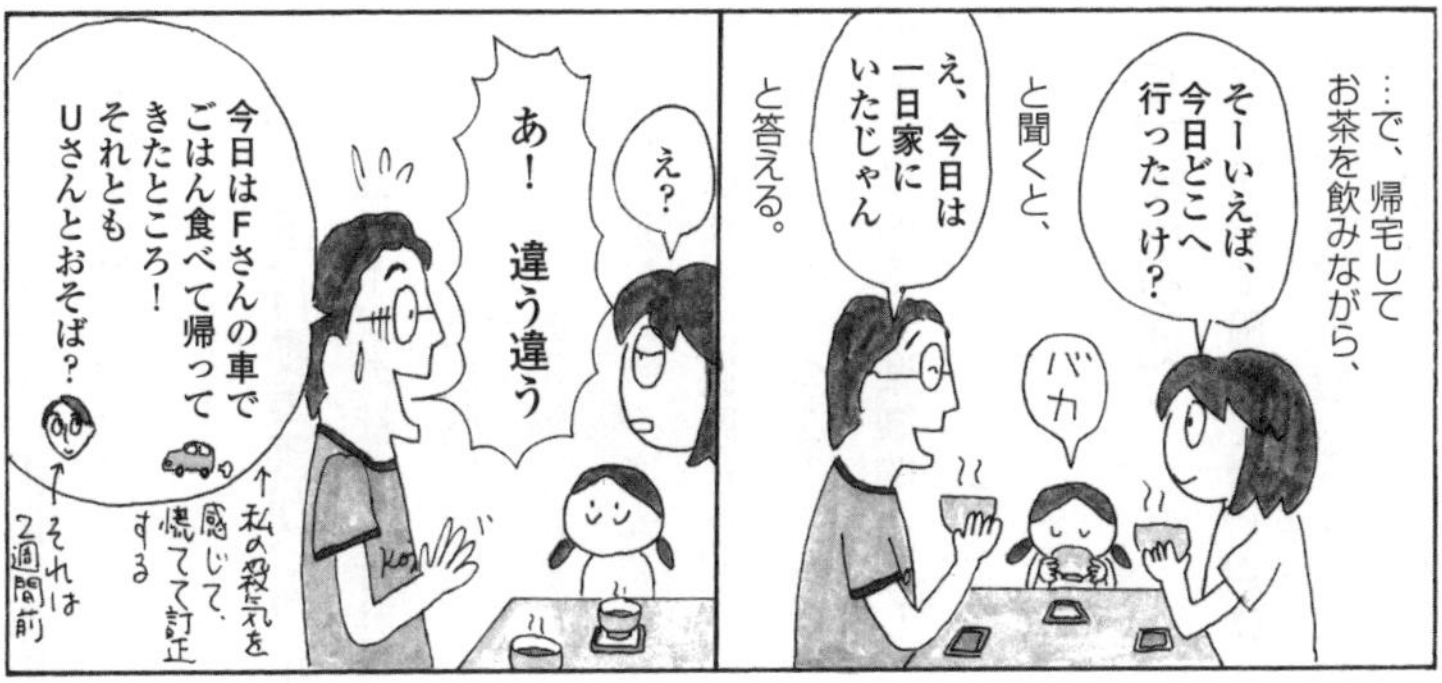
…で、帰宅してお茶を飲みながら、
そーいえば、今日どこへ行ったっけ？
と聞くと、
え、今日は一日家にいたじゃん
と答える。
バカ
え？
あ！ 違う違う
今日はFさんの車でごはん食べて帰ってきたところ！それともUさんとおそば？
↑私の殺気を感じて、慌てて訂正する
↑それは2週間前

©柴本礼／主婦の友社

という時間のタグを与えられれば、「渋谷の映画館に行った。面白い映画だった。そのあと友人と食事をして……」というように場所のタグとともに出来事を思い出すことができるのはそのためである。

ところがコルサコフ症候群をはじめとする健忘症候群の脳では、この時間と場所のタグが外れてしまっている。そのため、上のコマのような作話が出てきてしまうのである。

作話は、健忘症候群であればすべて認められるというわけではない。特に多く認められるのは、コルサコフ症候群である。このことも、コウジさんの高次脳機能障害の原因が前交通動脈瘤破裂であるという推認を裏づけている。

【3】医師からの説明の中にも前頭葉という言葉が出ている

手術からの回復期のコマに記された医師からの説明の中に、「前頭葉が傷ついて…」という台詞が見えることからも、コウジさんは前頭葉に損傷を負ったことが示唆される。前頭葉の損傷で健忘症候群になるのは、前頭葉眼窩面損傷の場合にほぼ限られ、そしてコウジさんの損傷の原因がくも膜下出血という情報とあわせれば、エーコムのコルサコフという診断に自然に到達できる。

【4】社会行動障害が、コルサコフ症候群特有のパターンを呈している

一八五ページの社会的行動障害の表（表12）にある症状のうち、コウジさんにはほぼすべてが認められている。高次脳機能障害でこのようなパターンになるのは、前頭葉損傷による場合が非常に多く、その他の部位の損傷では逆に珍しい。

また、逆にコウジさんに見られないのが「抑うつ状態」である。一八五ページではそのことには何気なく触れずに通過したが、抑うつという症状が出ないことも、コウジさんの病気＝コルサコフ症候群の特徴の一つなのである。コルサコフでは逆に、上機嫌、多幸などと表現される、少なくとも表面的には明るく楽観的な感じになることが多い。本人には深刻味というものが感じられない。作話の時のぺらぺらしゃべる感じもこの上機嫌、多幸にあたる。

【5】病識欠如

高次脳機能障害では、病識＝自分に障害があるという認識の程度は、様々である。が、これもコルサコフ症候群の大きな特徴として、病識がほとんどないということが知られている。

なぜ病識がこれほどまでないのか。

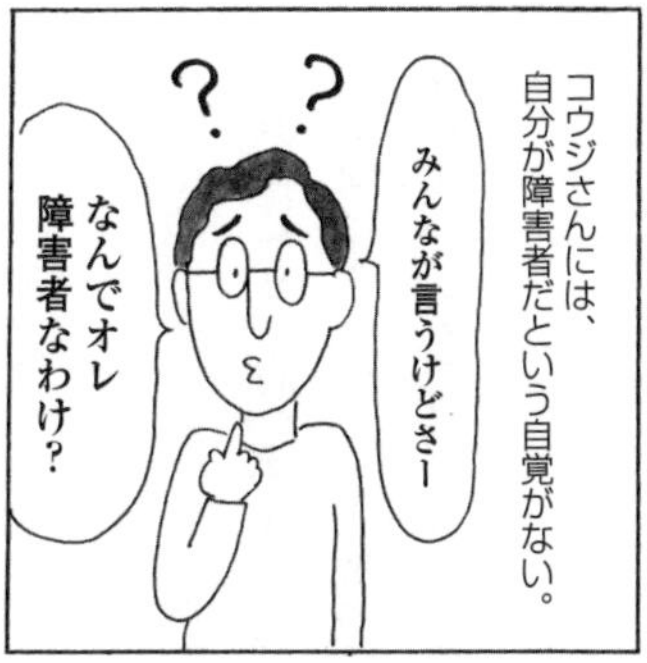
コウジさんには、自分が障害者だという自覚がない。
みんなが言うけどさー
なんでオレ障害者なわけ？
©柴本礼／主婦の友社

記憶障害のため、自分の障害や、障害で自分が困った経験を忘れてしまうから？

そのように考えるのも一理あるが、そうではない。なぜなら、コルサコフ以外の健忘症候群では、病識がある場合も多々あるからである。それに対して、コルサコフ症候群では、海馬や視床の損傷と記憶障害の程度は同等なケースでも、病識は得られにくいのである。

その真の理由は不明だが、おそらく前頭葉の損傷が関連していると考えられている。楽観的で深刻味がないことも同じ文脈で説明されることが多い。

【6】重複記憶錯誤が一過性に見られている

つい見過ごしがちだが、退院後まもなくのコウジさんに、次ページのコマのようなな奇妙な言動が見られている。

この時期はせん妄から回復したばかりなので、奇妙な言動はどれも非特異的な意識障害の症状として看過されやすいが、このコマの描写は重複記憶錯誤（チョウフクキオクサクゴと読む）という、特に前頭葉損傷から健忘症候群がはっきりしてくるまでの時期に一過性に見られる特異な症状なのである。

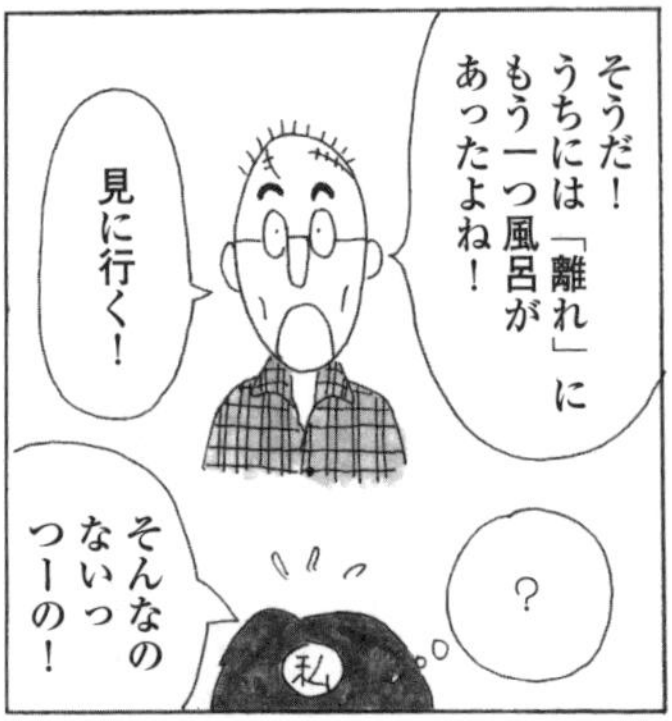
そうだ！
うちには「離れ」に
もう一つ風呂が
あったよね！
見に行く！
？
そんなの
ないっ
つーの！
私
©柴本礼／主婦の友社

重複記憶錯誤は、単なる記憶障害でもなければ、場所がわからないというだけの症状でもない。この症状を最初に記載したのはピック（Pick 1851-1924 オーストリアの精神科医。重複記憶錯誤は彼の一九〇一年、一九〇三年の論文に記載されている）で、そこには「前にことそっくり同じ病院に入院していたことがあり、その病院は別の町にあり、同じ教授がいた」と主張する患者が紹介されている。[15] この症状は多くは一過性にしか出現しないこともあり、その後現在までの約百年間でもそうたくさんの症例報告はないが、最近では二〇〇八年にかなり詳しい論文があって、患者の言葉として次のように記載されている。[16]

「中山競馬場にも、竹ノ塚駅近くのスーパーの隣にも、北千住駅のそばにも、新宿駅ビルのアピタの八階にも、自宅の中にもA病院（注 そのとき実際にこの人が入院していた病院）がある。まったく同じA病院で、病室の造りや病棟の構造も全く同じ。どこにも同じF先生と同じ看護師がいて、みんなの顔も同じだった。同じ病院で同じ内容の治療をしていた」

重複記憶錯誤は、広い意味の見当識障害であるといえる。見当識とは、「時間と空間の一点に自己を定位する」という認知機能で、これが障害されると、「時間と空間」が崩れ、今がいつで、ここがどこかがわからなくなる。しかしさらに別次元の障害として、「一点」が崩れ、自分が今ここにいると同時に、別の時間に別の場所にいるという形があり得る。いわば同一性の崩壊である。重複記憶錯誤も、このような同一性の崩壊の一型としてとらえることができる。

という理論はさておくとしても、この症状が出るのは大部分が前頭葉、それも右側の損傷の時である。前交通動脈瘤が破裂すると、多くの場合、前頭葉眼窩面の比較的広い範囲が損傷されるが、コウジさんの場合、一過性に重複記憶錯誤が見られていることから、その損傷は右側に強かったと推定されるのである。

明るいコウジさん

つい長々と症候学による分析を続けてしまったが、これができたのは、『日々コウジ中』でコウジさんが生き生きと具体的に、しかも医学的なポイントがおさえられた形で描写されているからである。あらためて作者の観察力と描写力に敬服せずにはいられない。

それはそうと、このようにただ分析して診断するだけでは、医療としては出発点に立ったにすぎない。病気の症状やメカニズムの説明をいくらされても、当事者にはほとんど何の役にも立たない。知りたいのはその先である。回復するのか。回復のためにはどうしたらいいのか。

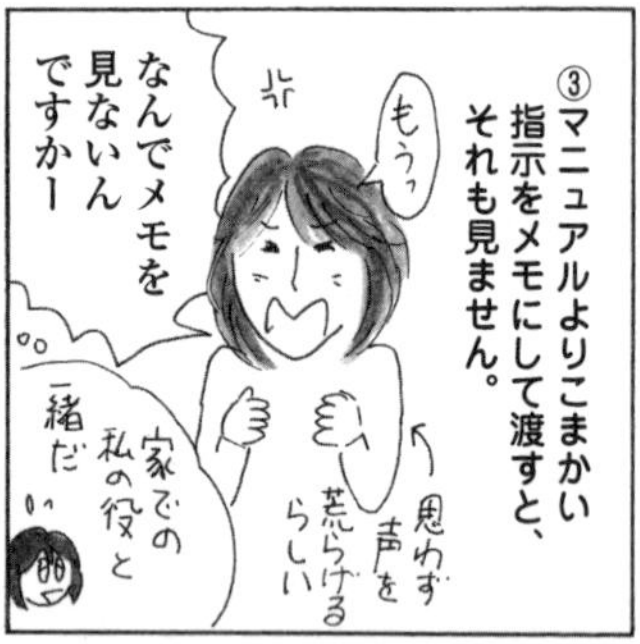
③マニュアルよりこまかい指示をメモにして渡すと、それも見ません。
もうっ
なんでメモを見ないんですかー
思わず声を荒らげるらしい
家での私の役と一緒だ
©柴本礼／主婦の友社

そのための技術が認知リハビリテーションである。そして認知リハビリテーションを支えるのが、障害を科学的・客観的に分析する神経心理学的検査である。そしてその神経心理学を生んだのが症候学（症状論）である。

コウジさんの失われた機能が何で、残存能力が何か。それが見えなければ、せっかくの支援努力が空回りする。

社会では、潜在的にはとても多くの人々が、障害を持った人を支援したいと思っている。しかし、その方法がわからない。適切な方法がわからない。社会復帰したコウジさんの職場の同僚である女性は、コウジさんのことを親身になって考え、熱意を持って臨んでおられる。しかしせっかく熱意があっても、障害についての十分な理解がないと、努力が徒労になりかねないのである。

見えない障害を、見える障害にするために、多くの専門家が努力を続けている。その流れは「症候学」→「神経心理学」→「認知リハビリテーション」と続く。ここまでは、医師をはじめとする医療者の仕事であろう。

そして、こうして得られた医学的知見を一人でも多くの高次脳機能障害の人の支援に役立てるようにするのが、行政の仕事であろう。二〇〇一年から始められた高次脳機能障害支援モデル事業は、そのための記念すべき大きな第一歩で、その後も着実に発展している。

しかし、こうした専門家の仕事だけでは限界がある。それは、医学による学術的な成果も、行政による社会的な成果も、狭い範囲の人々にしか届かないということである。それでは結局あまり意味がない。

そこで、『日々コウジ中』の存在意義がクローズアップされる。社会的行動障害の説明にこの作品のコマを掲載したらいいのではないかと本章に書いたが、それだけでなく、高次脳機能障害支援事業の一環として『日々コウジ中』を活用したらどうか。私は本気でそう考えている。

それからもう一つ、この作品は、医学や行政には決してできないことを成し遂げている。

それは、明るさである。笑いである。

ある本に、記憶障害が目立つ高次脳機能障害者（匿名）の言葉として「脳損傷を負ったことでの利点もある。たとえば、イースターの卵を自分が隠すことができることだ」という一文が引用されている[(17)]。蛇足ながら解説すると、イースター（復活祭）では、国によっては庭や室内にイースターの卵（綺麗な色彩を施したゆで卵）を隠して子供たちに探させるといった遊びが行なわれるが、記憶障害患者は自分で隠してもその隠し場所を忘れてしまうので、自作自演でこの遊びを楽しむことができるという意味である。

これはもちろん冗談であるが、この種の冗談は、当事者でなければ決して口にすることはできない。他人が言えば、ブラックな冗談ではすまされず、激しい非難を受けることも覚悟しなければならない。日本では昔『五体不満足』という本がベストセラーになったが、これも当事者だからつけられるタイトルであって、他人が障害者のことを「五体不満足」などと言うことが許されるはずがない。

障害者をめぐるものはすべて、冗談が禁じられた領域なのである。

冗談がひとことも言えない領域は、とても窮屈なものである。気軽に口にした言葉が、人を強く傷つけたり、強い非難の対象になったりする。うっかり冗談も口にできない。そんな領域は、誰もが敬遠し、遠巻きにする。すると、障害について理解される機会は、ますます遠ざかることになる。

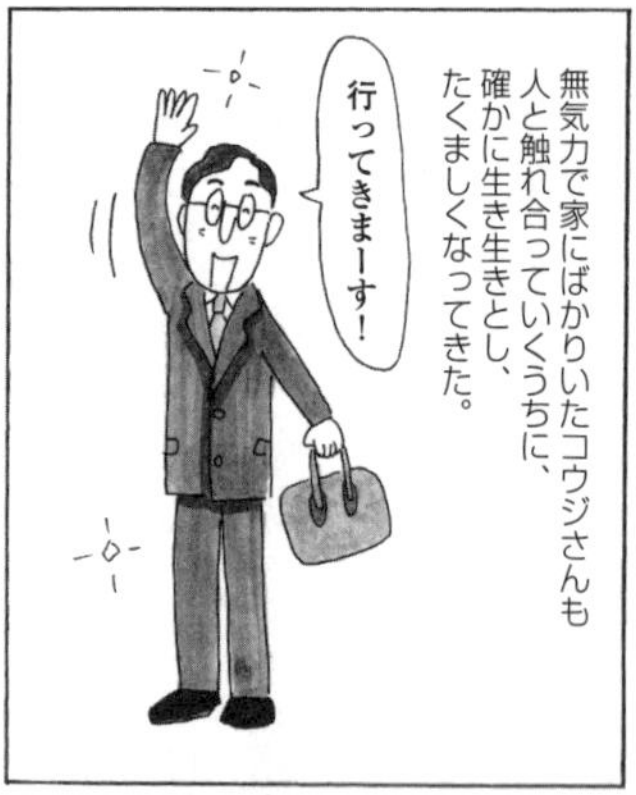
無気力で家にばかりいたコウジさんも
人と触れ合っていくうちに、
確かに生き生きとし、
たくましくなってきた。
行ってきまーす！
©柴本礼／主婦の友社

そんな中、唯一冗談を言うことができ、明るく笑い飛ばすことさえできるのは、当事者とその家族だけである。それを実行するまでには大変な苦労の日々があり、いざ実行するにあたっては大変な苦悩があったであろう。それを乗り越えて発表された『日々コウジ中』という作品、当事者との真剣なつき合いと綿密な観察によって描かれ、しかも明るく前向きなこの作品には、多くの医学書をはるかに凌駕する力がある。

この作品の結びには、くも膜下出血から六年が過ぎた時点のコウジさんの明るい姿が描かれている。回復。希望。前進。『日々コウジ中』のテーマは、このコマに集約されているように思う。そしてこれは、高次脳機能障害についての事実でもある。

四章●パーソナリティ障害

本章でとりあげるマンガ作品

『狂人関係』　上村一夫

『ブラックジャックによろしく』　佐藤秀峰

『MONSTER』　浦沢直樹

江戸時代の最も有名で、現代にも影響を残している犯罪者として、八百屋お七として知られる女性がいる。井原西鶴の『好色五人女』の巻四の主人公で、「年は十六、花にたとえるなら上野の桜の満開、隅田川に見る月が冴え冴えしている清楚さで、こんな美女がいるものだろうかとおもわず目をこするほどの美しさである……思いを寄せない男はいないほどの美女であった」（吉行淳之介訳）と描写されている美人である(1)。

そんなお七が、江戸の町に放火したのだ。

理由は恋心である。仲を引き裂かれた恋人・吉三郎に、どうしてももう一度遭いたいと切望したお七は、吉三郎との出遭いは火事がきっかけだったことに思い当たり、もう一度火事になれば遭えるかもしれないと考え、放火を実行、現行犯でとらえられ、引廻し晒された末、火刑に処された。

これが西鶴の原作であるが、「八百屋お七」は、後世になって多くリライト版が出されている。その一つが、上村一夫の『狂人関係』である。

『狂人関係』　上村一夫（ホーム社・集英社）

葛飾北斎と、その弟子で春画の天才・捨八。この二人の浮世絵師の風狂な生き方の描写を軸に、江戸の庶民の生活、人情の機微を、まさに浮世絵に匹敵するような芸術的な画で語った作品。捨八の恋人として登場するお七は、美人で、情熱的で、そして火事で興奮するという倒錯した性癖を持っていた。

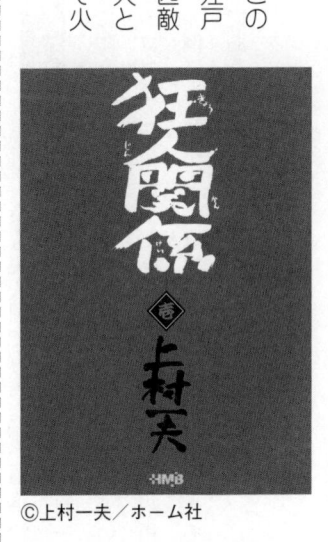

©上村一夫／ホーム社

上村一夫。知る人ぞ知る、「昭和の絵師」である。昭和十五年生まれ、昭和六一年没（1940–1986）。葛飾北斎〔宝暦十年生まれ、嘉永二年没（1760–1849）〕はその上村が敬愛していたと伝えられる浮世絵師だが、『狂人関係』の主人公は、むしろその若い弟子・捨八である。

捨八という名の浮世絵師は実在しないが、モデルはおそらく渓斎英泉〔寛政三年生まれ、嘉永元年没（1790–1848）〕と思われる。英泉は、北斎とともに文化・文政期の春画界を席巻していた人物である（北斎といえば『富嶽三十六景』があまりに有名だが、『浪千鳥』など、評価の高い春画も多数のこしている。大蛸と女が絡む『海女と蛸』などは、現代の「触手モノ」の元祖と言えるだろう）。

英泉は酒を好む放蕩無頼の人で、女郎屋の経営などもしていたと伝えられている。捨八も、金が入れば酒代にすってしまい、いつも金に困っていて、文字通り足の踏み場もない散らかりきった長屋で仕事をしている。しかし人情に厚く、師である北斎を深く尊敬し、そして、女好きである。

お七は、そんな捨八の恋人として登場する。美人である。英泉も美人画で有名だが、浮世絵と劇画の違いこそあれ、上村一夫の描く女の美しさもまた群を抜いている。女の絵に限らず、上村一夫はおそらく「手を抜く」という言葉は知らなかったと思われる。彼の作品は、どのコマひとつを取ってみても芸術的である。昭和の絵師が江戸の絵師たちを描いた『狂人関係』もその例にもれず、どのコマにも江戸の情趣が溢れている。その中で特に美しく、情念に溢れた女がお七である。

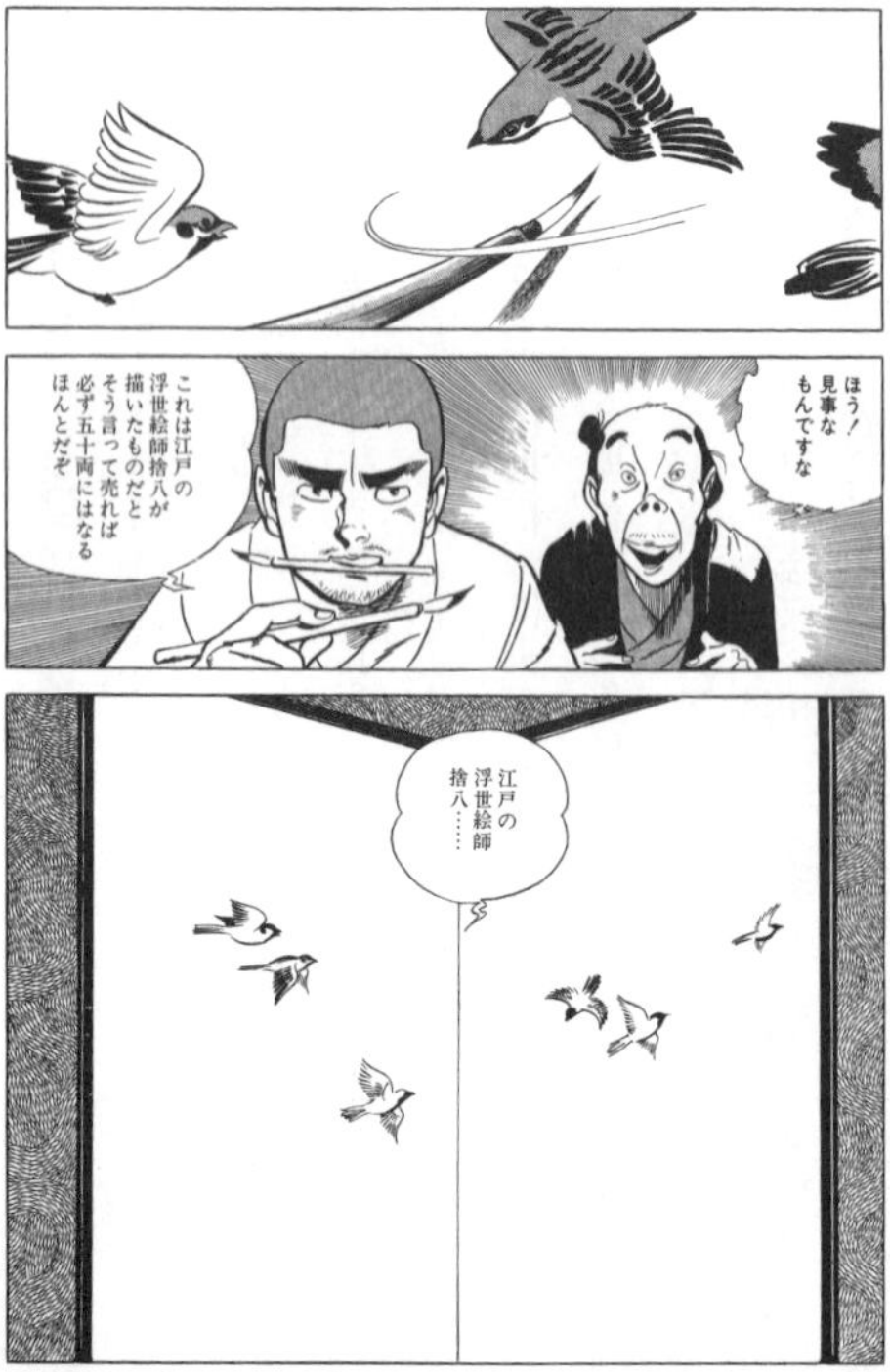
ほう！見事なもんですな
これは江戸の浮世絵師捨八が描いたものだとそう言って売れば必ず五十両にはなるほんとだぞ
江戸の浮世絵師捨八……
©上村一夫／ホーム社

八百屋お七と放火癖

ある日お七は、捨八と二人で野に出る。偶然、はるか遠くで火事があり、たちのぼる煙が見えた。捨八がふりかえると、お七の表情が恍惚としたものに変貌している。捨八に抱きつくお七。火を見て突如として性欲が燃え上がったのである。

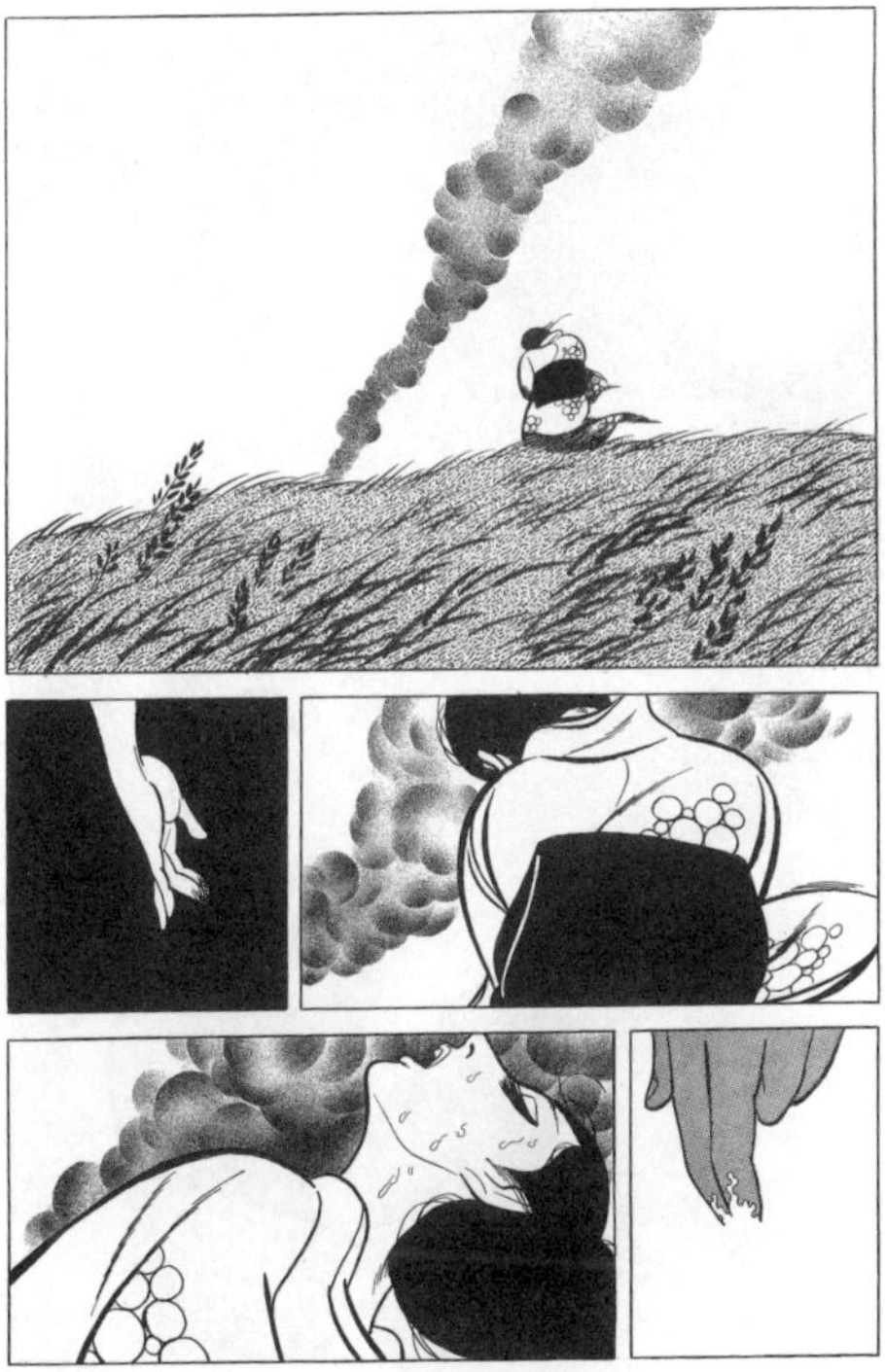

©上村一夫／ホーム社

この時から、お七はしばしば夢想するようになる。自分がつけた火で炎上する江戸の町。そして罪人となった自分の姿。その日のために、江戸の町を引廻されて人々の目に晒される日のために、自分の肌に刺青を彫る。こうして着々と準備を進め、満を持してお七が放った火は、江戸を大火事にする。とらえられ牢獄に入れられたお七は、これ

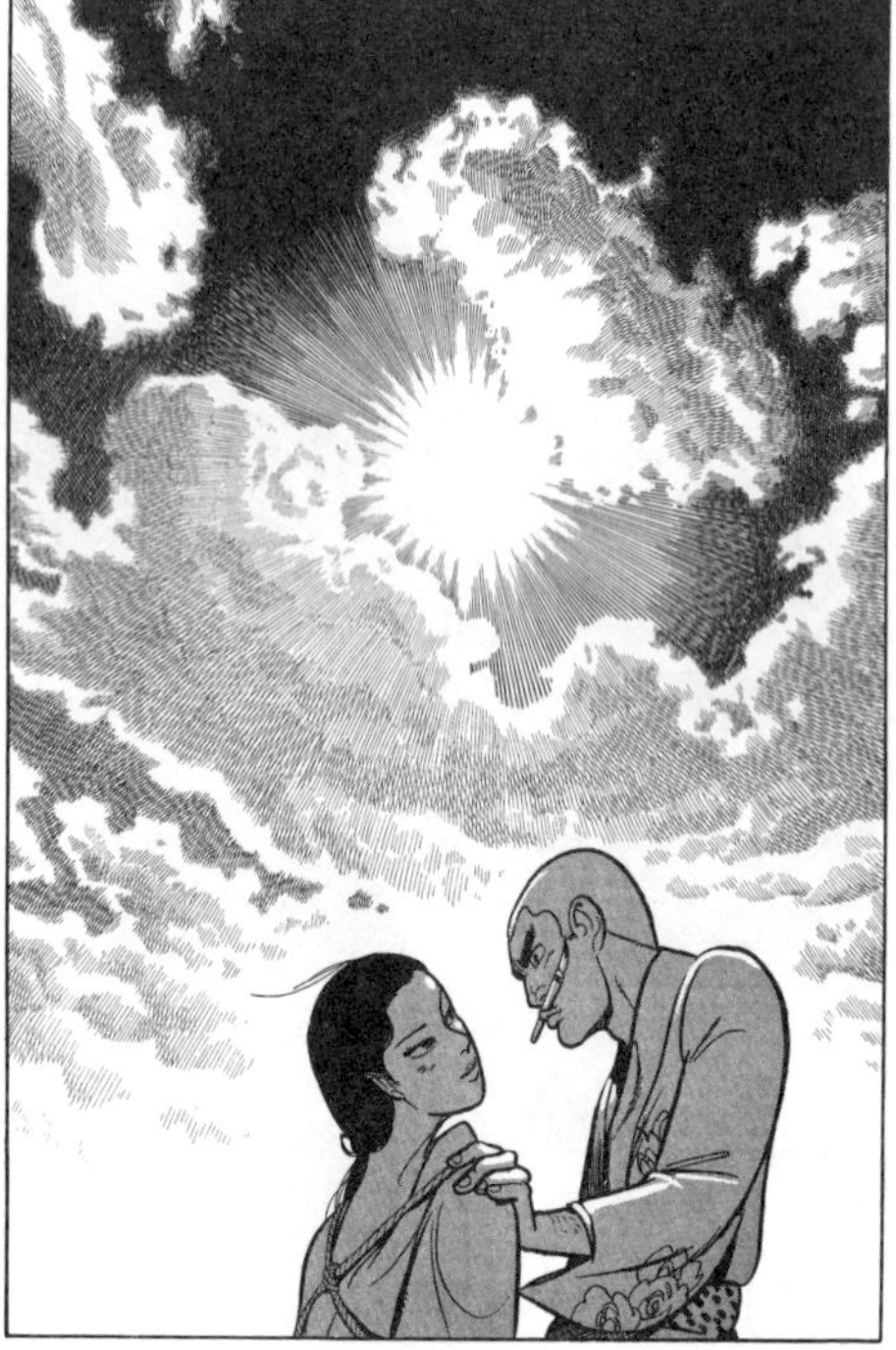

©上村一夫／ホーム社

で願いがかなったと随喜の涙を流す。最期の日、刑場にひかれていく途上、捨八との一瞬の再会で見せたお七の笑顔は、どこまでも穏やかなものであった。

　西鶴の原作とはかなり違った物語だが、「若い女」「性愛」「放火」というキーワードは共通している。八百屋お七の物語がこれだけ有名で、多くの作家にリライトの意欲をわかせることの大きな理由は、なぜかこれらキーワードの組み合わせがしっくり来るからであろう。放火犯ならずとも、人は火を見ると興奮する傾向がある。原始時代、火の利用によって獣たちに勝利し生き抜いてきた記憶が、人間の遺伝子には組み込まれているのだろうか。特に子どもや若い年齢の人は、火に興味を持つ。火遊び。キャンプファイアー。花火。この興味が、一部の人では放火につながる。アメリカでは放火犯の四〇％以上が十八歳未満というデータもある。[2]

　なぜ人は、特に若い人は、火で興奮するのか。フロイトの答えは、そこには性的な意味があるというものである。火をつけること、さらには、燃え上がった火を消すことは、性衝動を満足させる代理行為であるというのがフロイトの解釈である。江戸時代、ひとたび火事が起こった時、人々の対応は、延焼を防ぐことであった。燃えている家は当時の消火技術ではもうどうしようもない。そこで、鳶たちが周囲の家を破壊して、延焼を防ぐ。すると火は、最終的には行き場を失い、極限に達した最後の大炎上の後に、どっと崩れ落ちる。これを性的行為に重ねることは容易である。もっとも、フロイトの手にかかると、ほとんどどんなものでも性欲と結び付けられてしまうのではあるが、それにしても「火」と「性愛」には深い関係があると説明されると素直に納得したくなる。愛は燃え上がる。恋は燃え上がる。性欲は燃え上がる。どれも自然な感覚で受け入れられる表現である。

心の病のメカニズムの理論は、一方にフロイトの流れをくむ精神分析的手法があるが、他方に、脳科学に基づくものがあり、現代では急速にこちらが主流になりつつある。放火についてのフロイトの理論は興味深いものではあるものの、今では古典としての価値にとどまっている。

とは言え、フロイトよりもっと前の時代にも、脳科学的な理論があったことはあった。

放火に関する脳科学的な理論のひとつは、ドイツのオシアンデルという医学者の一八一三年の著書にある、「男女両性の、思春期にみられる、放火欲」という論文である。オシアンデルによれば、人は思春期になると、新鮮な血液が生殖器のほうに向かい、脳のほうには静脈血がうっ積する。すると視覚に関係する脳の部位にも静脈血がうっ積する。その結果、視覚は刺激が乏しくなり、この状態を解消するために、強い光を求める。強い光とは、火である。だから思春期には放火が多いのだという(3)。

表 15 「放火癖」の診断基準（DSM-IV-TR）

312.33 放火癖
A. 2回以上の意図的で目的をもった放火
B. その行為直前の緊張感、または感情的興奮
C. 火災とそれによる状況（例：消火の設備、使用、結果）に魅了される、興味をもつ、好奇心をもつ、または引きつけられること
D. 放火したときの、または火事を目撃したり、またはそこで起こった騒ぎに参加したりしたときの快感、満足感、または解放感
E. 放火は金銭的利益、社会政策的にイデオロギーの表現、犯罪行為の隠蔽、怒りまたは報告の表現、生活環境の改善のため、妄想または幻覚に反応したもの、または判断の障害（例：認知症、知的障害、物質中毒）の結果として行われるものではない。
F. 放火は、行為障害、躁病エピソード、または反社会性パーソナリティ障害ではうまく説明されない。

いやいくらなんでもこれは脳科学とは言えない。エセ科学そのものである。しかし十九世紀には大真面目で語られていたのだ。当時わかっていた範囲の科学的な事実をもとに推定していくと、これがもっともな理論に見えたのであろう。それをアナクロと笑うのはやさしい。しかし現代だって本質はあまり変わらないかもしれない。ハイテクを駆使して脳の血流を測定し、そのデータを脳の活動に結びつけて説明するという現代の手法が、一〇〇年後の人々からエセ科学と笑われないと言い切れるかどうか。科学も医学も、「事実」と、そこからの「推定」から構成されている。それらを一緒くたにして、「科学的事実」とか「医学的事実」とか言われていることがよくあるので、一体どこまでが「事実」で、どこからは「推定」なのか、よく目を光らせていないと、十九世紀のオシアンデルと同じようなエセ科学的解釈を、つい信じてしまうことになるという危険性は、二一世紀の現代も同じである。だからと言うわけでもないが、現代

の精神医学は、「事実」を重視している。放火を繰り返す人がいることは「事実」である。そして、実際の観察に基づき抽出された、そうした人々についての「事実」が、国際的な診断基準であるDSM－Ⅳ－TRに、「放火癖」として、表15のように記載されている。

ここには、「事実」しか記されていない。精神分析的な解釈も脳科学的な解釈も一切見当たらない。放火癖とは、まず、Aで「放火を繰り返す人のことをいう」と定義される。そして、B、C、Dをまとめると、「放火の前にわくわくし、火事にわくわくする人」ということになる。

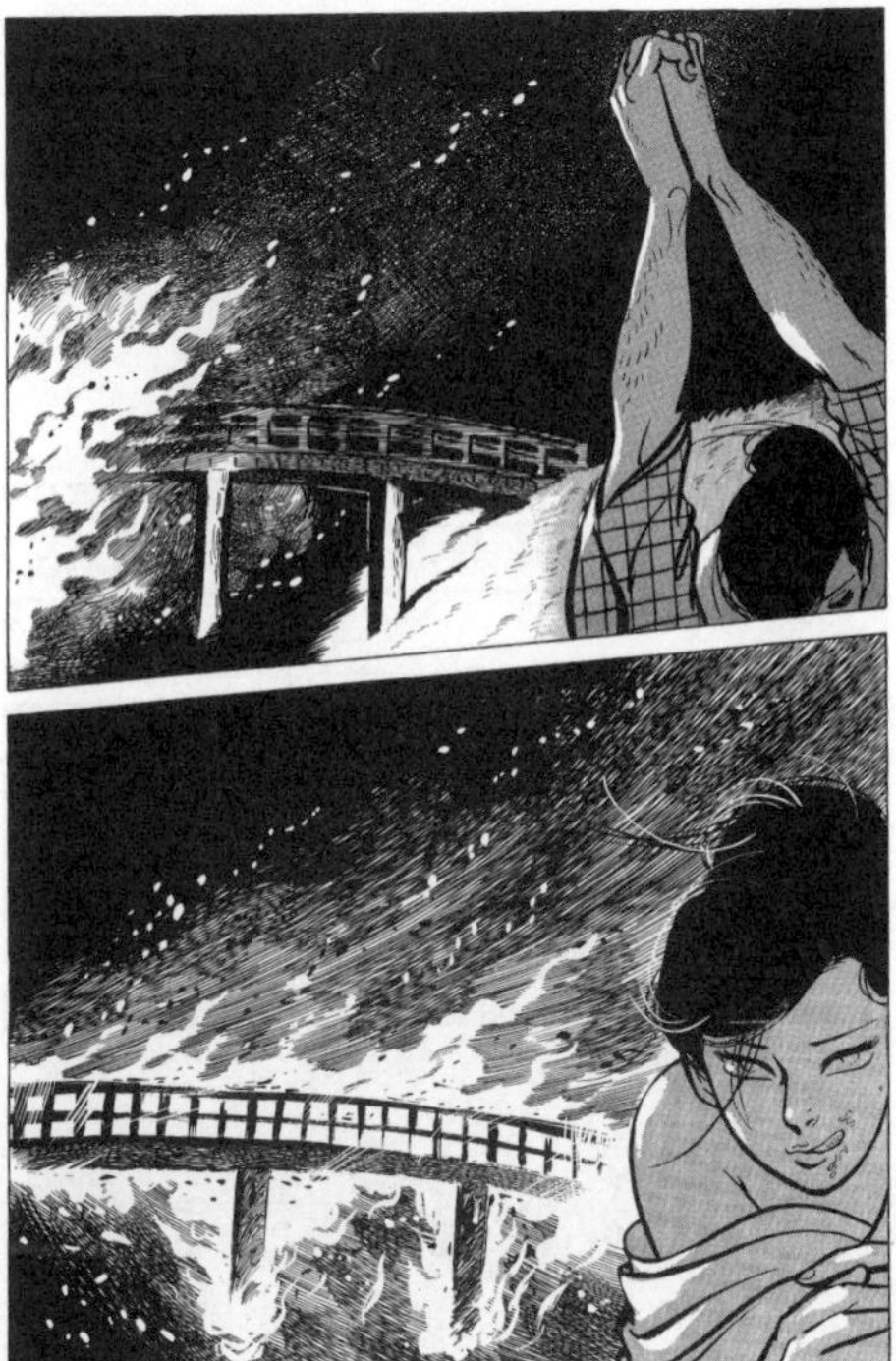
©上村一夫／ホーム社

『狂人関係』のお七のわくわく感は性的興奮だが、診断基準に今一度目を向けていただきたい。そこには性的という文字はどこにも書いていない。フロイトやオシアンデルは性的要素を重視し、またそう言われると火と性の関係は納得しやすいが、実際には放火で性的に興奮する人はきわめて稀なのである。納得度と事実度は必ずしも比例し

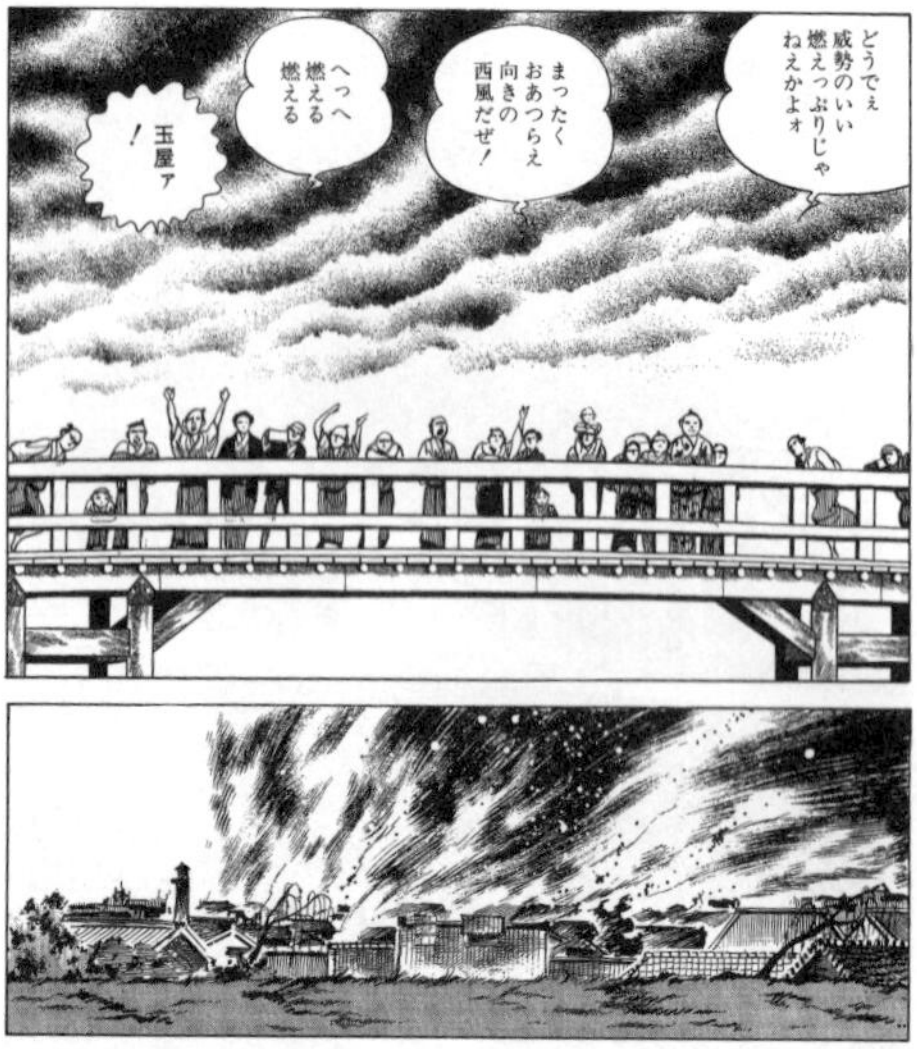
どうでぇ
威勢のいい
燃えっぷりじゃ
ねえかよォ
まったく
おあつらえ
向きの
西風だぜ！
へっへ
燃える
燃える
玉屋ァ
！
©上村一夫／ホーム社

ない。理論や仮説の中には、なるほどと納得できても、事実とは異なるものがある。逆に、そんなことあるかと納得できなくても、事実は事実というものがある。性的興奮と関係なく、火でわくわくする人なら相当に存在し、その中の一部、表15の基準を満たす人々に現代では「放火癖」という診断名が下される。事実だけを書き並べた診断基準は、味も素っ気も面白みもない。他方、性欲論的解釈や脳科学的解釈は興味深い。しかしいくら興味深くても根拠に乏しいものは排除するというのが、現代の診断基準の基本姿勢なのである。「わくわく感を求めて放火を繰り返す人がいる」、事実としてははっきりしているのはそこまでである。放火癖の人は、放火だけでなく、火事にかかわること全般にわくわくするので、消防団に属している場合もよくあることも昔から知られている。「消防狂」という言葉まである。(2)

放火癖の人の放火は、純粋にこのわくわく感を求めてなされるもので、表15のEに記されているように、他の目的があったり、Fに記されているように、他の病気を原因とする行為ではない。ところでFの中の反社会性パーソナリティ障害は、本章のテーマに関連するのだが、このパーソナリティ障害も放火につながることがあるんだということを、ここでちょっとだけ頭の片隅に置いておいてください。

放火癖の人でなくても、火事は人を興奮させる。人の不幸を見て興奮していいのかという根源的な疑問は否めないが、火事見物に興ずる人々は素直で悪気はない。彼らもわくわくしている。そのわくわく感が人と比べてとても強く、そのわくわく感を得たいという衝動を抑えることができず、放火してしまう。それが放火癖である。

表16　衝動制御の障害（DSM-IV-TR）

- 間欠性爆発性障害
- 窃盗癖
- 放火癖
- 病的賭博
- 抜毛癖
- その他（特定不能の衝動制御の障害）

だが。

「放火癖というものの説明はもうわかった。でも、それって病気なんですか？」

という疑問をお持ちになる人が多いのではないだろうか。

放火は犯罪である。犯罪が病気の症状と言われても納得できないという気持ちは理解できる。

納得できる・できないはともかくとして、では事実をもう少し解説してみよう。現代の診断基準では、「放火癖」は、「衝動制御の障害」の一つに分類されている。表16に示す五つ（「その他」を含めれば六つ）が、「衝動制御の障害」に含まれている。

「間欠性爆発性障害」とは、急にカッとなって爆発する人。「窃盗癖」は、

表17　クレペリンの「衝動狂」の例

・放火
・窃盗
・病的賭博者
・毒物混入者
・性的異常
・殺人狂
・嗜癖（今でいう依存症）

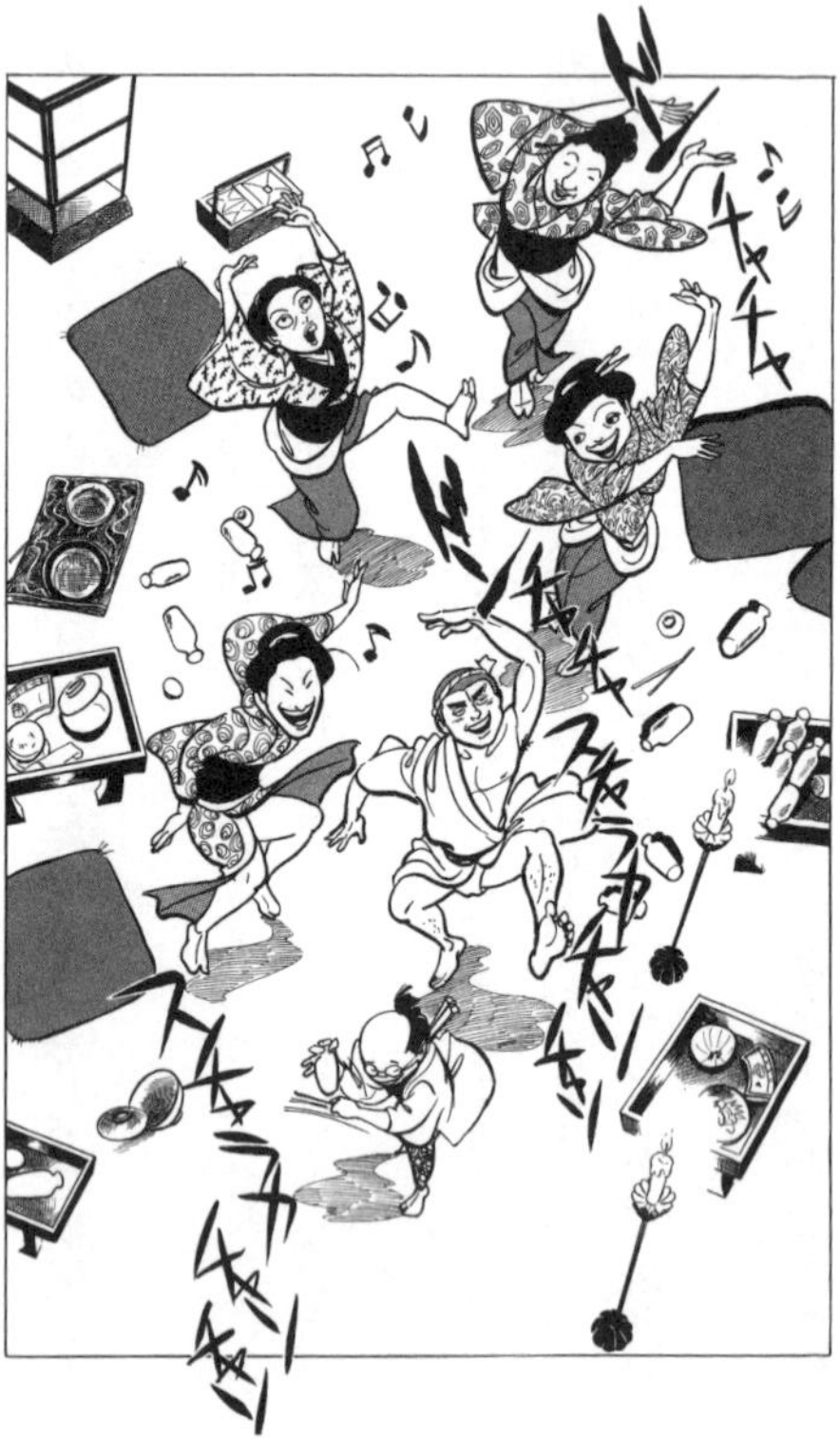

©上村一夫／ホーム社

盗む人。「放火癖」は、放火する人。「病的賭博」は、いわゆるギャンブル依存症。「抜毛癖」は、自分の毛を抜くのがやめられない人である。

　これは現代の公式の診断基準の記載なのであるが、この表をご覧になった読者の納得度はかえって下がったかもしれない。カッとするとか、盗みとかまでもが心の病だと言われても。何もかも心の病とみなす現代の風潮がここにも表れているのではないか。そう言いたくなるのではないだろうか。

　しかし、ある意味おもしろいことに、この「衝動制御の障害」は、十九世紀にクレペリンが「衝動

表18　DSMの大分類

1.	通常、幼児期、小児期、または青年期に初めて診断される障害
2.	せん妄、痴呆、健忘性障害、および他の認知障害
3.	一般身体疾患による精神疾患
4.	物質関連障害
5.	統合失調症および他の精神病性障害
6.	気分障害
7.	不安障害
8.	身体表現性障害
9.	虚偽性障害
10.	解離性障害
11.	性障害および性同一性障害
12.	摂食障害
13.	睡眠障害
14.	衝動制御の障害 NEC* *NEC: Not Elsewhere Classified; 他のどこにも分類されない
15.	適応障害
16.	人格障害

狂」と名づけてまとめたものにかなりよく似ているのである。(4)表17がそれだ。

放火。窃盗。病的賭博。表16と同じである。しかしそこから後の項目は、現代の診断基準にはない。だが、診断基準にないことは、そういう人がいなくなったということとは違う。ではなぜ現代では診断基準から消えているのか。

ひとつは、消えたのではなく、別のカテゴリーに分類し直されているのである（表18）。「嗜癖」は、「4．物質関連障害」に含まれている。ここでいう「物質」とは、乱用や依存の対象となる物を指し、その代表はアルコールである。アルコール依存症を、クレペリンは「アルコールへの衝動を抑えられない」ということが本質であるとみなしたが、現代では「衝動制御の障害」からは外されている。同様に、クレペリンのいう「性的異常」は、現代では「11. 性障害および性同一性障害」という別のカテゴリーに分類されている。

それは医学が発展して、より科学的な分類体系になったから……というわけではない。むしろ社会的な理由が大きいと言える。たとえばアルコール依存症は、現代では医療の対象としての市民権を獲得している。もしこれを、病気かどうかの区別が曖昧な「衝動制御の障害」に含めれば、放火や窃盗も医療の対象にしなければ話が合わなくなり、社会が大混乱することになりかねない。

だが、そういう政治的な理由を抜きにして純粋に医学的に考えた場合、アルコール依存症はむしろ「衝動制御の障害」の一つとすべきであるとも言える。依存症者の脳内には衝動に関連するメカニズムの変調があるとする研究結果が最近ではいくつも発表されているから、むしろクレペリンの分類のほうが脳科学の知見に合っていると言えるかもしれないのだ。ところでそのクレペリンの「衝動狂」の中に、「毒物混入者」という項目があることが目を引く。クレペリンの本には「毒物混入者」がこう描写されている[4]。

ほとんどもっぱら女性に起こる。理由もなく、最も身近な周囲の人々に毒を盛る。犯行の結果を満足して見守る。

これを読んで思い出すのは、平成の日本で発生した和歌山毒カレー事件（平成十年七月二五日）である。あの事件とこの「毒物混入者」には、共通点があるのだろうか。仮にだが、もしあるとして、ではあの戦慄すべき事件の犯人は、一種の病気ということになったら……いくら何でも社会は納得しないであろう。

前にも書いたように、現代の診断基準は、事実だけを淡々と記述することをモットーとしているのだが、現実には医師や社会や人々の色々な思惑の混合が関与して作られているという側面がある。クレペリンのように、真に淡々と事実だけを記載することは、現代ではできにくくなっているのだ。犯罪に結びつく「衝動制御の障害」や先に少しふれた「反社会性パーソナリティ障害」などは、医療の対象となる「病気」とは、なんとなく一線を画すようなニュアンスが、現代の診断基準には見え隠れしている。

いや、と言うより、クレペリンが真実をみつめるたぐい稀な真の学者であったと言うべきなのかもしれない。病が犯罪に結びついた時、人はそれをどう考えるのか。非難するべきなのか、憐れむべきなのか。誰もが深く悩まないではいられない。井原西鶴も悩んでいたように見える。放火したお七について西鶴の『好色五人女』での書きぶりから、それを読み取ることができる[(1)]。

人はかりそめにも悪事をしてはいけないものだ。天はこれをお許しにならないのである。

と、悪行に対する毅然とした態度を、ある部分には表明しているが、また別の部分にはお七への称賛めいたことも書いている。

火刑の当日は

死出の旅路のはなむけの花にと咲きおくれの桜を一枝手渡すと、その桜をしみじみ眺めて、「世の哀れ春ふく風に名を残し、おくれ桜の今日散し身は」と辞世をよんだので、聞く人は一層いたましく、お七の姿を見送って……

その後については

旅人もお七のことを聞いて素通りはせず、かならず回向して亡き跡を弔った。処刑の当日お七が着ていた郡内縞の小袖の切れ端まで、世間の人は拾い求めて、孫子の代までも物語の種にしようとおもった。何の縁故もない人さえ、四十九日までの忌日にはしきみを供え、お七を弔った……

このように、西鶴のお七に対する姿勢は揺れ動いている。

一方、『狂人関係』ではお七は人々から罵倒されている。

西鶴の作品には、引廻しの場面の描写はほとんどないが、お七の放火で家や家族を失った人々がい

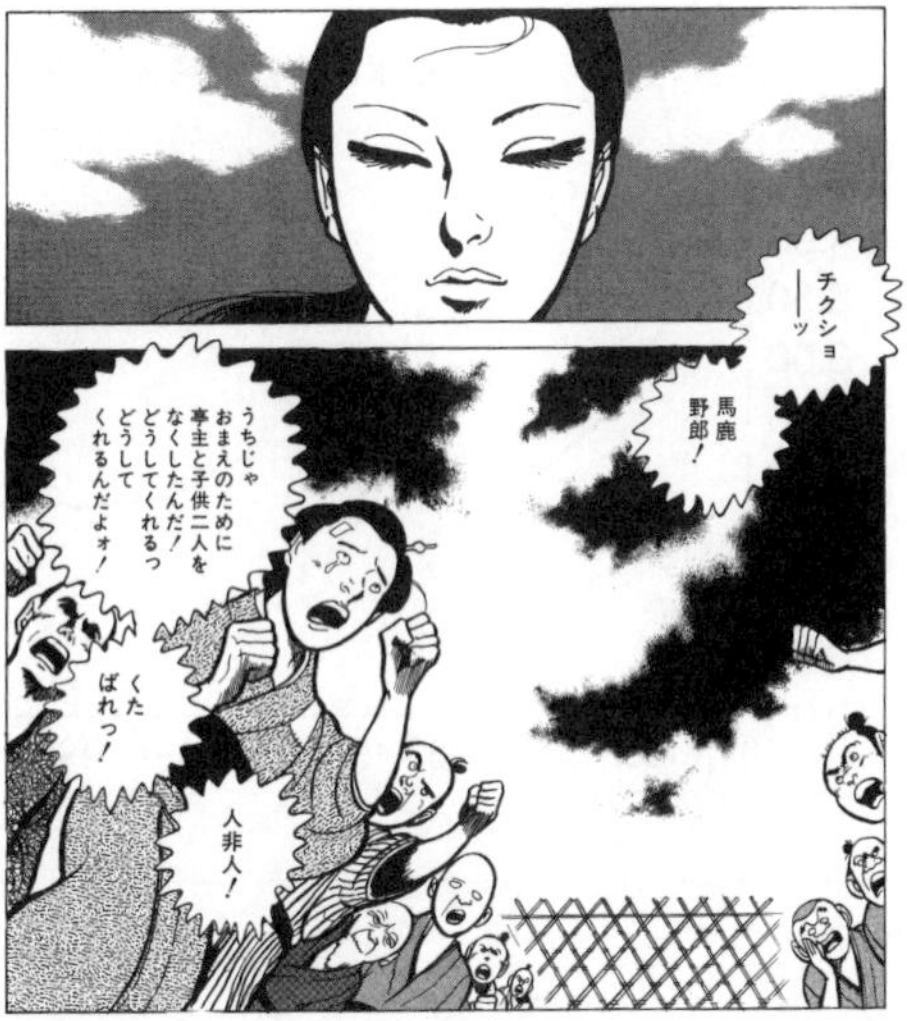
チクショ――ッ
馬鹿野郎！
うちじゃおまえのために亭主と子供二人をなくしたんだ！どうしてくれるっどうしてくれるんだよォ！
くたばれっ！
人非人！
©上村一夫／ホーム社

る以上、このコマのように罵倒されたことは想像に難くない。

では現代では、お七の評価はどうだろうか。どうだろうかって、西鶴の本を読んだ人はごく限られているし、『狂人関係』の読者はさらに限られているだろうから、関心がないどころか、知らないという人のほうが多くて、評価がどうかなんか判断できないと言われるかもしれない。

だが、次ページのグラフを見ていただきたい。我が国の出生率の年次推移である。

一九六六年の、明らかに不自然な落ち込み。これは、「丙午（ひのえうま）」である。

丙午とは、干支の組み合わせの四三番目。干支は「十干十二支」で、十と十二の最小公倍数の六〇が一周期になる。丙午の年とは、西暦を六〇で割って、四六余る年である。一九六六を六〇で割れば三二余り四六だ。

そして、八百屋お七の誕生年は一六六六年。丙午である。

このことから、丙午の年に生まれた女は、夫を食い殺す、死後は妖怪になる、という迷信が江戸時

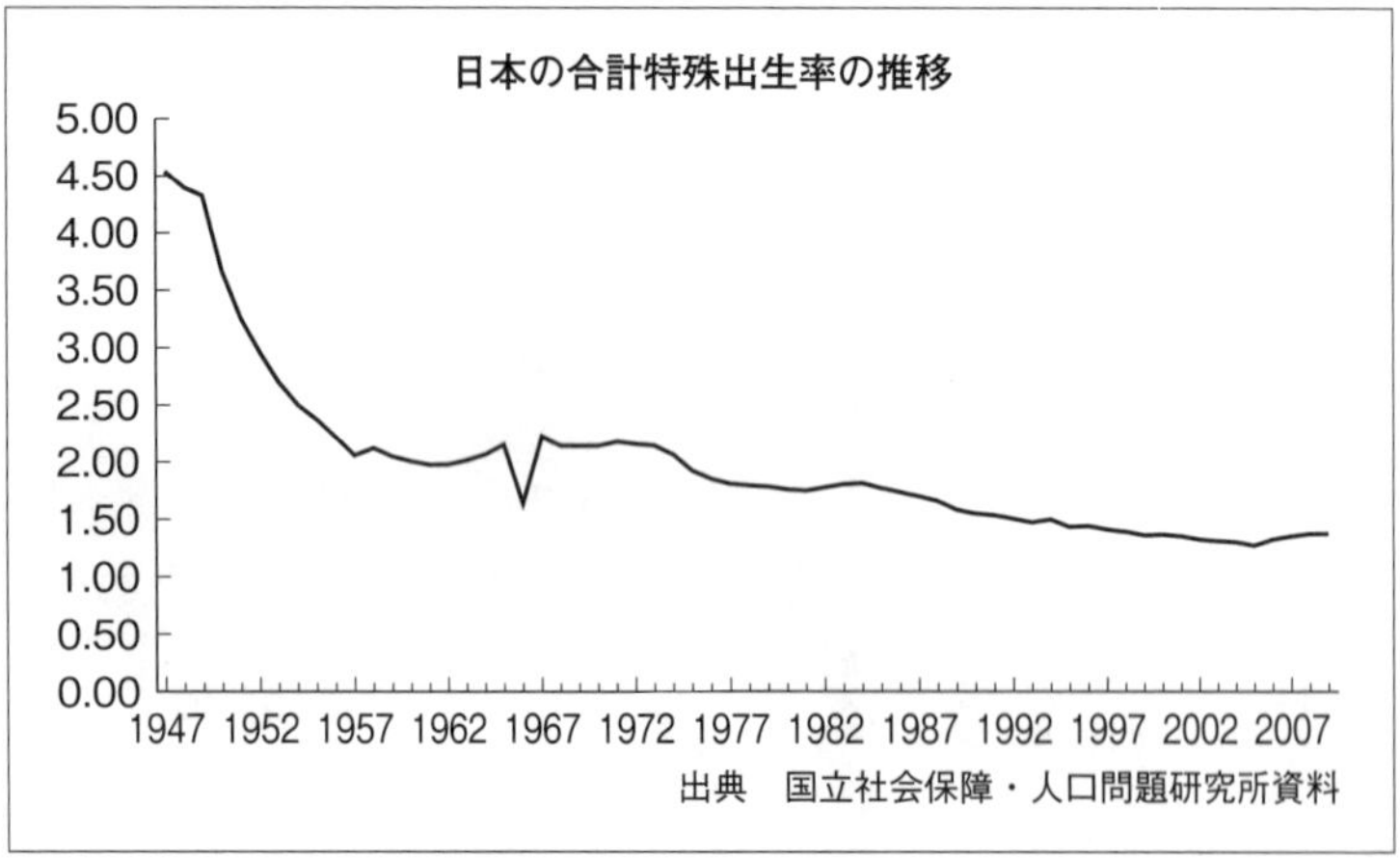
日本の合計特殊出生率の推移
5.00
4.50
4.00
3.50
3.00
2.50
2.00
1.50
1.00
0.50
0.00
1947 1952 1957 1962 1967 1972 1977 1982 1987 1992 1997 2002 2007
出典　国立社会保障・人口問題研究所資料

代に生まれた。

八百屋お七の話と結びつかないような気がするが、まあ迷信とはそういうものである。

江戸時代の迷信が、現代でも信じられているというのはおかしい気がするが、まあ迷信とはそういうものである。

いや、私はそんな迷信、ぜんぜん信じてませんよ。

多くの人はそう言うかもしれない。そう言うだろう。しかしそういう人のかなりのパーセンテージの人が、でも実際に丙午の年に子を生むかどうかの選択を迫られると、生まないほうを選ぶのである。一九六六年はお七の誕生年から五周期目の丙午（60×5＝300; 1666＋300＝1966）。この年には「生まない」という選択をした人がかなりの数にのぼることを、出生グラフが如実に表している。いざその場面になると人は、「私はそんな迷信は信じないし、気にもしてないけど、夫が（または妻が）気にするから」とか、「私は気にしないけど、将来この子の結婚に差し障ったらかわいそうだから」などの理由づけをするのが常である。理由づけというより、それはその人の本心かもしれないが、結果としての行動は、その人が迷信を信じているのと同じことになる。まあ迷信とはそういうものである。

お七から六周期目の丙午である二〇二六年の出生率がどうなるか注目したいところだが、少なくとも二〇世紀までは、放火魔・お七への人々の忌避が江戸時代から延々と続いているのだ。これは日本の特異な現象として、国際的な医学専門誌Lancetにも、引き廻されるお七の挿絵とともに二〇〇七年に紹介されている(5)。

迷信となっているお七への忌避を一般化することはできないが、放火のような「衝動制御の障害」を、人々は病気と認めるのか、認めないのか。病気の症状が、人に迷惑をかける時、人々はその病気をどう扱うのか。

精神科医療の真の開示

このデリケートなテーマをストレートに扱った作品がある。『ブラックジャックによろしく』である。

『ブラックジャックによろしく』 佐藤秀峰

研修医・斉藤の目を通して、現代の日本の医療の理想と現実の違いを暴露するとともに、彼の苦悩と成長を描写した作品。その医学的内容はどれもきわめて正確で、相当精密なリサーチを重ねて描かれていると思われる。「精神科編」は、単行本九巻から十三巻の五冊分の長さで、精神医療の実態にとどまらず、マスコミの、そして社会の、精神障害者への偏った見方と、それと戦い精神障害者の側に立とうとする精神科医の姿が描かれている。

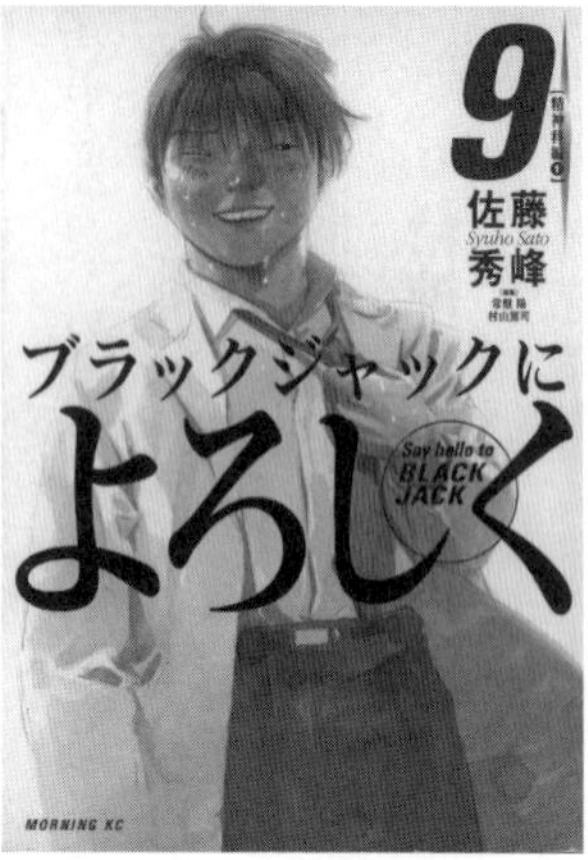

©佐藤秀峰／佐藤漫画製作所

研修医の目を通して医療の実態に迫る『ブラックジャックによろしく』の精神科編の主要な登場人物は、まず本作品全体を通しての主人公である研修医斉藤。そして、永禄大学の精神科病院で彼を指導する伊勢谷医師。さらに、その精神科病院に取材のため「体験入院」した新聞記者・門脇である。

本編の底を流れる作者の方針と決意は、次のコマにみられる伊勢谷医師の言葉に結晶している。

これは、門脇に取材を許した＝精神障害者を外部の目に晒したことを、医局会議（大学病院で行な

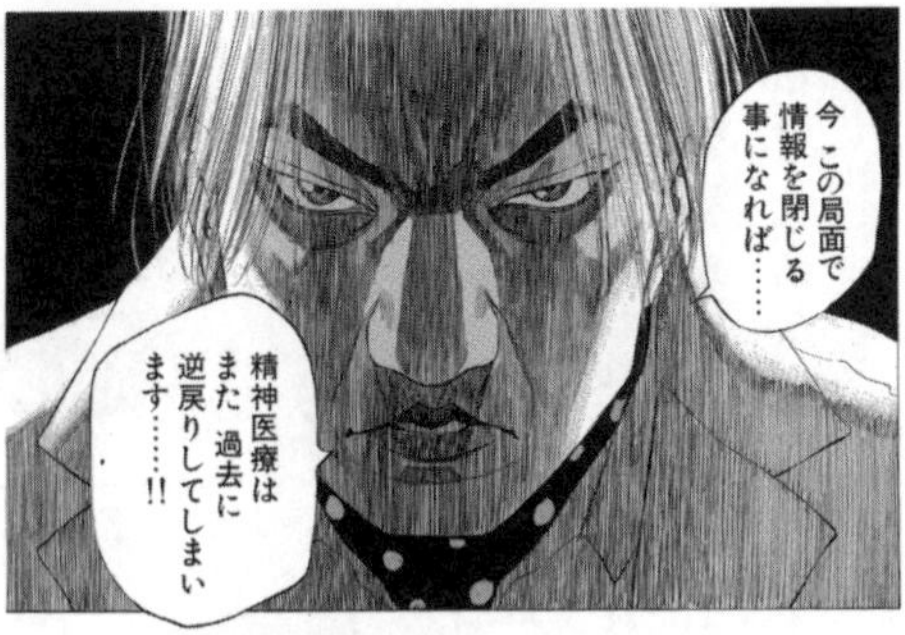
今 この局面で
情報を閉じる
事になれば……
精神医療は
また 過去に
逆戻りしてしまい
ます……!!
©佐藤秀峰／佐藤漫画製作所

われる医師会議）で強く非難した教授に対する伊勢谷の反論である。精神医療の発展のためには、精神障害についてのすべての情報を社会に公開すべきである。良い情報も悪い情報もすべてを。それが伊勢谷の信念であり、本作品の根本方針でもある。

医局会議での伊勢谷のこの言葉は、勇気あるものである。教授のみならず、永大病院の医師達は、精神医療の暗い面は開示すべきでないと強く考えていたからである。事実、伊勢谷はこの後左遷されることになったことが十三巻の最後に明らかにされている。伊勢谷の勇気は、『ブラックジャックによろしく』の作者の勇気にほかならない。

この作品には、精神医療の暗いほうの実態が赤裸々に描かれている。

精神科は開かれつつあるとは言え、まだまだ閉ざされた部分も多い。特に暗いほうの部分については、ほとんど知られていないといってよい。暗いほうとは、ひとつは重症の精神障害者の実態である。次ページのコマで伊勢谷が言うように、重症の精神障害者の存在は世間に開示すべきでないと考えている精神科医が、永大病院のみならず、日本社会全体においてもマジョリティなのかどうか、それは何とも言えないが、少なくとも、明るい面に比べて、暗い面の情報開示が大きく遅れていることは

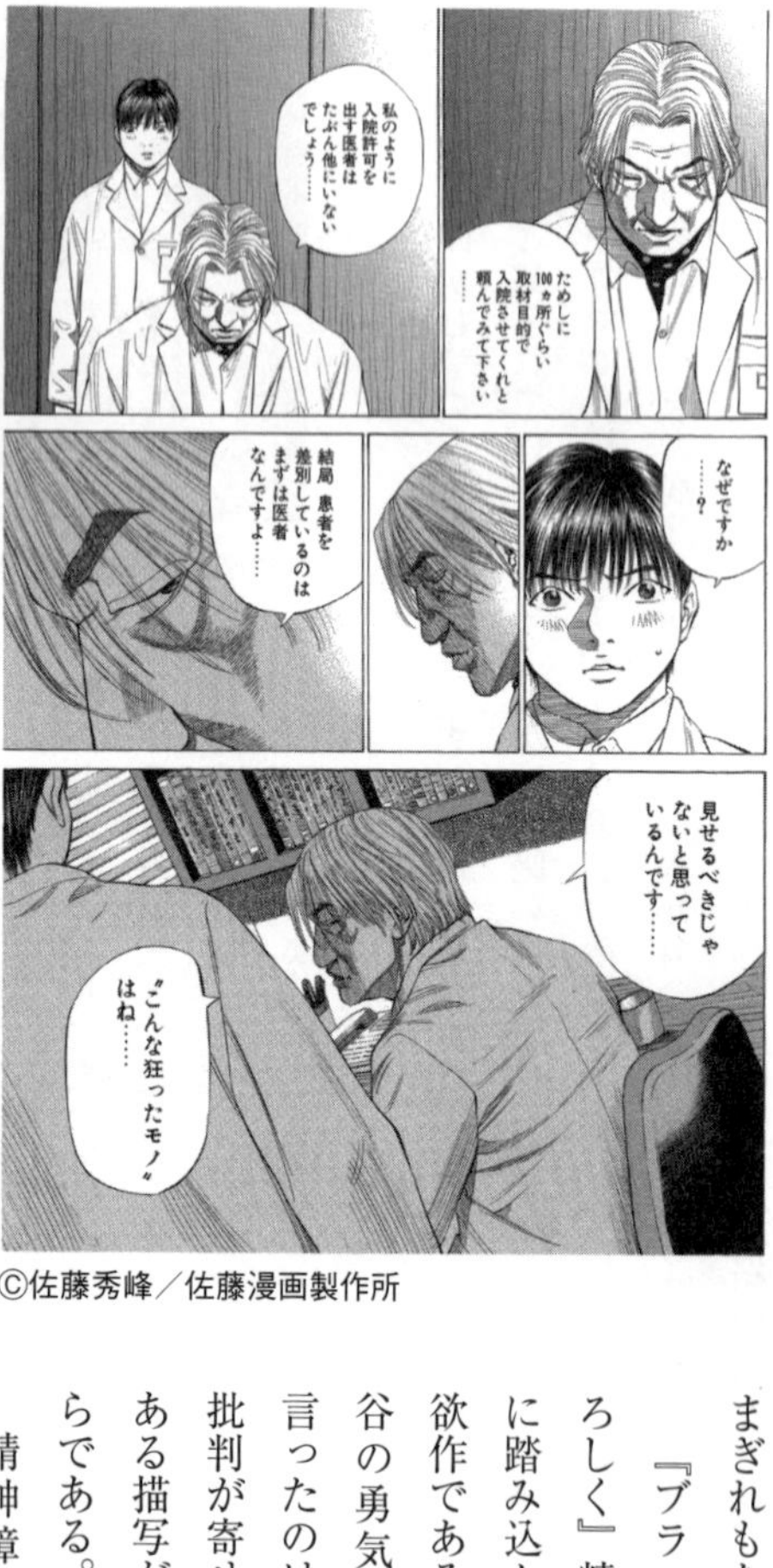
ためしに
100ヵ所ぐらい
取材目的で
入院させてくれと
頼んでみて下さい
……
私のように
入院許可を
出す医者は
たぶん他にいない
でしょう……
なぜですか
……?
結局 患者を
差別しているのは
まずは医者
なんですよ……
見せるべきじゃ
ないと思って
いるんです……
〝こんな狂ったモノ〟
はね……
©佐藤秀峰／佐藤漫画製作所

まぎれもない事実である。

『ブラックジャックによろしく』精神科編は、そこに踏み込んだ、勇気ある意欲作であると言える。伊勢谷の勇気は作者の勇気と言ったのは、この作品にはある描写がいくつもあるから批判が寄せられるおそれがあるからである。

精神障害を特集するシリーズ記事を提案した門脇に対する、新聞社内の空気を如実に表しているのが次のコマである。そんなものを特集してもなんのメリットもないという、この新聞社内の議論は、そのままこの作品制作の舞台裏でも行われたかもしれないし、作者の頭の中での葛藤があったかもしれない。そして作品発表と同時に、現に抗議が山のように寄せられたかもしれない。

私事で恐縮だが、私もサイトで精神障害の暗い面をありのままに紹介している。[6] すると、「暗い面ばかり強調して、精神障害者への差別を強めている」という抗議をいただくことがあるのであるが、

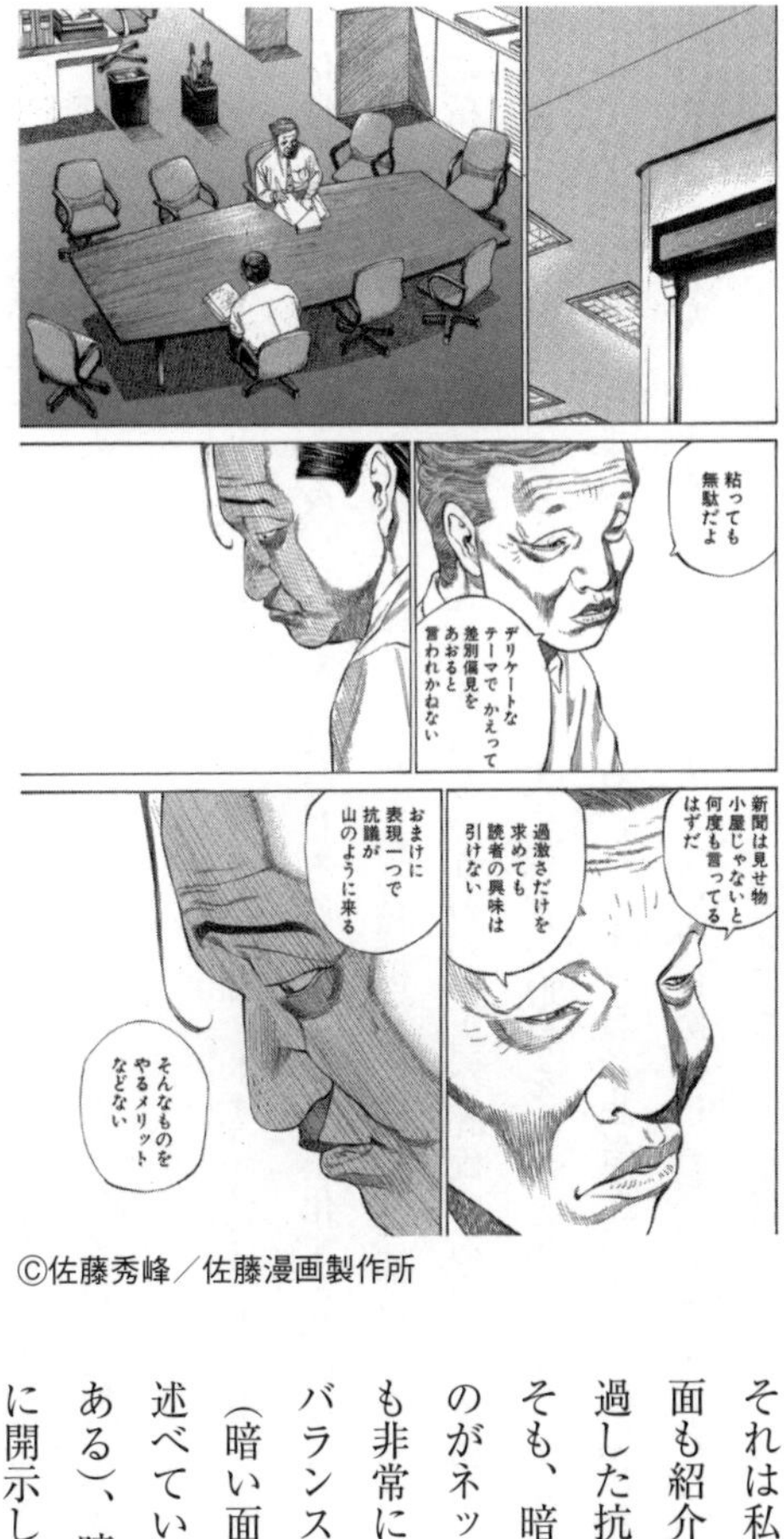
粘っても無駄だよ
デリケートなテーマで かえって差別偏見をあおると言われかねない
新聞は見せ物小屋じゃないと何度も言ってるはずだ
過激さだけを求めても読者の興味は引けない
おまけに表現一つで抗議が山のように来る
そんなものをやるメリットなどない
©佐藤秀峰／佐藤漫画製作所

それは私のサイトが明るい面も紹介していることを看過した抗議であるし、そもそも、暗い面を紹介したものがネットにもマスコミにも非常に少ないというアンバランスな状況がある以上（暗い面を歪曲や誇張して述べている中傷の類は別である）、暗い面を隠蔽せずに開示しなければ、精神科の実態を人々に正しく伝えることはできない。「実態」とは、全体像である。明るい面も暗い面も合わせた全体像である。どちらか一方では、実態とは言えない。一面にすぎない。

現代日本で、精神科医療の実態の一面（暗い方の一面）を開示するという動きの嚆矢は、昭和の後半、一九七三年（昭和四八年）に出版された『ルポ精神病棟』であると言えよう。[7]（ついでと言っては何だが、この機会に大正時代の同種の記念碑的著書もご紹介しておきたい。大正七年に刊行された、『精神病者ノ私宅監置ノ実況及ビ其統計的観察』である。[8]当時、日本には精神病院が皆無だった。そのため精神病者の多くは、私宅監置、すなわち悪名高い「座敷牢」に幽閉されていた。この本は写真入りでその実態を紹介したもので、平成の現在、復刻版として入手することができる。私宅監置は悲惨だ。精神障害者のために、日本にも精神病院を作らなければならない。それが著者である呉秀三東大教授の心からの叫びであった。この後、昭和になってようやく精神病院がたくさん作られ、呉の念願はかなったとも言えるが、今度はその精神病院の実態—暗い方の一面—が、『ルポ精神病棟』として著されたのである。）『ルポ精神病棟』は、朝日新聞の記者である大熊一夫が、精神病を装って精神科を受診し入院、そこでの体験を発表したノンフィクションである。『ブラックジャックによろしく』で門脇記者が体験入院するという設定も、おそらくこの『ルポ精神病棟』から想を得たのだと思われる。

そして『ブラックジャックによろしく』の精神科編全体は、いわば四〇年前のルポの現代版であると位置づけることもできる。が、それはむしろこの作品を矮小化する評価かもしれない。『ブラックジャックによろしく』の精神科編は、『ルポ精神病棟』の形式を一部取り入れて、現代の精神科医療、特に精神科病院医療論に昇華させた作品というのが正当な評価であろう。その内容は、（繰り返すが、暗い面のみがテーマになっているが、）実に綿密な取材をしたと思われる、力作である。作者のリサーチは細かいところまで行き届いている。たとえば救急患者の三割から四割は精神障害者であるという伊勢谷の言葉。もともとは救急医を志していた伊勢谷は、救急患者を元から治療する必要性を研修医時代に実感して、精神科医に転じたという設定になっている。

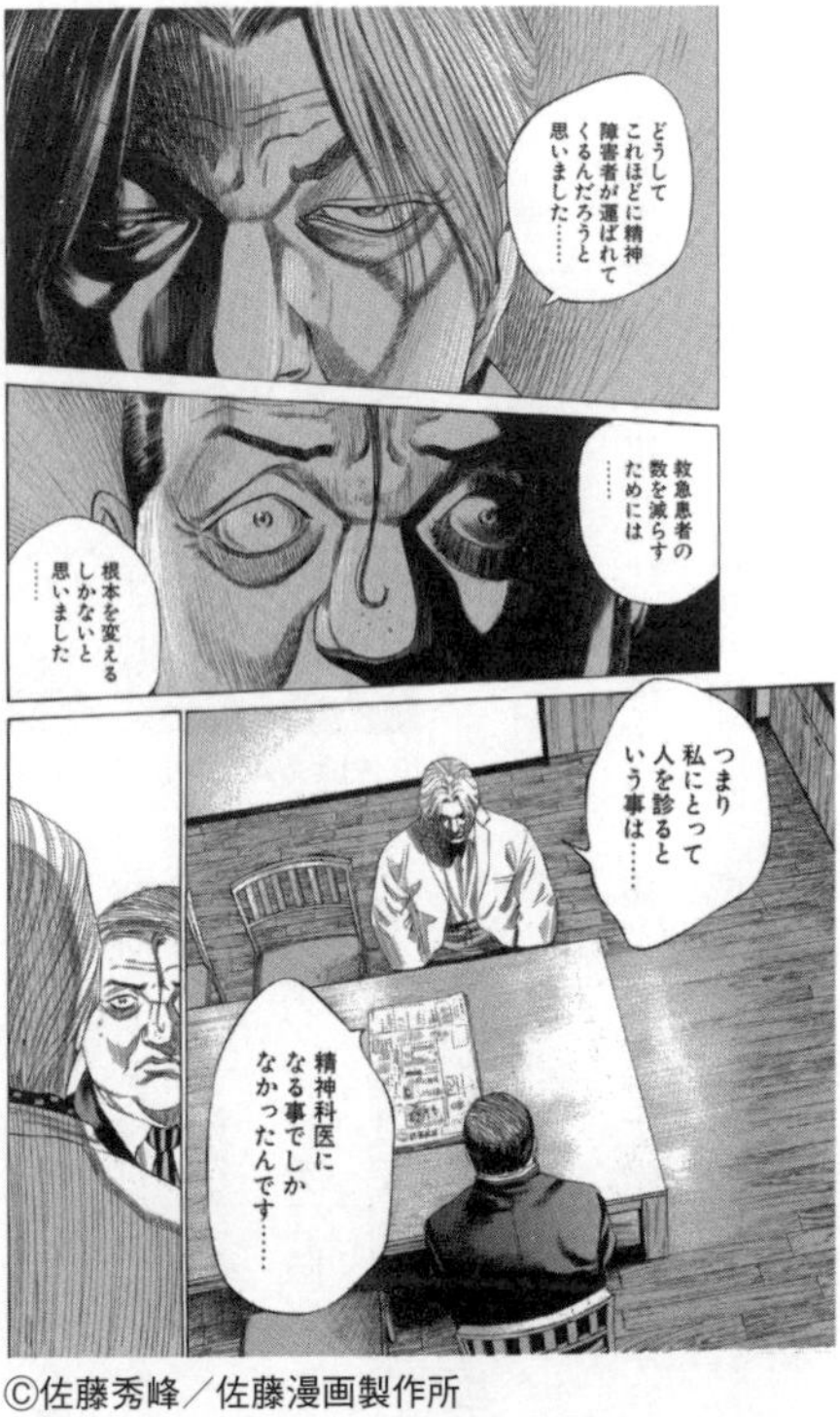
どうして
これほどに精神
障害者が運ばれて
くるんだろうと
思いました……
救急患者の
数を減らす
ためには
……
根本を変える
しかないと
思いました
……
つまり
私にとって
人を診ると
いう事は……
精神科医に
なる事でしか
なかったんです……
©佐藤秀峰／佐藤漫画製作所

比率の数値は統計の取り方によって異なるものの、救急に運ばれてくる患者の中には、精神障害者がかなり多いことは事実である。しかしそれはあまり世に知られていない。救急医療にも様々な知られざる側面がある。たとえば、救急車をタクシー代わりに利用する、不要不急の「患者」が多いこともあまり知られていない。報道されるのは救急の受け入れ拒否のニュースばかりであるが、これでは救急の実態が報道されているとは言えない。

綿密なリサーチによって作られた精神科編の中心は、統合失調症と、その治療現場である精神科病院の実態の一面、さらには精神障害者についての報道、そしてその社会への、精神障害当事者への大きな影響である。精神障害者は危険であるという偏見。この偏見が醸成される様子として、この作品では、ある男が小学校を襲撃した事件とその報道が、時系列的に描かれている。

明らかに、二〇〇一年に発生した、大阪池田小事件の犯人をモデルにしたものである。

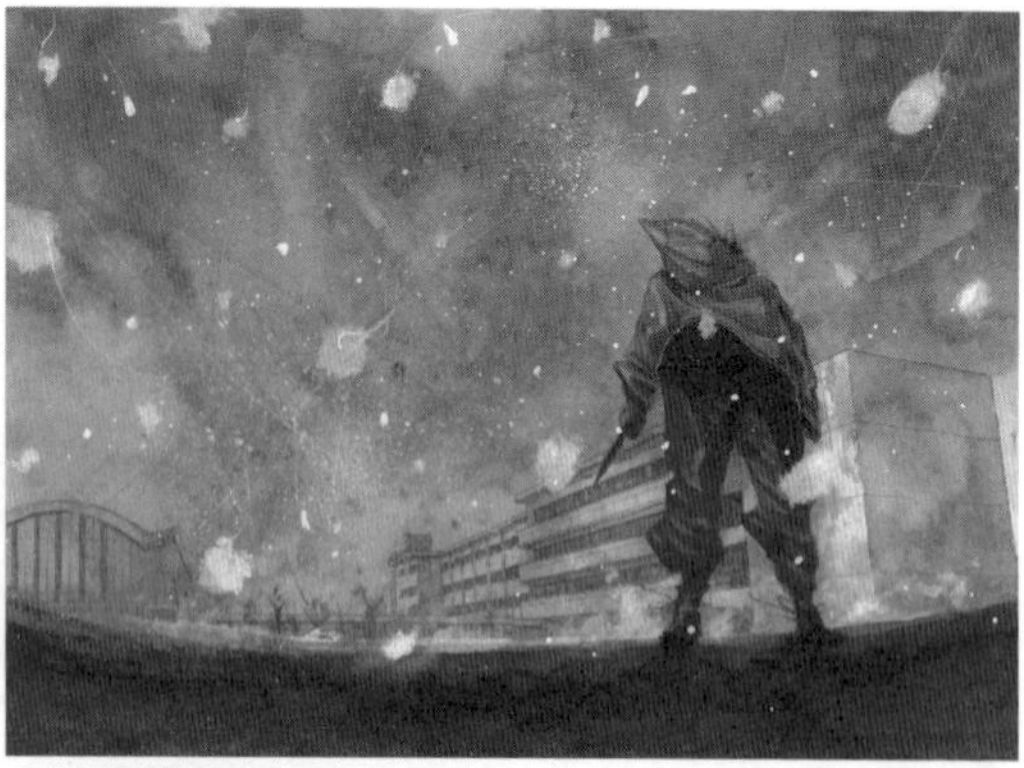

©佐藤秀峰／佐藤漫画製作所

最初に誤解のないように断っておくが、池田小事件の犯人Tは、統合失調症ではない。彼に最もふさわしいと思われる名称は、サイコパスである。

サイコパスという言葉は、現代の公式の診断分類には存在しない名称である。しかし医学論文にはしばしば登場する。サイコパスと呼ばれる人々が、確かに存在するからである。診断基準との対応で言えば、反社会性パーソナリティ障害の中の一型である（表19）。

パーソナリティ障害（人格障害ともいう）は、いわば性格の著しい偏りで、現代では公式には十種類に分類されている。DSMによるパーソナリティ障害の全般的診断基準を表20に示す。

この基準を満たす場合に、その下位分類としての十のパーソナリティ障害のどれにあたるかが診断されることになる。それは現代の診断基準では三つの群に分けられており、それぞれには表21のようなものが分類されている。

表 19　反社会性パーソナリティ障害の診断基準（DSM-IV-TR）

A. 他人の権利を無視し侵害する広範な様式で、15 歳以来起こっており以下のうち 3 つ（またはそれ以上）によって示される。
  1. 法にかなう行動という点で社会的規範に適合しないこと。これは逮捕の原因になる行為を繰り返し行うことで示される。
  2. 人をだます傾向。これは自分の利益や快楽のために嘘をつくこと、偽名を使うこと、または人をだますことを繰り返すことによって示される。
  3. 衝動性または将来の計画をたてられないこと。
  4. 易怒性および攻撃性。これは、身体的な喧嘩または暴力を繰り返すことによって示される。
  5. 自分または他人の安全を考えない向こう見ずさ。
  6. 一貫して無責任であること。これは仕事を安定して続けられない、または経済的な義務を果たさない、ということを繰り返すことによって示される。
  7. 良心の呵責の欠如。これは他人を傷つけたり、いじめたり、または他人のものを盗んだりしたことに無関心であったり、それを正当化したりすることによって示される。

B. その者は少なくとも 18 歳である。
C. 15 歳以前発症の行為障害の証拠がある。
D. 反社会的な行為が起きるのは、統合失調症や躁病エピソードの経過中のみではない。

表 20　パーソナリティ障害の全般的診断基準（DSM-IV-TR）

A. その人の属する文化から期待されるものより著しく偏った、内的体験および行動の持続的様式。この様式は以下の領域の 2 つ（またはそれ以上）の領域に現れる。
  1. 認知（すなわち、自己、他者、および出来事を知覚し解釈する仕方）
  2. 感情（すなわち、情動反応の範囲、強さ、不安定性、および適切さ）
  3. 対人関係機能
  4. 衝動の制御

B. その持続的様式は柔軟性がなく、個人的および社会的状況の幅広い範囲に広がっている。
C. その持続的様式が、臨床的に著しい苦痛、または社会的、職業的、または他の重要な領域における機能の障害を引き起こしている。
D. その様式は安定し、長期間続いており、その始まりは少なくとも青年期または成人期早期にまでさかのぼることができる。
E. その持続的様式は、他の精神疾患の表れ、またはその結果ではうまく説明されない。
F. その持続的様式は、物質（例：乱用薬物、投薬）または一般身体疾患（例：頭部外傷）の直接的な生理学的作用によるものではない。

表21　パーソナリティ障害の三分類

A群：	妄想性パーソナリティ障害、シゾイドパーソナリティ障害、失調型パーソナリティ障害
B群：	反社会性パーソナリティ障害、境界性パーソナリティ障害、演技性パーソナリティ障害、自己愛性パーソナリティ障害
C群：	回避性パーソナリティ障害、依存性パーソナリティ障害、強迫性パーソナリティ障害

これらのうち、診断基準（表19）から読み取れる通り、社会的に問題が多く、犯罪との関係も深い一群が、反社会性パーソナリティ障害である。そしてその中でも特に犯罪性の高い人々、それがサイコパスである。

本章で先に触れた「衝動制御の障害」でくすぶっていた疑問が、ここにきて再発火することは避けられない。パーソナリティ障害すなわち性格の著しい偏りとは、病気の範疇に含まれるのか。あるいは犯罪性がそのまま症状として認められているという病気があるのか。それも心の病なのか。そうであるなら、心の病を忌避するなと人々に言うのは無理があるのではないか。

この深刻な問いについて考える前に、まず事実確認をしておこう。池田小事件の犯人Tはサイコパス。『ブラックジャックによろしく』に描かれている小学校襲撃事件は、実際のTを正確に描写しているか否か。そこにはこの事件が、概ね次のように描かれている。

・雪の降るある日、包丁を手にした、見るからに凶悪そうな男が東京の小学校に侵入し、児童数名を殺傷した。
・犯人の身柄はすぐに拘束され、三七歳男性、精神科への入院歴ありと発表された。この情報は瞬く間にマスコミを通じて全国に報道された。

・精神科入院患者たちは、この報道を目にして、大きく動揺した。
・犯人は過去において、技能員として勤務していた小学校で、同僚に精神安定剤入りのお茶を飲ませたとして逮捕されたが、起訴されず精神科病院に入院した。そして三週間で退院した。
・犯人は動機について、「子供を殺せば死刑になると思った」「自殺を図ったが死にきれなかった。死刑にしてほしい」などと語った。
・その一方で、「自分はその日、学校へは行っていない。行ったのは駅だ。そこで百人をめった切りにした」など意味不明なことを口にしている。
・精神安定剤を十回分まとめて飲んだと言っており、幻覚症状も出ている模様。
・しかし、伊勢谷医師は情報を冷静に分析し、犯人は精神障害者を装っているだけであると見抜く。すなわち、精神障害者を装えば無罪になると、犯人は考えたのである。
・この事件をきっかけとして、医療観察法の成立に、国は加速した。

さらには、マスコミがこの事件をどう扱ったか、社会がどのように反応したかが、新聞記事の形で適宜紹介されている。

『ブラックジャックによろしく』単行本十一巻の、右にまとめた内容は、実際の事件をかなり忠実に描写している。違いは現場が東京でなく大阪であること、実際の犯行時期は六月なので雪は降っていなかったことくらいである。したがって、そこに描かれている犯人は、実在のTそのものであると

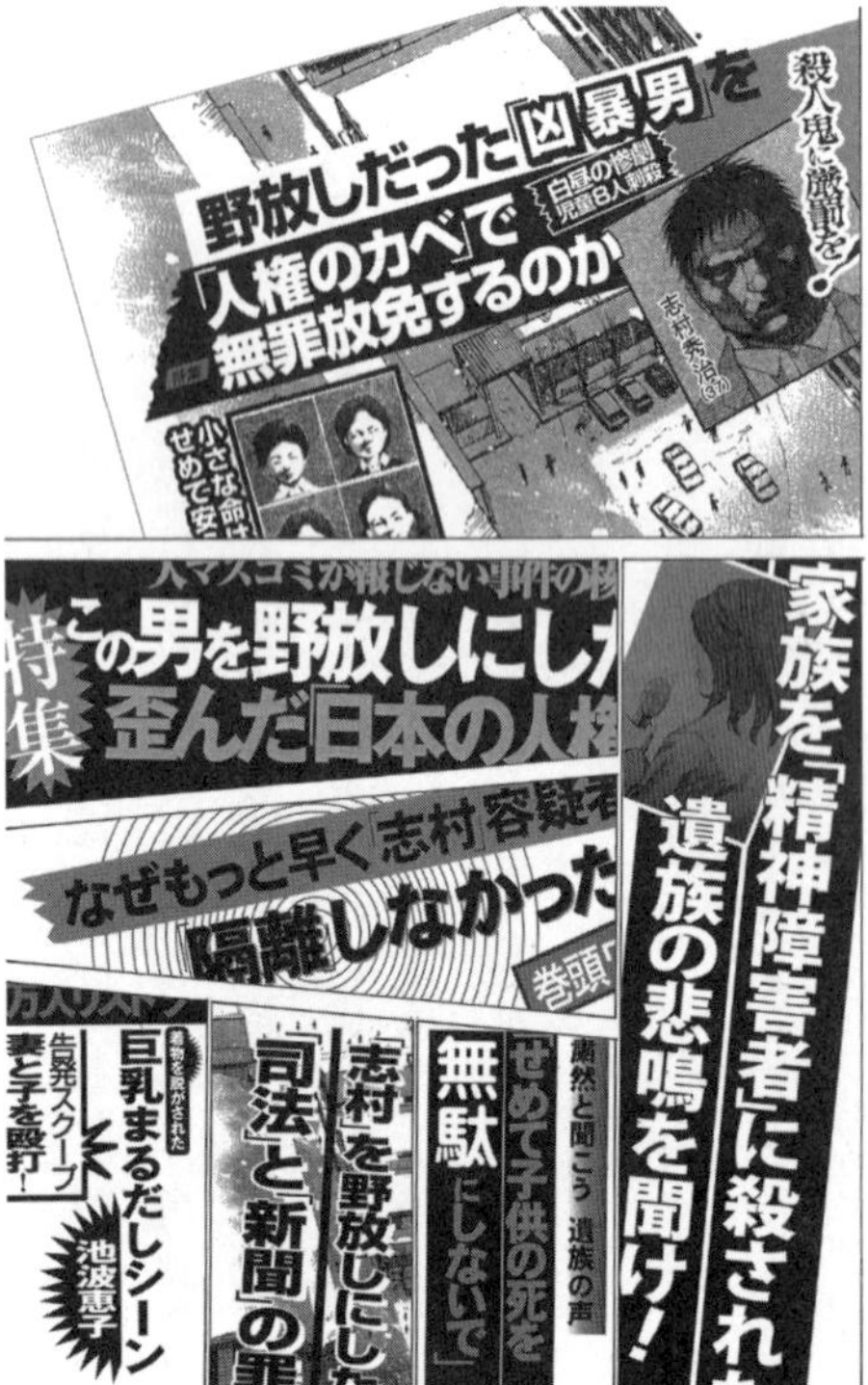
殺人鬼に厳罰を！
野放しだった「凶暴男」を
「人権のカベ」で
無罪放免するのか
白昼の惨劇
児童8人刺殺
志村秀治(37)
家族を「精神障害者」に殺された
遺族の悲鳴を聞け！
特集
歪んだ「日本の人
なぜもっと早く「志村」容疑
隔離しなかった
遺族の声
せめて子供の死を
無駄にしないで
「志村」を野放しにした
「司法」と「新聞」の罪
巨乳まるだしシーン
妻と子を殴打！

©佐藤秀峰／佐藤漫画製作所

言える。

この作品のテーマは、先に述べたように、現代の精神科医療の暗い面、及び、それと密接に関連した、精神障害者に対する偏見の醸成メカニズムなので、ここからストーリーは、報道による精神科患者や社会への影響に展開していく。綿密なリサーチに基づいた、と書くのはもう何回目にもなるが、このあたりの展開も、事実をかなり忠実に反映したものになっている。池田小事件の報道による精神科患者や家族の動揺や苦悩は、医学論文としても発表されている[9]。医学論文は、たとえ優れたものであっても残念ながらなかなか一般の方々の目には触れる機会がないが、人気マンガであれば、読者数はケタが違う。このデリケートで危険なテーマを取り上げてくださった作者に、精神科医の一人として私は感謝したい。「精神障害者が危険だというのは偏見」というだけなら、色々なところに書かれている。しかしこの作品はそこからさらに踏み込んでいる。統合

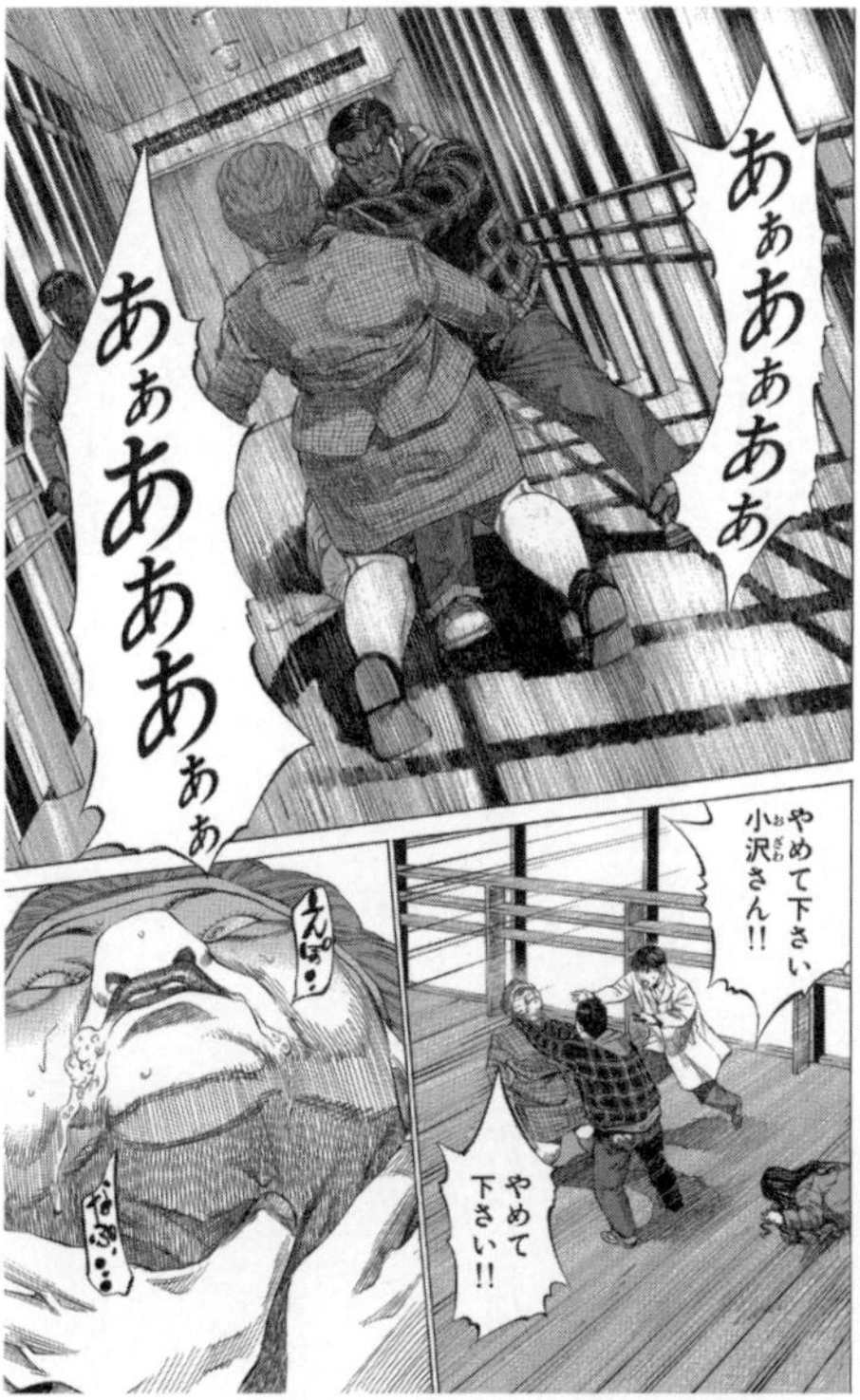
あぁあぁあぁ
あぁあああぁぁ
やめて下さい小沢《おざわ》さん!!
やめて下さい!!

©佐藤秀峰／佐藤漫画製作所

失調症の患者が、幻覚や妄想のために、人に暴力をふるう場面までもがありありと描かれているのだ。

こうした場面をあえて呈示して、しかし「精神障害者が危険だというのは偏見」というメッセージを送る『ブラックジャックによろしく』は、他の作品にも、あるいは論文にも、ほとんど例を見ない強靭な説得力を持っている。

サイコパスTの生涯

本章はここから、作品では取り上げられなかった部分についての論に分岐していくことにする。それは、この小学校襲撃事件の犯人Tとは、どのような人物であったかということである。Tはサイコ

JCOPY 498-12938

パスであると先ほど言った。具体的にはどのように育ち、どのように生活してきたのか。それは、公表されている。以下は、法律の専門誌である『判例時報』に、解説とともに収載された判決文に基づくものである。(10)

Tは、幼少のころから落ち着きがなく、注意力に欠ける子供だった。無鉄砲で、自己抑制を欠き、同世代の子供らからも孤立しがちだった。小中学校時代には、同級生に対するいじめや動物虐待、女性に対する性的逸脱行動等の問題行動が見られた。

青年から成人に達すると、女や金に対する執着がきわめて強い人物になった。その性格は、次のような特徴があるものであった。

・被害意識やひがみ根性が強い。
・極端までに自己中心的で独善的。
・自分の非をまったく認めず、なにかにつけて他に責任を転嫁し、他罰的かつ攻撃的。

いかにも散々な描写と感じられるかもしれないが、すべて判決文に記されている表現である。

そして、小学校襲撃は、人生に行き詰まり、「自分と同じ苦しみを多くの人間に味わわせてやろう」と考えて、以前から考えていた大量殺人を実行したのだという。

なんと身勝手でひどい動機であることか。そう言いたくなるが、実はこの動機は、この種の犯罪者としては典型的なのである。最近の研究論文がある。「無差別大量殺人を、白昼堂々と、計画的に実行する」という犯罪を犯した人々のデータをまとめたものである。[11] それは、通り魔であったり、学校の襲撃であったりするが、動機をはじめとして、彼らにはいくつもの共通点が見出されている。

本人にとって、こうした犯行の動機の多くは、復讐である。自分を阻害してきた社会への復讐。Tは、「被害意識やひがみ根性が強い」人物であり（繰り返すが、これは判決文の表現である）、客観的には全く身勝手な、「自分がこんな目にあっているのは社会が悪いのだ」という考えから、社会に対する復讐を実行したのである。

前述の論文には、この種の事件の犯人の多くは、犯行後に自殺することが記されている。アメリカで最近起きた事件としては、二〇〇七年のバージニア工科大学銃乱射事件がある。[12] 三三名という、米国の犯罪史上最多の死亡者を出したこの事件の犯人、二三歳の学生は、犯行後、その銃で自らを撃ち自殺している。

さらに時代を遡ると、アメリカの同種の有名な事件として、一九六六年のテキサスタワー事件がある。[13] テキサス大学のキャンパスを見下ろす九〇メートルの高さのタワーから、同大学の大学院生、といっても元海兵隊で、射撃の訓練を受けたこともある男、チャールズ・ホイットマンが、ライフル等で武装して上り、キャンパスの学生を無差別に狙撃殺傷したという惨劇で、男はその場で警察官により射殺されている。

というように、アメリカの事件では犯人はその場で死亡するケースが多いのだが、日本の大量殺人事件は、Tにしても、また、最近の秋葉原（平成二〇年六月八日）も、さかのぼって、池袋（平成十一年九月八日）や下関（平成十一年九月二九日）の通り魔事件も、いずれも犯人は逮捕されている。日本人全体の自殺率はアメリカよりはるかに高いのだが、大量殺人事件の犯人はなぜかアメリカと違って自殺しない。その理由をあれこれ推定するのはともかくとして、犯行直後に死んでしまうことが多いアメリカに比べて日本は、その犯人がどのような人物であったかを調べるという貴重な機会が得られやすいと言える。悲惨な事件を繰り返させないためには、「二度と繰り返させない」と叫んだりつぶやいたりしても何もならない。セキュリティの強化はもちろん有効だが、通り魔のように、いつどこで発生するかわからない犯罪に対しては、その有効性は限られたものになる。「二度と繰り返させない」ためには、犯人がどのような人物であったかの探究が必要である。池田小事件の犯人Tには、精神鑑定が行なわれた。精神鑑定とは、いわば究極の精密な精神科診断である。Tの精神鑑定の主要な結果は、判決文とともに『判例時報』に発表されている[10]。その内容からは、やはりTはサイコパスであったことが読み取れる。

精神鑑定で指摘されているのは、まず、Tには、「特異な心理的発達障害」があったということである。それが、幼少時からの数々の問題行動の基礎にあったというのである。そして、この心理的発達障害の延長上にあるのが彼の青年期以降の人格であり、それは人格障害（パーソナリティ障害）と診断できるものであった。Tの人格障害の核心として、次のように列挙されている。

・他者に対して冷淡、残忍、冷酷な情性欠如
・空想癖
・虚言癖
・共感性がない
・顕著な自己中心性
・顕著な攻撃性
・顕著な衝動性

これまた散々な表現だが、どれも精神鑑定書に記されている通りの文言である。Tのパーソナリティ障害は、サイコパスに一致するものであると言える。

そして、「前頭葉機能になんらかの障害がある可能性を示唆する所見がある」とも記されているが、Tのパーソナリティ障害とこの所見の関連性についてはきわめて控え目に述べるにとどめられている。サイコパスという用語は、先に述べたように、公式の診断基準にはないから、Tの診断名はパーソナリティ障害ということになる。

犯行直後のTは、精神障害者を装うことで罪を逃れようとしていた。幻覚や妄想があると言っていた。しかしそれらは虚言であることが、比較的あっさりと看破された。Tが精神障害者のふりをして

いたことで、多くの精神障害者が、多大な苦しみにさらされることになった。『ブラックジャックによろしく』に描かれたその様子は、この事件が社会にもたらした現実の影響を忠実に映し出している。精神障害者でないTが、精神障害者のふりをすることによりもたらされた多くの悲劇が。

が、ここで先ほどの問いに立ち帰らなければならない。「では、パーソナリティ障害は、精神障害ではないのか？」

もし精神障害だとすれば、そしてその精神障害が犯行に大きく影響していれば、刑事責任能力に問題ありとみなされ減刑されるのが通例である。そのような裁判のやり方の是非はともかく、通例である以上、裁判の公平性という観点からは、この事件だけ例外というわけにはいかない。

裁判所の判断はこうであった。判決文の引用である[10]。

しかも被告人は自己の人格の偏りに気づいていたとも認められるのであるから、人格をいくらかでも矯正し、あるいは矯正は困難なまでも、せめて社会に害をなさずに生きていくように心掛ける機会はあったのではないかと思われるのに、〔中略〕結局のところ、被告人自身が主体的に今日ある人格を築いてきたものと認めるほかはない。

すなわち、パーソナリティ障害は、自己責任であるという指摘である。そして、死刑判決が下され、異例とも言えるスピードで執行されている。

以上がこの事件の顚末である。

事実を直視してきちんと分析しなければ、再発が防止できるはずはないから、裁判所の判断という、信頼できる情報が公表されているのは、このような悲惨な事件を二度と繰り返さないためには、大きなことであると言える。

だが、事件発生当初のマスコミの過熱、『ブラックジャックによろしく』にありありと描写されたマスコミの過熱、事実や推定やデマの膨大な混合物としての報道と比べると、信頼できる最終結論である判決内容についてはあまりにも知られていない。結局、報道されるのは真実よりも興味本位の推定ということになるのだろうか。世間は飽きやすく、事件から日数がたてばもう誰も興味を持たないから、報道する価値がなくなるということになるのだろうか。せっかく真実が公開されているのだから、それを最大限に活用し、第二、第三の事件の防止に努めるべきであろう。

サイコパスの誕生

しかしそれはそうと、再発防止のために知りたい真実はまだある。いったい何がTをあのようなサイコパスにしたのか。Tの特異な心理発達障害とは何なのか。育った環境が関係しているのか。遺伝の関与はどうなのか。Tに認められた前頭葉の所見は本当に彼のパーソナリティに関係ないのか。

サイコパスは、さらにもっと広く、パーソナリティ障害とは、どのようにして形成されるのか。裁判所はそれを自己責任であると認定している。しかし判決文で自己責任だと指弾しているのは、パーソナリティ障害を矯正する努力や、社会に害をなさないように生きる努力を怠ったという点についてであって、パーソナリティ障害そのものの形成についてではない。細かい表現の違いにすぎないようだが、内容の違いは重大である。さすがに裁判所は慎重であるが、では一体、何が人をサイコパスにするのか。この問いをめぐって、大変示唆に富む作品がある。『ＭＯＮＳＴＥＲ』である。

『MONSTER』浦沢直樹（小学館）

これは、本格的な長編ミステリーである。ドイツ、デュッセルドルフ・アイスラー病院の脳外科医、天馬賢三が緊急手術で命を救った少年ヨハンは、全く良心の呵責なく次々と人を殺す怪物＝モンスターに成長した。それを知った天馬は、自らの手でヨハンの命を奪うべく、医師としての未来も婚約者も、すべてを捨ててヨハンを追う旅の生活を始める。その過程で、ヨハンというモンスターの秘密が次々と明らかにされていく。いくつもの賞に輝き、アニメ化もされた話題作。

本書は名作マンガ作品を通して精神医学を語ることを目的とするものだが、『ＭＯＮＳＴＥＲ』のようなミステリーは、どこまで内容を紹介していいものか。『ＭＯＮＳＴＥＲ』は、ミステリーとしてのストーリーと、ドイツの町や自然の美しい情景の絵が見事に調和し、まさに名画のような雰囲気を醸し出している作品である。この名作をまだお読みになっていない方のためには、極力ストーリーの紹介は控えたいと思わずにはいられないが、それでは解説も何も書けないので、導入部分や背景は呈示させていただくこととした。しかしそれ以外の部分、特に中盤から後半にかけてのストーリーの開示は必要最小限にとどめるので、やや曖昧な書き方の部分があることをご容赦いただきたい。作品をお読みになってから、あらためて本稿をお読みいただければ、曖昧な部分は解消していただけると思う。もちろん曖昧は作品紹介部分に限ったことで、精神医学的解説については、曖昧どころか直截すぎるくらいの直截さで進めていく。

天馬医師が命を救った少年ヨハン・リーベルトが、モンスター＝怪物である。端正な顔立ち、いかにも上品で育ちの良さそうなヨハンの真の顔は殺人鬼。それも、「冷血」という陳腐な言葉が文字通りぴったりあてはまる。世話を受けた養父母であっても、日常の決まり事を済ますように、ごく自然に殺害する。それも、彼らに対して何の憎しみも持っていないのにもかかわらずである。

『ブラックジャックによろしく』のサイコパスは、ひと目で凶悪とわかる外見が描かれている。そのモデルとなったTも、発表された生育歴を見ると、誰からも嫌われるような人物であったことが見て取れる。

しかし現実のサイコパスの中には、そうでない人々もたくさんいることが知られている。米国で有名なサイコパスに、テッド・バンディ（1946-1989）という人物がいる。(14) 彼は多数の若い女性を陵辱・

殺害し、死刑となった。「多数」といったが、正確な被害者数は明らかでなく、三〇人以上であったとまでしか結局はわかっていない。テッド・バンディは知的で外見的にも魅力的な男性で、逮捕されてから死刑になるまでの期間に、全米から数百通のファンレターを受け取り、しかも獄中結婚までしている。彼については、一般向けの本が何冊も出版されているだけでなく、権威ある医学雑誌Natureの論文にも紹介されており、そこには彼のハンサムな顔の写真も掲載されている。(15)

ヨハンもまた、抜群の頭脳と、美しい顔立ちを持っている。エンジェルの外見をもつモンスターであるヨハン。ヨハンというサイコパスはどのようにして作られたのか。

環境――511キンダーハイム

パーソナリティ(人格、性格)には、幼少時の環境が大きく影響する。ヨハンの幼少時を語るうえでひとつの大きなポイントは、彼が一時生活していた孤児院、511キンダーハイムである。

『MONSTER』の舞台はドイツである。511キンダーハイムは、ベルリンの壁が崩れる前の東ドイツで、西側に対抗するための特殊な人材を養成するために、非人道的な洗脳教育を行なっていた孤児院である。

異常な施設。過酷な環境。それは人をどう変えるか。

その環境におかれたのが大人であれば、最も普通の反応は、「うつ」である。悲哀感。絶望感。無

表 22　解離性同一性障害の診断基準（DSM-IV-TR）

A.	2つまたはそれ以上の、はっきりと他と区別される同一性またはパーソナリティ状態の存在（そのおのおのは、環境および自己について自覚し、かかわり、思考する、比較的持続する独自の様式を持っている）。
B.	これらの同一性またはパーソナリティ状態の少なくとも2つが反復的に患者の行動を統制する。
C.	重要な個人情報の想起が不能であり、それは普通の物忘れでは説明できないほど強い。
D.	この障害は、物質（例：アルコール中毒時のブラックアウトまたは混乱した行動）または他の一般的身体疾患（例：複雑部分発作）の直接的な生理作用によるものではない。

力感。こうしたものに、人は苛まれる。（ただしそれは「うつ病」とは異なる。本書二章参照。）

子供でももちろん「うつ」になることがある。しかし、もっと深刻な問題は、成長への悪影響である。身体的な成長はもちろん、精神的な成長にも、歪みが出てくる。パーソナリティ（人格、性格）の形成が影響を受ける。

それはさまざまな形を取るが、『MONSTER』の登場人物の中に、ひとつの典型例が見られている。いつも笑顔を絶やさない男性、ヴォルフガング・グリマーがその人物である。

グリマーは511キンダーハイム出身者である。彼はジャーナリストという偽の身分で、西側をスパイする活動をしていたが、ある時から逆に511キンダーハイムの実態を追究することをライフワークとするようになった。

グリマーは、二重人格者である。

二重人格にあたる正式な医学用語は、解離性同一性障害である（表22）。自分の中に、別の人格が存在し、それがある時に顔を出す。その別人格の時の行動は全く記憶にないのが普通である。

普段は穏やかなグリマーの中にある別人格は、普段の彼とは正反対の、きわめて凶暴なもので、猛獣のように暴れ狂い、人を殺傷さえする。

しかしグリマー自身からはその時の記憶が完全に失われている。我に返って周囲の状況を見て、「またやっちゃった……」とつぶやくのみである。

グリマーの症状は、実際の解離性同一性障害の臨床像にかなりよく一致しており、医学的に正しい描写であると言える。普段とは全く別の人格が現れ、その時のことを全く覚えていないという点は、解離性同一性障害の典型的な症状である。ただし、実際の解離性同一性障害の別人格は、もちろん凶暴な人格とは限らず、仮に凶暴になったとしても、ここまで極端なものはまずない。

実例をご紹介しよう。

【ケース23】

三〇代女性です。私は今、精神科でうつ病として治療を受けています。でも私は普通のうつ病ではありません。わかっているだけで、私の中に十人は人格がいます。

私には過去に、虐待の経験があります。祖母からの肉体的な虐待。父からの言葉の虐待。母のネグレクト。守ってくれる人は祖父だけでしたが、祖父が私を守れば、祖母が祖父を攻撃していました。一番上の兄は人格破綻して法に触れ、警察に逮捕されました。私は、別人格を作ることで自分を守ってきました。私の人格は、私をよく知っている人から聞いたところ、リストカットする人格、乱暴な男の人格、ヒステリックに人を攻撃する人格、七歳の時のままの人格、おびえて何も言えない人格、皮肉屋の人格、明るくハイテンションの人格、セックス依存人格、などがあります。それらの人格が出ている時の記憶は私には全くありません。凄く困っています。記憶がない間に、精神科に入院したこともあります。今でも別人格が現れるのをビクビクしながら生活しています。

普段とは全く別の人格が現れ、その時についての記憶が全くない。グリマーと同じである。違う点は、別人格が複数あるという点だが、「多重」とは、「二重」を含むが、「二重」とは限らず、このように何人もの別人格が現れるケースも珍しくない。

もうひとつ、このケースとグリマーに共通するのは、過酷な過去を背負っているということである。

511キンダーハイム出身者の中には、グリマー以外にもこの症状を呈したケースがいくつもあることが開示されている。医学的にみて妥当な設定である。幼少時の虐待など過酷な環境は、解離性同一性障害に強く関連しているのである。なぜか。

人は、耐え難い場面に接したり、耐え難い経験をした時、ついにはそれを直視することができなくなる。その際に、自分自身を防衛する方法の一つが、解離という精神作用である。これは、大人にも十分に起こり得るものだ。

JCOPY 498-12938

解離にはいくつかの段階がある。

まず、何となく他人事のように思う、実感がないという段階。この段階は離人とも呼ばれている。次の段階では、別の人がやっていることを第三者の立場で見ているように思う。戦場で上官の命令で捕虜を殺す時、自分がやっているのではないように感じた、他人が殺しているのを、自分は傍観しているかのように感じた、そのように兵士が回顧することがあることが知られている。これが、解離のいわば第二段階にあたる現象である。このとき、幽体離脱現象（傍観しているかのように「感じる」だけでなく、まさに自分が自分の体を離れて、別の場所から自分を見ているという体験）が現れることもある。

第三段階としては、その時の耐え難い体験そのものが記憶から失われる。これを解離性健忘という。これについてはすぐ後でまた述べる。

別人格の形成は、これらのさらに先の第四段階、最終段階とも言えるものである。ケース23が受けたのは、この段階にまで達するほどのひどい虐待であったと推定できる。また、何人もの解離性同一性障害者を出した511キンダーハイムは、文字通り非人道的な精神環境だったのであろう。それが具体的にどのようなものであったかは、謎である。グリマーには十四歳以前の記憶がないのだ。これも医学的に妥当な話で、幼少時の虐待の記憶を完全に失っている人や、虐待を受けたと思われる時期（たとえば十歳以下など）の記憶を完全に失っている人が、解離症状を呈する人の中には少なくない。思い出すことも耐え難いほどのおぞましい体験であったことを裏づけることであると言えよう。

さらにグリマーにはもうひとつの症状がある。

彼には、感情というものがないのだ。人の感情というそもそもの概念を理解できない。逆説的だが、だから彼は常に笑顔である。作った笑顔。そして、対人関係においてグリマーは、場面に応じて適切な表情を見せるが、それは、「こういう時に人はこういう表情をするものだ」ということを、頭で学んでその通りに演じているにすぎない。グリマーは作品に登場した当初から笑顔で、親切で、人好きのする人物に見えた。しかしそれが、作った笑顔であることが開示された時、異常な環境が人にあたえる影響に戦慄せずにはいられない。511キンダーハイムは、ヴォルフガング・グリマーという一人の人間から感情というものを奪い去り、常に「演技」を強いられる人物にしてしまったのである。

これが医学的に見て妥当な話かどうか、ここまで来ると一概には言えない。過酷な成育環境の影響で、ある程度までなら、感情の表出に異常が出ることはあり得る。虐待などの過酷な体験はまとめてトラウマと呼ばれ、トラウマによる代表的な症状のひとつにPTSD（心的外傷後ストレス障害）があるが、PTSDの一症状として、「感情の範囲の縮小」というものがある（表23）。『MONSTER』に、戦場となった村で、目の前で母親を射殺された後、長年に渡って笑顔を一切見せなかった少女が描写されているが、彼女の症状はこれにあたるといえよう。

現代の精神医学では、公式的にトラウマが原因とされている慢性的な障害は、PTSDだけである。解離性同一性障害について先ほど、「虐待などの過酷な環境は、解離性同一性障害と強く関連している」と書き、「原因」という言葉を避けた理由はそこにある。実際、トラウマとは無関係な解離性同

表 23　PTSD の診断基準（DSM-IV-TR）

A.　患者は、以下の 2 つが共に認められる外傷的な出来事の経験がある。
　(1)　実際にまたは危うく死ぬまたは重傷を負うような出来事を、1 度または数度、または自分または他人の身体の保全に迫る危険を、患者が体験し、目撃し、または直面した。
　(2)　患者の反応は強い恐怖、無力感または戦慄に関するものである。
　　注：子どもの場合はむしろ、まとまりのないまたは興奮した行動によって表現されることがある。
B.　トラウマが、以下の 1 つ以上の形で再体験され続けている。
　(1)　出来事の反復的で侵入的で苦痛な想起で、それは心像、思考、または知覚を含む。
　　注：小さい子どもの場合、トラウマの主題または側面を表現する遊びを繰り返すことがある。
　(2)　出来事についての反復的で苦痛な夢。
　　注：子どもの場合は、はっきりとした内容のない恐ろしい夢であることがある。
　(3)　トラウマとなった出来事が再び起こっているかのように行動したり、感じたりする（その体験を再体験する感覚、錯覚、幻覚、解離性フラッシュバックのエピソードを含む、また、覚醒時または中毒時に起こるものを含む）。
　　注：小さい子どもの場合、トラウマに特異的な再演が行われることがある。
　(4)　トラウマとなった出来事の 1 つの側面を象徴し、または類似している内的または外的きっかけに曝露された場合に生じる、強い心理的苦痛。
　(5)　トラウマとなった出来事の 1 つの側面を象徴し、または類似している内的または外的きっかけに曝露された場合の生理学的反応性。
C.　以下の 3 つ（またはそれ以上）によって示される、（トラウマ以前には存在していなかった）トラウマと関連した刺激の持続的回避と、全般的反応性の麻痺。
　(1)　トラウマと関連した思考、感情、会話を回避しようとする努力。
　(2)　トラウマを想起させる活動、場所、人物を避けようとする努力。
　(3)　トラウマの重要な側面の想起不能。
　(4)　重要な活動への関心または参加の著しい減退。
　(5)　他の人から孤立している、または疎遠になっているという感覚。
　(6)　感情の範囲の縮小（例：愛の感情を持つことができない）。
　(7)　未来が短縮した感覚（例：仕事、結婚、子ども、正常な一生を期待しない）。
D.　（トラウマ以前には存在していなかった）持続的な覚醒亢進状態で、以下の 2 つ以上によって示される。
　(1)　入眠または睡眠維持の困難
　(2)　易刺激性または怒りの爆発
　(3)　集中困難
　(4)　過度の警戒心
　(5)　過剰な驚愕反応
E.　上の B, C, D が 1 カ月以上持続する。
F.　臨床的に著しい苦痛または、社会的・職業的・その他の重要な領域における機能の障害を引き起こしている。

表24　解離性健忘の診断基準（DSM-IV-TR）

A.	優勢な障害は、重要な個人情報で、通常、心的外傷的またはストレスの強い性質をもつものの想起が不可能になり、それがあまりにも広範囲にわたるため通常の物忘れでは説明できないような、1つまたはそれ以上のエピソードである。
B.	この障害は解離性同一性障害、解離性とん走、心的外傷後ストレス障害、急性ストレス障害、または身体化障害の経過中にのみ起こるものではなく、物質（例：乱用薬物、投薬）または神経疾患または他の一般身体疾患（例：頭部外傷による健忘障害）の直接的な生理学的作用によるものでもない。
C.	その症状は、臨床的に著しい苦痛、または社会的、職業的、または他の重要な領域における機能の障害を引き起こしている。

一性障害も存在するようなのである。このあたりはまだ研究段階で、精神医学界が定説に達しているとは言えない部分である。解離だけでなく、多くのパーソナリティ障害も、実は幼少期のトラウマによって作られたものであるという説もあり、この説がぴったりあてはまるように思えるケースにも現実の臨床ではたくさん出会うのだが、すべてのパーソナリティ障害がそうであるとは言えず、これもまた事実の解明は先の話である。

それはそうと、グリマーには十四歳以前の記憶がない。これも、過酷な環境に対する精神反応のひとつで、解離性健忘とか心因性健忘と呼ばれる症状である（表24）。同様の症状は、ヨハンの双子の妹、アンナにも認められている。養父母のもと、明るく楽しい生活を送っていた優秀な学生アンナは、兄ヨハンが殺人者であることを知り、さらなる犯罪を止めるべく、彼を追う生活を始める。その過程で、徐々に幼少時の記憶を取り戻してくるが、ヨハンとの間に起きた何か恐ろしい出来事の核心部分がどうしても思い出せず、もがき続ける。アンナの記憶障害もグリマーの記憶障害も、解離性健忘である。

JCOPY 498-12938

耐え難い場面から逃れる精神作用として、解離があると先ほど説明した。その一つが解離性同一性障害であるが、解離性健忘の方がはるかに頻度が高い症状である。

人は、耐え難い事態に直面すると、誰もがそれを夢で消えてなくなればよいと思い、あるいはそれを忘れてしまいたいと願う。この願いがいわば自動的にかなってしまうのが、解離性健忘である。忘れることによって、困難から逃れるのである。解離性健忘の範囲は患者によって様々である。特定の出来事に関連した短期間だけ（たとえば、悲惨な出来事の目撃だけを忘れる）のこともあれば、かなり長い期間（たとえば、幼少時のすべて）におよぶことも、さらには全生涯におよんで、自分がそもそも誰であるかさえわからなくなることもある。失われた記憶は徐々に大部分思い出されることが多いが、非常に悲惨な記憶についてはなかなか戻りにくく、ついに一生戻らないこともある。記憶内容があまりに耐え難いため、思い出すことが自己の精神の破滅につながるおそれがあるのだ。解離性健忘によって失われた記憶がよみがえった時、精神状態が著しく不安定になるケースはしばしばある。

【ケース24】

二六歳女性です。五年ほど前から不安とうつのため精神科で治療を受けています。発症のきっかけは、友人、就職活動、両親とのかねあいなどの人間関係の軋轢などのストレスだったと思います。

治療を受け始めてから症状は一進一退でしたが、ある日唐突に幼少期の記憶が思い出されました。それは、幼稚園で自分に覚えがない悪さの後始末を負わされて泣いているもの、父に部屋中を引きずり回され体罰を受けて半裸のまま外に出される自分の様子を天井から見ているもの、トイレや押し入れにこもって、人さらいが来るのだと、自分が自分でなくなってしまうのだなどと、動悸を足音と勘違いして恐怖に震えているものなどです。

後日、母親に確認した所、体罰や押入やトイレにこもるなどのことは確かにあったそうで、夜叫びだしたり、激しい夫婦喧嘩で目前で家具が破壊され散乱して怪我をしてもぼーっと他人事のようにゲームをし始めたり、全く笑わなかったりなどがよくあったそうです。

このような出来事を思い出して以来、私の症状は急激に悪化しました。まとまりのない複雑な両極端な感情が、ことあるごとに湧き上がり、意思表示がなかなか困難になってきました。自殺願望まで出てきています。


解離性健忘で失われていた記憶がよみがえった時から、精神症状が一挙に悪化に向かう。このようなケースは稀でないため、実際の精神科臨床では、解離性健忘の記憶内容を回復させることについては慎重の上にも慎重な姿勢であたるのが常である。右のケースは自然に記憶が回復してしまった例だが、カウンセリングで不用意に過去を探っているうちに、忘れていた耐え難い記憶がよみがえり、精神状態が著しく不安定になったというケースも少なくない。

しかしアンナは、ヨハンとの核心的な出来事を、それがいかに耐え難いものであれ、思い出そうと

JCOPY 498-12938

決意する。解離性健忘とは、いわば傷跡をふさぐかさぶたである。これを剥がすと、時には大出血する。精神科医のライヒワン医師は、このリスクをアンナと十分に話し合った末、この治療を開始する。そして、よみがえった記憶から、ヨハンという怪物誕生の謎に迫る事実が解き明かされていく。

幼少時の養育環境は、その後の人格形成に大きく影響する。511キンダーハイムは、もちろんそれを承知で特殊な教育を行なったのであるが、そこで育てられた子どもたちへの影響は、結果として悲惨なものであった。511キンダーハイムの元院長ラインハルト・ビーアマンは、それでもここでの教育は失敗でなかったと口では言い張るが、実はその後、プラハで孤児院を開き、511キンダーハイムとは全く正反対とも言える、どこまでも愛情を注ぐという教育を行なっていた。そこで育った子どもは、まさに天使のようになっていた。劣悪な環境は問題のある人間を作り、愛に溢れた環境は素晴らしい人間を作る。ビーアマンの実験はそれを証明している。これは医学的にみて半分と少しは正しい。「半分」とは、劣悪な環境のほうである。極限にまで過酷な環境で成育されれば、パーソナリティに何らかの傷跡が残るのは避けられない。残りの「半分」、つまり良好な環境のほう、愛に溢れた環境のほうは、それが成長にプラスに作用するとまでは言えても、それによって常に理想的なパーソナリティが作られるかというとそれはちょっと無理な話なので、正しいのは「半分と少し」にとどまる。

モンスターであるヨハンに来るまでだいぶ回り道をしてしまった。冷酷な殺人者のヨハン。彼のパーソナリティを形成したのは、511キンダーハイム。話の流れから言うとそうなりそうだが、実はヨハンは、この孤児院に来た時点で、すでに特異なパーソナリティを有していた。そしてここでカリスマ性を発揮し、人々を破滅に追いやる。ヨハン自身は解離性同一性障害にも、解離性健忘にもなっていない。同じような環境にいながら、どこが違って、このような帰結の違いが現れたのか。

それは、個人差である。個人差とは、元々の素因の差。その差は、遺伝子の中にある。

遺伝子——ヨハン

病気でも性格（パーソナリティ、人格）でも、遺伝子のことになると、デリケートで、時には危険な話になる。

「原因は環境」という話ならあまり危険はない。本人の責任は免除されるし、環境の改善という予防策も立てることができる。成育環境が原因で、病気になったり、偏ったパーソナリティになるのだとすれば、より良い成育環境を整えるように努力すればいい。

しかし、環境だけで人間のすべてが決まるわけではない。

511キンダーハイムで育った他の孤児の中には、ヨハンのようになった子供は一人もいなかった。また、ベルリンの壁が崩壊した後、ヨハンと同じような成育環境を作って第二のヨハンを作ろうとした医師がいたが、その環境で育てられた子も、ヨハンのようにはならなかった。人は、たとえ全く同一の環境で育てても、全く同一の人間には育たないのだ。ヨハンは、他の子供たちとは違うＤＮＡを

JCOPY 498-12938

持っていたから、モンスターに育ったのである。環境だけが彼を作ったのでは決してない。するとと必然的に遺伝子が関与しているということになるのだが、そうなると環境が原因だとする場合とは違って、「遺伝子が原因なら、予防策はないのではないか」「運命として受け入れるしかないのではないか」という話になり、さらには差別や偏見にもつながってくる。デリケートで危険な話と言ったのにはこういう事情がある。

けれども、病気やサイコパスの原因に遺伝子が関係していることが証明されたからと言って、それがそのまま「予防策はない」「運命」ということにはならない。およそどんな遺伝子でも、それが生き生きと活動するためには環境の影響があるからである。

遺伝子上の個人差を「遺伝子型 genotype」という。一方、その人がどういう人であるか、どういう病気になるか、そういったことを総称して「表現型 phenotype」という。遺伝子型から表現型に至るまでには、環境の複雑で多大な影響が作用して決まるから、ある遺伝子型がある表現型と一対一で対応するということはまずない。これは遺伝学の基礎的な知識であって、だから「遺伝子が関与している」ということは、決してそのまま「だから運命であって変えられない」ということにはならないのはいわば医学的な常識だが、それでもサイコパスのような反社会性の強い人間に関連する遺伝子の存在について語ることは、長い間、タブーとは言わないまでも、ひっそりとなされていた。けれども現在では、もはや「サイコパスの原因に関連する遺伝子があるか・ないか」という問いは破棄され、「サイコパスの原因に、遺伝子はどの程度まで関連するか」、さらには「サイコパスの原因に関連する遺伝子は、何か」という問いが医学界では正面から語られるようになっている。

「どの程度か」という問いに対しては、「おおむね五〇%」という数値が出されている。[16]

「何か」という問いに対しては、特に注目されているのは、MAOA遺伝子である。

MAOAは、モノアミンオキシダーゼA（Monoamine Oxidase A）の略語である。モノアミンオキシダーゼは、神経系における重要な酵素で、セロトニンなど、脳内の重要な神経伝達物質の代謝に大きな役割を持っている。

どんな遺伝子DNAにも個人差があるように、このMAOAにも個人差がある。そしてどんな遺伝子DNAの個人差とも同じように、少々の個人差があっても、大勢に影響はない。しかし、大きな個人差があると、問題が発生する。MAOAについて、これまで医学論文として発表された結果をまとめるとこうなる。

①MAOA遺伝子に重大な欠陥がある人は、高率に犯罪者となる。[17]
②MAOA遺伝子に軽い欠陥がある人は、劣悪な環境で育つと、犯罪者となる率が高まる。[18]

①の重大な欠陥とは、構造遺伝子の重大な変異である。構造遺伝子とは、遺伝子の中で、タンパク質をコードする部分である。タンパク質は、アミノ酸が鎖のようにつながってできている。アミノ酸は、DNAの四つの塩基、すなわち、アデニン(A)、チミン(T)、シトシン(C)、グアニン(G)のう

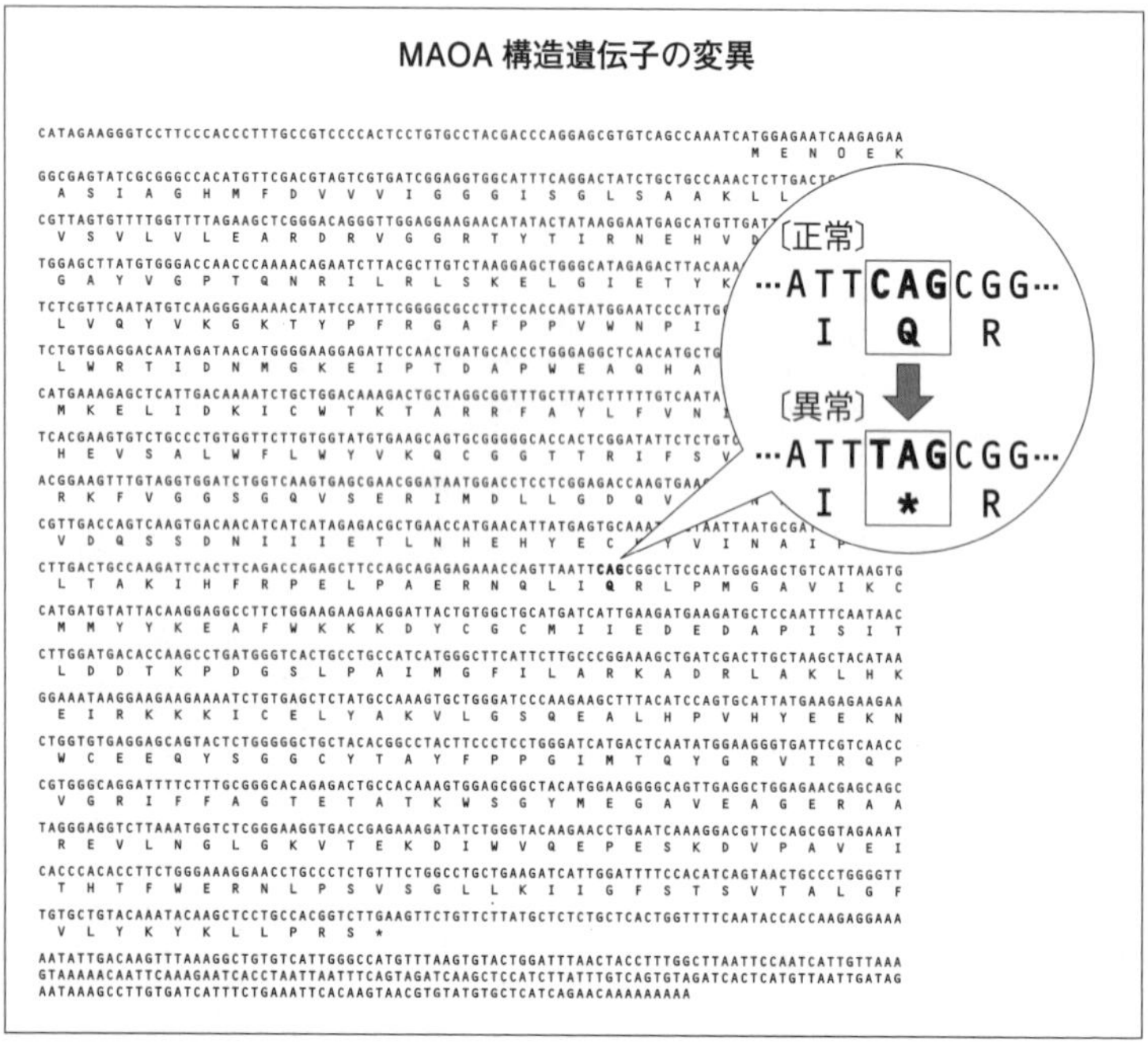

MAOA 構造遺伝子の変異

ちの三つの組み合わせに対応している。たとえば「アデニン・チミン・グアニン（ATG）の組み合わせは、アミノ酸の「メチオニン」と対応し、「チミン・チミン・シトシン（TTC）」の組み合わせはアミノ酸の「フェニルアラニン」と対応する。これら三つの塩基の組み合わせは「コドン」と呼ばれている。

MAOAの構造遺伝子は、図のMから＊までのDNA配列からなっている[19]。＊は「終止コドン」で、いわば「このタンパク質は、ここが最尾部」というシグナルである。Mから＊までのDNAが細胞内でタンパク質に翻訳されて初めて、MAOAは酵素としての効力を発揮できる。それが正常である。

ところが、図の拡大部分に示したように、ＭＡＯＡ構造遺伝子のちょうど中ほどのシトシン（Ｃ）がチミン（Ｔ）に変異するという異常を持った人が、きわめて稀ではあるが、存在する。変異そのものは遺伝子ではありふれたことであり、普通なら一つや二つの塩基が変異していても、何の異常も現れない。ところが、ＭＡＯＡ遺伝子のこの変異は、正常ならＣＡＧであったものがＴＡＧに変化する結果となり、ＴＡＧという終止コドン（＊）がここに現れてしまったのである。このため、この変異を持った人は、ＭＡＯＡタンパク質が正常の半分の長さまでしか作られず、結果としてそのタンパク質は、酵素としての活性が全くないものとなっている。

オランダのある家系で発見されたＭＡＯＡ遺伝子のこの欠失を持つ人々は、例外なく犯罪者となっていることが、医学論文として Science 誌に発表されている(17)。その犯罪内容は、放火、性的暴行、傷害など、多岐に及んでいる。ＭＡＯＡの欠陥により、脳内のセロトニン系に異常が発生し、それが犯罪行為に結びついたというのが、この論文の結論である。つまり、「ＭＡＯＡ遺伝子に重大な欠陥がある人は、高率に犯罪者となる」、言い換えれば、反社会的な行為に関連する遺伝子が、確かに存在するのである。

このＭＡＯＡ構造遺伝子の変異は、きわめて稀な異常で、今のところ全世界で一家系しか見つかっていない。他方、より頻度が高いものとして、二七一ページに示した②の「軽い欠陥」がある。それは、ＭＡＯＡ遺伝子のプロモーター領域の個人差である。プロモーター領域とは、その遺伝子の発現を調節する機能を持つＤＮＡ領域で、構造遺伝子の上流、二七二ページの図で言えば、Ｍと記したスタートコドンより上、この図からはみ出た部分にある。MAOA遺伝子では、このプロモーター領域のDNA配列に軽い問題がある人がわりと多く、そういう人は、幼少時に虐待を受けると、成人になってから反社会的な行動を取りやすいことが、これもScience誌に発表されている。[18]

さらには動物実験として、マウスのMAOA遺伝子をノックアウト（遺伝子工学の技術により、DNA中のその遺伝子を消去する）したという論文もあり、そのマウスは、非常に攻撃的となり、他のマウスを「ノックアウト」するようになったと、論文中に記されている。[20] MAOAと攻撃性・反社会的行為については、このようにたくさんの研究がその関連性を証明していることから、MAOAは〝warrior gene〟（闘士遺伝子）などとも呼ばれている。ただこれはいかにもエキセントリックにすぎる呼び名で誤解を招く。MAOAは決して攻撃性や反社会的行為だけに関連する遺伝子ではないし、攻撃性や反社会的な人のすべてにMAOAの異常があるわけではない。

だからもちろん、ヨハンや、池田小事件のTや、有名なサイコパスのテッド・バンディや、テキサスタワー事件のホイットマンに、MAOA遺伝子の異常があったのではないかと考えるのは、推測のしすぎである。しかし彼らに、他の人々と比べて、何らかの遺伝子の違いがあったはずだとまでは言うことができる。それはおそらく一つの遺伝子ではなく、多数の、もしかすると何百、あるいは何万もの遺伝子の違いであったのであろう。巨大なスロットマシーンで、膨大な数のシンボルが奇跡のように揃ったようなイメージである。

『MONSTER』のヨハンに接した多くの人は、直感的に彼から絶対悪を強烈に感じ取り、戦慄する。それは恐怖や、絶望や、時には尊敬に形を変えて、人の心を圧倒する。ヨハンというモンスター。ヨハンはいまだ発見されていない特殊な遺伝子変異の、奇跡のような組み合わせを持って生まれてきており、そこに511キンダーハイムという異常な環境の作用が加わり、絶対悪といえるほどのサイコパスが誕生したのであろう。遺伝と環境の複雑な相互作用。精神の病やパーソナリティの形成は、つきつめればこの相互作用に尽きると言える。が、ここにはもう一つの因子がある。それは、脳である。

銃弾——脳損傷

ヨハンは、額を銃で打ち抜かれた。『MONSTER』の物語は、そこから始まっている。この時、ヨハンは命を失ってもおかしくなかった。おかしいどころか、額の中心を打ち抜かれれば即死と考えるのが普通であろう。そうでなければゴルゴ13の仕事は成り立たない。

ところがヨハンには、またも奇跡のような偶然が作用する。運び込まれた病院に、天馬という天才脳外科医がいたという偶然。天馬はこの時、デュッセルドルフ・アイスラー病院の将来にとって重要な政治家の手術をする準備をしていた。が、それを後回しにしてヨハンを手術した。そして救った。政治家は死んだ。病院は信用を失墜した。院長は天馬の行為に激怒した。天馬は失脚した。ヨハンは一命をとりとめた。そして、モンスターとなった。

銃弾が貫通した位置からみて、ヨハンは前頭葉に損傷を負ったはずである。人間は前頭葉に損傷を負うと、人格が変化することがある。反社会的な人格に変化することがある。歴史的に有名な前頭葉損傷者として、症例ゲージと呼ばれているケースが知られている[21]。一八四八年、二五歳のファイナス・ゲージは、アメリカ東部の鉄道工事現場での作業中、誤爆事故によって飛んできた鉄棒によって前頭葉を中心とする脳損傷を負った。鉄棒は頭蓋骨を貫通し、三〇メートル以上も飛んで行ったという記録が残っているから、すさまじい力がゲージの脳を破壊したことになる。誰もがゲージは死ぬと信じたが、運び込まれた病院の医師ジョン・ハーローの真摯な治療が功を奏し、予測に反して彼は一命を取りとめた。しかも表面上は後遺症もないように見えた。ところが、彼の人格は変わってしまったのである。元々は真面目で仲間からの信頼も厚い人物であったゲージは、浅薄な人格となり、無責任で無計画となり、全く信用できない人物になってしまった。誤爆事故がゲージの人格を変え、運命を変えたのである。それからのゲージは定職にも就かず、自分の頭部の傷を見世物にして金を稼ぐなどの不安定な生活を続け、一八六一年、三八歳で生涯を閉じた。

この事故で運命を変えられたのはゲージ一人ではない。もう一人は誤爆事故直後に彼の治療にあたったハーロー医師である。彼は、前頭葉損傷後のゲージの人格変化に驚嘆し、脳と心の緊密な関係に深い興味を持つことになる。一体ゲージに何が起こったのか。脳と心の関係が、ゲージの脳を調べればわかるのではないか。ハーローはそう考えたが、ゲージの脳を解剖する機会は得られなかった。しかし彼はあきらめなかった。埋葬されたゲージの死体を掘り起こし、頭蓋骨を保管したのである。

ゲージの頭蓋骨

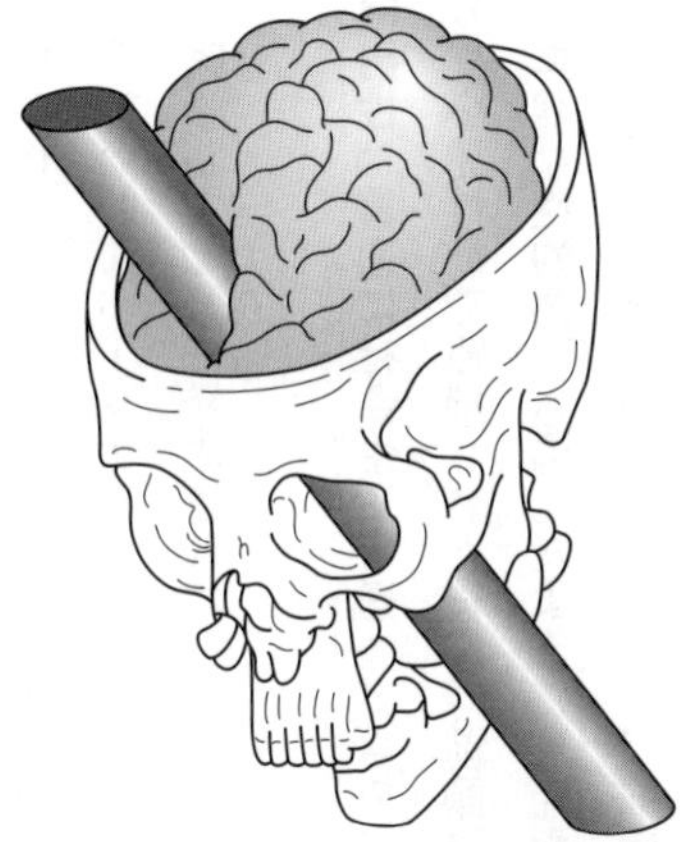

その頭蓋骨は、めぐりめぐって、現在はアイオワ大学にある。一九九四年、アイオワ大学のダマジオ博士は、ゲージの頭蓋骨に残された鉄棒による穴の位置を精密に検討し、ゲージの脳の損傷部位を正確に復元した。「ファイナス・ゲージの帰還」と題されたその論文はScience誌に掲載され世界中から注目を集め、前頭葉と人格について、あらためて多くの人々の興味を強く喚起した[22]。

その後、現代においても、ゲージと同様の前頭葉損傷部位を持った症例の報告がいくつもなされており、前頭葉が人格の形成に大きく関与しているということはいまや確立した医学的事実となっている。前頭葉損傷の結果として、人格がサイコパスと同様なものに変化したケースは、「後天的サイコパス acquired psychopath, acquired sociopath」とも呼ばれている[23]。逆に言えば、生来のサイコパスの人は、前頭葉に何らかの異常を有している可能性があるということになる。

特異な遺伝子を持ち、特異な環境で育ったヨハン。そこに前頭葉損傷が加わった。もはやどのような人格になるか予想は不可能である。ということは、逆に、「怪物」ができても不思議はない。『MO

NSTER』は、単なるフィクションではない。

いや、『MONSTER』がフィクションだとは誰も言っていなかった。オーストリアのジャーナリストであるヴェーバーが著し、『MONSTER』の作者が翻訳した『ANOTHER MONSTER』という本が出版されている。[24] その内容は、ヨハンにかかわった人々のヴェーバーによるインタビュー集であり、関係各所の写真も挿入されている。著者ヴェーバーの近影まで掲載されており、これはノンフィクションのドキュメンタリー……としか思えない仕上がりになっている。もしかして『MONSTER』は実話に基づいているのか?? フィクションとノンフィクションの境界は、そもそも曖昧と言うべきなのかもしれない。

ところで、後天的な脳の障害は、外傷だけではない。血管障害や脳腫瘍でも、それが前頭葉を侵せば、人を反社会的なパーソナリティに変化させる可能性がある。可能性だけでなく、事実としての症例報告も医学論文として発表されている。その中のひとつの症例は次のようなものである。[25]

四〇歳男性。普通に社会生活を送ってきていたが、徐々にポルノ（児童ポルノを含む）への興味が高まり、小児性愛で逮捕された後に、前頭葉に脳腫瘍が発見された。この腫瘍を手術で除去したところ、異常な性的興味も消えたように見えた。しかしそれから二年後、ポルノへの興味が異常に高まってきた。この時、彼の前頭葉には、脳腫瘍が再発していることが発見された。

このケース、前頭葉腫瘍がポルノへの強い興味と関連しているとは明らかである。すると彼の異常性欲は、前頭葉腫瘍の「症状」ということになるのだろうか。

近年、パーソナリティと脳機能の関係についての研究は急速に進んでいる。人の社会性・道徳性と関連する脳部位は、前頭葉だけでなく、前頭葉と辺縁系を結ぶシステム、加えて側頭葉の一部や、帯状回などが同定されており、これらはまとめて「道徳脳 moral brain」と呼ばれている[26]。すなわち、これらの部位に何らかの損傷が加われば、人は反社会的になり得るのである。そのメカニズムはまだ不明で、想像力たくましく推定しすぎるとオシアンデルの放火理論のようなエセ科学の領域に踏み込みかねないが、おそらくは正しいと考えられているのは、辺縁系という原始的な脳による欲望の解放を、前頭葉という進化的に新しい脳が抑制しているのが正常な状態だということである。その抑制が外れると、原始的な欲望が前面に出てしまい、それはすなわち反社会的な行動である。性欲と脳腫瘍のケースはこのメカニズムによる説明も可能である。

先に紹介したテキサスタワー事件の犯人、ホイットマンにも脳腫瘍が見つかっている[13]。射殺された後に解剖された脳の視床下部にあることが確認されたもので、大きさはゴルフボール大というから、脳腫瘍としては巨大な物である。そうなればこの脳腫瘍の近接部位である扁桃体への圧迫などの影響があった可能性は否定できない。テキサスタワー事件は一九六六年。当時はまだ道徳脳という概念はなく、彼の脳腫瘍は犯行と無関係と判定されて一件落着となっているが、現代であればどうなるであろうか。

また、あまり知られていないが、池田小事件の犯人Tにも脳腫瘍があった(10)。それは「中脳の星状細胞腫」としか公開されていないので、詳しいことはわからないが、この脳腫瘍が彼の道徳脳に影響した可能性はどうか。Tの反社会性は、脳腫瘍ができる前からの特徴であったと思われるが、ヨハンのように、元々のパーソナリティに脳損傷が加わることで、さらに特異な人物となったという可能性はどうなのか。

あらゆる精神現象が脳の活動の現れである以上、それが知能であれ、性格であれ、喜怒哀楽であれ、心の病であれ、そして、犯罪であれ、脳の状態を無視することはできない。脳に異変があれば、知能が変わる。性格が変わる。情動が変わる。心が変わる。犯罪につながることさえある。

放火癖や窃盗癖のような「衝動制御の障害」、あるいはクレペリンの言う「衝動狂」。そうしたものを病気と認めるか認めないかという、本章の最初のほうで未解決のまま通過した問いが、ここに来て浮上してくる。

「衝動制御の障害」も「衝動狂」も、脳の状態の何らかの異変が原因としてあることは疑う余地がない。すると、これらもやはり「脳の病気」と呼ばないわけにはいかなくなる。

その意味ではサイコパスも同じ平面上にある。サイコパスという人格の形成の基盤には、遺伝と環境の複雑な相互作用がある。そしてその結果としての脳の状態。さらにそこに、外傷や腫瘍などの偶発的な因子が加わることもある。いずれにせよ、最終的には脳の状態ですべてが決まると言っても過言ではない。

表25　精神科の対象となる疾患の原因

心因（社会・心理的な要因が大きい）	
	ストレスが原因で発症する疾患：適応障害、反応性抑うつ、PTSD　など
内因（本人の内部に、何らかの原因がある）	
	統合失調症、躁うつ病、うつ病　など
器質因（脳にはっきりした病変がある）	
	アルツハイマー病、脳血管障害、脳外傷、脳腫瘍　など

では、放火癖もサイコパスも、それらの周辺にある、犯罪と密接に関連するものも、すべて病気と呼ぶべきということになるのだろうか。

終わりの風景

ヨハン・リーベルトというサイコパスを例にとって話を進めてきた。この話はサイコパスに限らない。パーソナリティ障害全般にも敷衍できる。つきつめればその成り立ちには、遺伝と、環境と、脳が関係している。

「遺伝、環境、脳」はそのまま、精神疾患の原因としての「内因、心因、器質因」に対応する。繰り返しになるが、本書一章の表を再掲してみよう（表25）。これが最後だ。

こういう表は、あくまでも簡明に理解しやすいことを目指して作られるものである。本書一章でも述べた通り、現実はこの表のように単純ではなく、どの病気であっても、表の心因・内因・器質因のすべてが原因として関与している。その関与の程度が、病気によって違っているにすぎない。だから正確には、「心因」に分類されるものは「主に心因によって発症する」と言うべきだし、「内因」、「器質因」についても同様である。

たとえば統合失調症は表では「内因」であるが、正確には「主に内因」だから、発症や悪化にはストレスの関与もある。内因とは、表に記した通り、「本人の内部の何らかの原因」だから、当然遺伝子が関与する。そしてその関与は脳の形態と機能に反映されるから、統合失調症は「脳の病気」と呼ぶのが最も事実を反映した言い方になる。

病気も、パーソナリティ（性格）も、その成立には心因・内因・器質因の三つ、すなわち、環境・遺伝・脳が複雑に関与している。その意味で、両者に本質的な違いはない。すると、それを「病気」と呼ぶか「パーソナリティ」と呼ぶかは、慣習的なものにすぎないと言えるかもしれない。

しかし、もしそうだとすれば、それは「不都合な事実」である。

病気の側から言えば、「心の病」の苦しみを、「それはあなたの性格だ」と宣告されるのと同等になる。

かつて、心の病は病気とは認められていなかった。そのため、ただでさえつらい心の病の人々は、加重的に苦しんできた。それは病気でない。性格だ。自分の責任だ。そういう批判に苦しんできた。

そのような、いわば歴史的な苦悩が、「心の病は、病気。その意味では体の病気と変わるところはない」という知識が広まることで、ようやく和らぎつつある。そんな時に、「病気と性格の違いは慣習的なものにすぎない」などということになったら、時代は逆戻りすることになるかもしれない。

すると、不都合な事実はそっとしておくべきだろうか。

が、この心配は本来は杞憂である。

なぜなら、心因、内因、器質因の三つの複雑な関与によって成立するという点においては、体の病気も同じだからである。たとえば高血圧。遺伝因子はもちろんある。そして食生活などの環境因子もあれば、ストレスなどの心理的な因子もある。腎臓や血管などの器質的因子もある。これらの因子すべてが関与して、高血圧という病気が発生するのだ。

原因論においては、パーソナリティ（性格）も、心の病も、体の病も、深いところの本質では共通しているのである。

ではパーソナリティの側から見るとどうか。内因、心因、器質因の関与が不都合な事実ということになるか。

この問いに対する答えは、「社会にとって、不都合」ということになろう。すなわち、サイコパスをはじめとする反社会性パーソナリティ障害の行為も、放火癖や窃盗癖のような衝動制御の障害による犯罪も、病気の症状ということになると、犯罪や刑罰という概念自体も見直さなければならなくなるかもしれない。

お七も、Tも、テッド・バンディも、死刑となった。彼らの所業が、脳の状態、脳の病によってもたらされたものだとしたら……それは、治安維持のため、また、犯罪防止のために刑罰というシステムを持つ社会にとって、不都合な事実ということになるであろう。

しかし裁判では、不都合な事実だからといってそっとしておくというわけにはいかない。そこで日本の裁判所は、Tの裁判において、パーソナリティ障害を病気と認めるか認めないかという判断は控え、「パーソナリティ障害を改善する努力を怠った点が、自己責任」という、抽象的には納得できないこともない、社会的には結論の「自己責任」だけは受け入れやすい、しかし医学的には奇妙な、判断を下している。

では医学的に正当な判断をするとすれば、それはどのようなものになるか。

高潔な人格者にして天才外科医である天馬医師の判断は――「死刑」であった。ヨハン・リーベルトに対して、彼が決意した対処は、単純明快、「殺す」であった。

外見はどこまでも美しく、しかるにその内面はまさに冷血を具現したヨハン。その冷血は、遺伝子と、環境と、脳損傷によって生み出されたものである。偶然の組み合わせが、奇跡のようにそろって、ヨハンというモンスターが生まれた。そんなヨハンを、殺すことこそが正しいと天馬は判断した。ヨハンの殺害を目的とする、旅から旅への生活を続けた。そしてドイツの田舎町で遂に訪れた、目的が確実に達成できる瞬間。

天馬は、ヨハンを殺さなかった。

文献

一章　統合失調症

1）DSM-IV-TR. Washington D.C.: American Psychiatric Association; 2000.
2）高橋三郎, 染矢俊幸, 大野　裕, 訳. DSM-IV-TR 精神疾患の診断・統計マニュアル. 東京: 医学書院; 2003.
3）保崎秀夫. 精神分裂病の概念—歴史と分類—. 東京: 金剛出版; 1978.
4）エーミール・クレペリン（西丸四方, 西丸甫夫, 訳). 精神分裂病. 東京: みすず書房; 1986.
5）E. ブロイラー（飯田　真, 下坂幸三, 保崎秀夫, 安永　浩, 訳). 早発性痴呆または精神分裂病群. 東京: 医学書院; 1974.
6）クルト・シュナイダー（針間博彦, 訳). 臨床精神病理学. 東京: 文光堂; 2007.
7）前田貴記, 加藤元一郎, 鹿島晴雄. 統合失調症の自我障害の神経心理学的研究（sense of agency について）—自我障害から発症機構について考える. 脳と精神の医学. 2007; 18: 205-209.
8）Maeda T, Kato M, Muramatsu T, et al. Aberrant sense of agency in patients with schizophrenia: forward and backward over-attribution of temporal causality during intentional action. Psychiatry Research. 2012; 198: 1-6.
9）八木剛平, 田辺　英. 日本精神病治療史. 東京: 金原出版; 2002.
10）精神保健福祉研究会, 編. 我が国の精神保健福祉〈精神保健福祉ハンドブック〉. 平成 22 年度版. 東京: 太陽美術; 2010.
11）Vaughn CE, Leff JP. The influence of family and social factors on the course of psychiatric illness. A comparison of schizophrenic and depressed neurotic patients. British Journal of Psychiatry. 1976; 129: 125-137.
12）Yung AR, Phillips LJ, Yuen HP, et al. Psychosis prediction: 12-month follow up of a high-risk（"prodromal"）group. Schizophrenia Research. 2003; 60: 21-32.
13）山下　格. 精神医学ハンドブック. 7 版. 東京: 日本評論社: 2010.

二章　うつ病

1) フーベルトゥス・テレンバッハ（木村　敏, 訳）. メランコリー. 東京: みすず書房; 1985.
2) エーミール・クレペリン（西丸四方, 西丸甫夫, 訳）. 躁うつ病とてんかん. 東京: みすず書房; 1986.
3) DSM-IV-TR. Washington D.C.: American Psychiatric Association; 2000.
4) 高橋三郎, 染矢俊幸, 大野　裕, 訳. DSM-IV-TR 精神疾患の診断・統計マニュアル. 東京: 医学書院; 2003.
5) 仙波純一. 双極スペクトラム概念の問題点を考える. 精神神経学雑誌. 2011; 113: 1200-1208.

三章　高次脳機能障害

1) Bonhöffer K. Die exogenen Reaktionstypen. Archiv für Psychiatrie und Nervenkrankheiten. 1917; 58: 58-70.（外因性精神病の成立. In: 池村義明. ドイツ精神医学の原典を読む. 東京: 医学書院; 2008.）
2) Wieck HH. Zur Klinik der sogenannten symptomatischen Psychosen. Deutsche medizinische Wochenschrift. 1956; 78: 1445.（意識とその病理. In: 濱中淑彦. 臨床神経精神医学—意識・知能・記憶の病理. 東京: 医学書院; 1986.）
3) H. エカン, G. ランテリローラ（浜中淑彦, 大東祥孝, 訳）. 大脳局在論の成立と展開. 東京: 医学書院; 1983.
4) Robertson IH, Marshall JC, editors. Unilateral Neglect: Clinical and Experimental Studies. Mahwah: Lawrence Erlbaum Associates Ltd., Publishers; 1993.
5) 高坂睦年, 他. 性感発作を訴え, 側頭骨に線維性異形成を有する 1 臨床例. 精神医学. 1973; 15: 881-885.
6) 石田　昇. 新撰精神病学. 東京: 南江堂; 1918.（復刻版: 精神医学古典叢書. 東京: 創造出版; 2003.）
7) Lezak MD. Neuropsychological Assessment. 4th ed. New York: Oxford University Press; 2004.
8) ジークムント・フロイト（小此木啓吾, 訳）. 科学的心理学草稿. In: フロイト著作集 7. 京都: 人文書院; 1970.
9) Miller BL, Ponton M, Benson DF, et al. Enhanced artistic creativity

with temporal lobe degeneration. Lancet. 1996; 348: 1744-1745.
10) 平成 17 年高次脳機能障害支援モデル事業地方支援拠点機関等連絡協議会専門委員班配布資料. 2005.
11) 高次脳機能障害支援モデル事業 中間報告書. 2003.
12) 河村 満, 編 高次脳機能障害リハビリテーション. 大阪: メディカ出版; 2010.
13) 先崎 章. 高次脳機能障害 精神医学・心理学的対応ポケットマニュアル. 東京: 医歯薬出版; 2009.
14) 加藤元一郎. 脳損傷と認知リハビリテーション. 脳神経外科ジャーナル. 2009; 18: 277-285.
15) Pick A. Über eine neuartige Form von Paramnesie. Jarhbuch der Psychiatrie. 1901; 20: 1-35.(記憶とその病理. In: 濱中淑彦. 臨床神経精神医学—意識・知能・記憶の病理. 東京: 医学書院; 1986.)
16) 船山道隆, 他. 地理的定位錯誤から重複記憶錯誤に発展した右前頭葉出血の 1 例. 高次脳機能研究. 2008; 28: 383-341.
17) クローディア・オズボーン(原田 圭, 監訳). オーバーマイヘッド—脳外傷を超えて, 新しい私に. 京都: かもがわ出版; 2006.

四章 パーソナリティ障害

1) 井原西鶴(吉行淳之介, 訳). 好色五人女. 東京: 河出書房新社; 1979.
2) DSM-IV-TR. Washington D.C.: American Psychiatric Association; 2000.
3) Osiander FB. Über den Selbstmord. Hannover: Brüder Hahn; 1813.(中田 修. 放火の犯罪心理. 東京: 金剛出版; 1977. p.277-278.)
4) エーミール・クレペリン.(西丸四方, 遠藤みどり, 訳). 精神医学総論. 東京: みすず書房; 1994.
5) Irino T, Kawase T, Miki K. Arson, an attractive monk, and our vertigo clinic. Lancet. 2007; 22: 2126.
6) http://kokoro.squares.net/
7) 大熊一夫. ルポ精神病棟. 東京: 朝日新聞社; 1973.
8) 呉 秀三, 樫田五郎. 精神病者私宅監置ノ実況及ビ其統計的観察. 東京医事新誌. 1918; 2087.(復刻版: 精神医学古典叢書. 東京: 創造出版; 2000.)
9) 小山明日香, 他. 大阪池田小事件の報道被害の現況とその要因. 精神医

学. 2003; 45: 723-731.
10）小学校に侵入して児童八人を殺害するとともに児童等15人を負傷させた殺人，殺人未遂等の事案について，被告人の完全責任能力を認め，死刑が言い渡された事例—大阪教育大学附属池田小学校児童殺傷事件判決. 判例時報. 2006; 1837: 13-24.
11）Knoll JL. The "pseudocommando" mass murderer: Part I, the psychology of revenge and obliteration. Journal of American Academy of Psychiatry and the Law. 2012; 38: 87-94.
12）Roy L. No Right to Remain Silent: What We've Learned from the Tragedy at Virginia Tech. New York: Crown Publish; 2010.
13）Lavergne GM. A Sniper in the Tower. The Charles Whitman Murders. Texas: University of North Texas Press; 1997.
14）Rule A. The Stranger Beside Me. New York: W.W. Norton & Co.; 1980.
15）Gray NS, MacCulloch MJ, Smith J, et al. Forensic psychology: Violence viewed by psychopathic murderers. Nature. 2003; 423: 497-498.
16）Moffitt TE. Genetic and environmental influences on antisocial behaviors: evidence from behavioral-genetic research. Advance in Genetics. 2005; 55: 41-104.
17）Brunner HG, Nelen M, Breakefield XO, et al. Abnormal behavior associated with a point mutation in the structural gene for monoamine oxidase A. Science. 1993; 262: 578-580.
18）Caspi A, McClay J, Moffitt TE, et al. Role of genotype in the cycle of violence in maltreated children. Science. 2002; 297: 851-854.
19）Bach AW, Lam NC, Johnson DL, et al. cDNA cloning of human liver monoamine oxidase A and B: molecular basis of differences in enzymatic properties. Proceedings of National Academy of Sciences of the United States of America. 1988; 85: 4934-4938.
20）Cases O, Seif I, Grimaby J, et al. Aggressive behavior and altered amounts of brain serotonin and norepinephrine in mice lacking MAOA. Science. 1995; 268: 1763-1766.
21）Damasio AR. Descartes' Error. Emotion, Reason, and the Human Brain. New York: Grosset/Putman Book; 1994.
22）Damasio H, Grabowski T, Frank R, et al. The return of Phineas

Gage: clues about the brain from the skull of a famous patient. Science. 1994; 264: 1102-1105.

23）Brower MC, Price BH. Neuropsychiatry of frontal lobe dysfunction in violent and criminal behavior: a critical review. Journal of Neurology, Neurosurgery, and Psychiatry. 2001; 71: 720-726.

24）ヴェルナー・ヴェーバー, 浦沢直樹. Another Monster. 東京: 小学館; 2002.

25）Burns JM, Swerdlow RH. Right orbitofrontal tumor with pedophilia symptom and constructional apraxia sign. Archives of Neurology. 2003; 60: 437-440.

26）ローレンス R. タンクレディ（村松太郎, 訳). 道徳脳とは何か―ニューロサイエンスと刑事責任能力. 東京: 創造出版; 2008.

あとがき

精神医学を、精神科の実像を、一人でも多くの方に知っていただきたい。それが本書執筆の動機である。

今や精神障害は「五大疾病」の一つである。平成二三年に厚生労働省がそう定めたのだ。従来は、癌・脳卒中・急性心筋梗塞・糖尿病が「四大疾病」だった。そこに新たに精神疾患が加えられた。背景には、精神疾患の増加があるとされる。

増加するもしないも、精神疾患は元々とても多い病気だった。無視されていたその現実に、ようやく公式に目が向けられたと言うべきであろう。現代日本の入院患者の四分の一は精神科への入院であるが、この比率は何十年も前から続いているのである。

入院患者の多くを占めるのは、統合失調症（本書一章）である。この病気は一〇〇人に一人という高率に発症する。受診患者数は癌とほぼ同数である。にもかかわらず、統合失調症の知名度はあまりに低い。このこと一つをとってみても、精神科の実像と人々の認識はかけ離れている。

実像が、なぜ知られる必要があるのか。治療法があるからである。対応法があるからである。支援する社会資源があるからである。これらが活用されるためには、まず実像が知られるという第一歩が必須なのだ。

統合失調症の患者数は、時代・文化・国に関係なくほぼ一定であるというのが定説であるが、うつ病（本書二章）は、近年、著しく増えたと言われている。

現に、厚生労働省の統計では、うつ病の受診患者数が、平成十一年の二四万三千人から、平成十四年には四四万四千人、平成二〇年には七〇万四百人に増加している。十年間で三倍近くの数だ。いくら何でもこんなに急激に患者数が増加するはずはなく、この中のかなりのパーセンテージが擬態うつ病であることは明白である。うつ病の知名度は統合失調症に比べるとはるかに高いが、よく知られているのは「うつ病」という名前だけであって、実像は大きく歪んだ形で流布している。真のうつ病と擬態うつ病の混合物が、巷において「うつ病」と呼ばれているものの正体である。治療法・対応法・社会資源を最大限に活用し、病める人を救うためには、実像が正確に知られなければならない。

高次脳機能障害（本書三章）は、精神医学と脳科学がホットに交錯する地点にある。その意義は、治療法・対応法・社会資源という観点にとどまらない。確かにそこにある脳の損傷が、確かにその人の心を変える高次脳機能障害では、脳と心の関係が目の前に姿を現す。それは、現代精神医学の真価が試される臨床場面である。脳科学の知見が、心の診断、検査、治療、リハビリに直接応用できる現場。精神医学が科学を標榜するのであれば、高次脳機能障害を射程に入れなければならない。

哲学者を、思想家を、科学者を、そして人々を、魅了し惑わし苦悩させてきた脳と心の関係。これがさらに生々しく顕現するのは、パーソナリティ障害（本書四章）である。脳と心についての議論は尽きない。しかし犯罪という現実が発生すると、尽きない議論に結論を出すことが求められる。その結論は死刑から無罪まで無限大とも言える振れ幅がある。遺伝子、環境、脳の関係を追究していけば、脳と心、さらには自由意志という概念に人は直面せざるを得ない。心に問題があれば悪。脳に問題があれば病。そういう単純な二分法は、もはや通用しなくなっているのである。精神医学が人間を見つめる医学であるのなら、脳と心について問い続け、そして、答え続けなければならない。

本書を支える主役は言うまでもなく現代名作マンガの数々であるが、陰で支えるのは各章に挿入された実例である。それらは私のサイト http://kokoro.squares.net/ 開設以来十五年にわたって蓄積された読者からの一万を超える実例報告が基になっている。公開を前提に貴重な体験をお寄せいただいた読者の方々に深く感謝したい。読者からの事実の報告、病気についての明るい事実、暗い事実、すべての事実の報告があってはじめて、本書が成り立っている。病に関する世の本の多くは、明るく希望の持てる面だけが強調されている。これではネットが普及した現代では説得力がない。ネットには病の暗い面が、ほとんど誹謗中傷と同じレベルにまで脚色されて跋扈している。この混沌を収拾に向けるには、暗い面についても事実を正確に伝える以外にない。

明暗すべてを網羅した実像を多くの人々に伝える媒介として、今回はマンガを選んだ。実は過去にも私は、マンガを素材とした本を書いている。『大人になったのび太少年』『大人になった「矢吹ジョー」』（宝島社）の二冊だ。いずれもイマジネーションとジョークの本だが、このころから私は、マンガを素材とした精神医学の専門書というものがあり得ると考えるようになっていた。それから十数年。日本のマンガ文化の着実で限りない発展がそれを可能にした。名作マンガを読むうちに、可能であるという確かな予感が生まれた。『わが家の母はビョーキです』『ツレがうつになりまして。』『日々コウジ中』の三作を読んだ時、予感は確信に変わった。その確信を形にしていただいた、中外医学社企画部岩松宏典さん、編集部上村裕也さんをはじめ、本書の出版までの作業に携わっていただいたくさんの方々に感謝したい。

こころと脳の相談室　林　公一

著　者●林　公一

精神科医。医学博士。月のアクセス数がゆうに150万を超える「Dr林のこころと脳の相談室」(http://kokoro.squares.net/)を1997年から運営中。このサイトの中心である「精神科Q&A」は、読者からの質問に林医師が事実を回答するもので（毎月5日更新）、明るい事実・暗い事実・希望を持てる事実・希望を持てない事実を問わず、直截に回答している。著書は『擬態うつ病』（宝島社新書）、『統合失調症　患者・家族を支えた実例集』（保健同人社）、『サイコバブル社会』（技術評論社）など多数。

監修者●村松太郎

精神科医。医学博士。米国National Institutes of Health (Laboratory of Molecular and Cellular Neurobiology）などを経て、現在、慶應義塾大学医学部精神・神経科准教授。専門は生物学的精神医学、神経心理学、司法精神医学。

名作《めいさく》マンガで精神医学《せいしんいがく》　©

発　行　2012年5月20日　1版1刷
　　　　2013年3月1日　1版2刷

著　者　林《はやし》　公《きみ》一《かず》

監修者　村《むら》松《まつ》太《た》郎《ろう》

発行者　株式会社　中外医学社
　　　　代表取締役　青木　滋

〒162-0805　東京都新宿区矢来町62
電　　話　(03)3268-2701(代)
振替口座　00190-1-98814番

印刷・製本/三和印刷(株)　<HI・HU>
ISBN978-4-498-12938-2　Printed in Japan